Reinhard Pietrowsky

Was uns den Schlaf raubt

Albträume in Psychologie, Kunst und Kultur

WBG
Wissen *verbindet*

Die Deutsche Nationalbibliothek verzeichnet diese Publikation
in der Deutschen Nationalbibliografie;
detaillierte bibliografische Daten sind im Internet
über http://dnb.d-nb.de abrufbar.

Die Herausgabe des Werkes wurde durch die Vereinsmitglieder der WBG ermöglicht.
Lektorat: Ingrid Hilgers, Hannover
Layout, Satz und Prepress: DOPPELPUNKT, Stuttgart
Umschlaggestaltung: Peter Lohse, Heppenheim
Umschlagabbildung: Bildszene aus „Nosferatu", 1922 © Transit Film GmbH

Gedruckt auf säurefreiem und alterungsbeständigem Papier
Printed in Germany

Besuchen Sie uns im Internet: www.wbg-wissenverbindet.de

ISBN 978-3-534-26458-2

Elektronisch sind folgende Ausgaben erhältlich:
eBook (PDF): 978-3-534-73893-9
eBook (epub): 978-3-534-73894-6

Inhalt

Vorwort

Was uns den Schlaf raubt, kann mannigfaltig sein: Sorgen, die uns nicht einschlafen lassen, Schmerzen, die uns immer wieder aufwecken, eine Liebesnacht oder ein nächtlicher Interkontinentalflug. Von all dem ist in dem vorliegenden Buch nicht die Rede. Auch wenn die genannten Beispiele die häufigsten Ursachen für gestörten Schlaf sind, so wollen wir uns hier mit Phänomenen aus dem Schlaf selbst befassen, die uns um den Schlaf bringen. Und das sind vor allem Angst- oder Albträume, aber auch andere Schlafstörungen, sogenannte Parasomnien, wie das Schlafwandeln oder der Pavor nocturnus (Nachtschreck). Der Schwerpunkt des vorliegenden Buches liegt bei den Albträumen. Ihnen wollen wir uns hauptsächlich widmen und ihre Symptomatik, die möglichen Ursachen, ihre Diagnostik und ihre Behandlungsmöglichkeiten beschreiben. Auch werden die Albträume unter geschichtlichen, kultur- und kunsthistorischen Aspekten beleuchtet. Neben den Albträumen werden aber auch das Schlafwandeln, der Nachtschreck und noch weitere Schlafphänomene, die uns den Schlaf rauben können, beschrieben. Und zuletzt werden wir uns mit der Frage beschäftigen, ob Albträume, neben all dem Schrecken und der Belastung, die sie mit sich bringen, auch etwas Gutes haben?

Dieses Buch stellt Albträume nicht nur als psychologisches Phänomen dar, auch wenn das der Schwerpunkt des Buches ist, sondern Albträume werden unter kultur- und kunsthistorischer Perspektive beleuchtet. Damit ist es das erste Buch über Albträume, das eine so umfassende Sicht auf dieses Schlafphänomen wirft. Zwar gibt es psychologische Fachbücher zur Behandlung von Albträumen, diese richten sich aber vornehmlich an Therapeuten und sie haben nicht die Breite der Darstellung der Albtraumthematik. Das vorliegende Buch ist seit langer Zeit das erste deutschsprachige Sachbuch über Albträume überhaupt. Auch wenn es mehrere deutschsprachige Sachbücher über Träume gibt, in denen Albträume erwähnt werden, so ist das Thema der „Albträume" dennoch ein eher vernachlässigter Bereich. Dem will dieses Buch abhelfen, indem es Albträume unter einer umfassenden Sichtweise allgemein verständlich beschreibt.

1. Was sind Albträume?

1.1 Definition

Unter Albträumen versteht man ein „Traumerleben voller Angst und Furcht, das einhergeht mit einer sehr detaillierten Erinnerung an den Trauminhalt". Albträume sind somit Träume, in denen die Emotionen so stark werden, dass sie zum Erwachen oder zu einer Belastung führen. Auch wenn die vorherrschenden Gefühle des Albtraums Angst und Furcht sind, können aber auch Ärger, Ekel oder Scham auftreten. Typische Albtraumthemen sind Verfolgung, Angriff oder Verletzung durch Menschen oder Tiere, Bedrohung des eigenen Lebens oder des Lebens anderer bis hin zur Tötung, schwere Krankheiten oder auch die eigene Täterschaft an anderen Personen. In der Regel führen die Albträume zum Erwachen des Träumenden mit einer sehr schnellen Orientierung nach dem Wachwerden. Werden sehr angstbesetzte Träume geträumt, ohne dass der Schläfer erwacht, spricht man von Angstträumen. In letzter Zeit wird aber das Erwachen aus einem sehr angstbesetzten Traum nicht mehr als notwendiges Kriterium für Albträume angesehen, sodass man auch dann von Albträumen sprechen kann, wenn ein Mensch sehr angstvolle Träume hat und sich an diese gut erinnern kann, ohne dass er während des Träumens davon wach geworden ist. Daraus folgt, dass nicht mehr zwischen Angst- und Albträumen unterschieden wird und Angstträume und Albträume auf einem Kontinuum angesiedelt sind. Albträume werden als die schlimmsten und am meisten angsterzeugenden Träume bezeichnet, die das Ende dieses Kontinuums bilden.

Woher kommt der Begriff „Albtraum"?

Das im Wort „Albtraum" oder „Alptraum" vorkommende Wort „Alb" oder „Alp" geht zurück auf das althochdeutsche Wort „alb" oder „alp", das etymologisch mit dem Wort „Elfe" verwandt ist. Als Alben oder Elfen wurden ursprünglich im germanischen Volksglauben kleine unterirdisch lebende Erdgeister bezeichnet (Duden Herkunftswörterbuch). In dieser Bezeichnung findet sich das Wort vor allem noch im Zusammenhang mit Namen, beispielsweise dem des Zwergenkönigs Alberich. Die Erdgeister der Alben und Elfen wurden von der christlichen Kirche als böse Dämonen und Gespenster gedeutet und mit dem Teufel in Verbindung gebracht. Alp war bereits im Mittelalter auch die Bezeichnung des Nachtmahrs, eines bösen (ursprünglich) weiblichen Geistes, der sich des Nachts, so die Annahme, auf die Brust des Schlafenden setzte und ihm die Luft abdrückte. Durch diese Atemnot entstehen die angstbesetzten Träume, die

Albträume oder das Albdrücken. In der englischen Bezeichnung für den Albtraum „Nightmare“ ist der Name des bösen Nachtgeistes („Mahr“) erhalten geblieben.

Dennoch hat der Wortstamm „Alb“ oder „Alp“ nichts mit dem gleichlautenden Wortstamm „Alp“ oder „Alpe“ zu tun, der eine Bergweide bezeichnet. Diese Wörter gehen auf das mittelhochdeutsche „albe“ zurück und gehen mit den Gebirgsnamen „Alb“ und „Alpen“ einher. Diese Bezeichnungen stammen vermutlich von dem vorindogermanischen Wort „alb“ ab, was „Berg“ bedeutet.

Die Schreibweisen „Albtraum“ und „Alptraum“ werden seit der letzten Rechtschreibreform synonym verwendet. Im Folgenden wird die neuere Schreibweise „Albtraum“ verwendet, auch wenn seit dem Mittelhochdeutschen das Wort „Alp“ vorherrschend und die Schreibweise „Alptraum“ lange Zeit gebräuchlich und bis zur jüngsten Rechtschreibreform die einzig gültige war. Wenn auch die Schreibweise „Albtraum“ dem ursprünglichen Begriff des „Alb“ und des „Elfen“ näher ist, so drückt die Schreibweise „Alptraum“ aufgrund ihrer härteren Betonung eher das Schreckliche des Albtraums aus und ist onomatopoetisch naheliegender.

Einige Beispiele für typische Albträume

Es gibt typische Albträume und weniger typische Albträume. Typische Albträume sind solche, die in ähnlicher Form von vielen Menschen geträumt werden. Das sind Träume von Verfolgung oder Tötung der eigenen Person oder von anderen, schwerer Krankheit oder Fallen ins Bodenlose (Schredl, 2008). Andererseits haben manche Menschen Albträume, die in dieser Art sehr selten auftreten oder ungewöhnlich sind, sodass sie vom Inhalt oder vom Thema her eher untypisch sind. Grundsätzlich gilt aber, dass es nichts Schlimmes oder Grausames gibt, was nicht auch in einem Albtraum vorkommen könnte.

Ein typischer Verfolgungsalbtraum (von einer 39-jährigen Angestellten) war dergestalt, dass sie träumte, sie würde in einem Parkhaus zu ihrem Wagen gehen. Als sie in dem dunklen und schlecht beleuchteten Parkdeck auf dem Weg zu ihrem Auto ist, hört sie Schritte, erst noch weiter weg, dann aber immer schneller näherkommend. Sie dreht sich um und sieht einen Mann schnurstracks auf sich zukommen. Er blickt finster drein und in seiner Hand meint sie, ein Messer zu erkennen. Sie geht schneller, merkt aber, dass der Mann auch schneller geht, dann wechselt sie die Richtung und stellt fest, dass der Mann das auch tut. Dann beginnt sie zu laufen und hört, wie der Mann auch läuft und ihr immer näherkommt. Sie möchte schreien, bringt aber keinen Ton heraus. Als sie den Mann schon ganz dicht hinter sich hört, wacht sie auf.

In dem Albtraum eines 46-jährigen Architekten geht er mit seinen zwei kleinen Kindern durch den Wald. Erst ist alles schön und sie genießen die Natur und das Wandern. Plötzlich aber tauchen Wölfe auf und es wird dunkel und kalt. Die Wölfe kommen immer näher und kreisen ihn und seine Kinder immer mehr ein. Er bekommt Angst um seine Kinder und will sie schützend in die Arme nehmen. Da merkt er, wie er plötzlich schrumpft und kleiner wird als seine Kinder, sodass er sie nicht einmal mehr umarmen kann. Er weiß, dass er seine Kinder nun nicht mehr beschützen und retten kann. Die Wölfe fallen dann über ihn und seine Kinder her, beißen ihn in die Arme und tragen ihn weg und werfen ihn einen Abhang hinunter. Am Grund dieses Abhangs ist ein morastiger Teich, in den er fällt. Dort ist es noch grässlicher. Tote Tiere und tote Menschen liegen in diesem Morast. Er denkt, das sind alles die Opfer der Wölfe. Er liegt mit Schlamm und Leichenteilen in dem Morast und kann sich nicht mehr richtig bewegen. Dann wacht er voller Grauen und Abscheu auf.

In diesem Albtraum kommt das Motiv des Angegriffenwerdens vor, die Szene ist aber komplexer, denn seine Kinder und er sind nicht nur von den Wölfen angegriffen werden, sondern der Träumende schrumpft. Zudem taucht das Motiv der Leichen und Leichenteile auf. Es wird auch deutlich, dass die Albträume – wie andere Träume auch – nicht logisch oder vernünftig sein müssen, dass es also plötzlich dunkel und kalt werden kann und der Träumende schrumpfen kann, was es für ihn und seine Kinder so gefährlich macht.

Die Bedrohung wird auch in einem Traum einer 24-jährigen Erzieherin deutlich. Sie träumt wiederholt davon, dass in ihre Wohnung eingebrochen wird und der Einbrecher sie bedroht, während sie allein zu Hause ist. Ihr typischer Traum sieht so aus, dass sie träumt, dass ihr Freund morgens aufgestanden sei, um zur Arbeit zu gehen, während sie noch im Bett liegt. Sie hört, wie ihr Freund die Wohnungstür zuzieht und wenige Sekunden später fällt auch die Haustür ins Schloss, als der Freund das Haus verlassen hat. Kurze Zeit später hört sie, wie die Haustür aufgeht. Sie denkt im Traum noch, ihr Freund habe etwas vergessen und sei deshalb wieder zurückgekommen. Dann aber hört sie, wie ihre Wohnungstür aufgeht und plötzlich steht ein fremder Mann in ihrem Schlafzimmer. Der bedroht sie mit einer Pistole und zwingt sie, ihm alles Geld und die Wertsachen, die sie zu Hause hat, auszuhändigen. Dann nimmt er ihr Handy und schließt die Wohnungstür von außen zu, sodass sie keine Hilfe holen kann. Nachdem er weg ist, kann sie zuerst vor Angst nicht klar denken, dann allerdings fällt ihr ein, dass sie in irgendeiner Schublade noch ein altes Handy hat. Dieses holt sie und ruft damit ihren Freund an. Der kommt auch gleich von der Arbeit nach

Hause und zusammen gehen sie dann zur Polizei, um Anzeige zu erstatten. Als sie zu dem Beamten in das Zimmer kommt, der die Anzeige aufnehmen soll, erkennt sie voller Entsetzen, dass das der Einbrecher ist. Aus Angst vor ihm und seiner Rache beschreibt sie dann eine ganz andere Person. Der Polizist grinst sie die ganze Zeit an. Als die Aufnahme des Protokolls fertig ist, zischt er ihr zu „ich kriege dich noch". Dann wacht sie voller Angst und Entsetzen auf.

An diesem sehr komplexen Albtraum ist interessant, dass der Schrecken kein Ende nehmen will, dass nach der Rettung aus einer Notlage das nächste Unheil kommt und es nicht klar ist, ob die Träumerin aus der Gefahr überhaupt herauskommt, ob die Gefahr ein Ende hat. Dieser Moment der Albträume, dass nach vermeintlicher Rettung eine neue, noch schlimmere Situation entsteht, aus der ein Entkommen immer schwieriger wird, ist es, den wir im Alltag als albtraumartig beschreiben und der den gruseligen Reiz vieler Thriller und Horrorfilme ausmacht.

Andere Albträume sind auf eine abstraktere Weise schrecklich, ohne dass ein direkter Angriff oder eine direkte Verfolgung geschieht. Eine 24-jährige Studentin träumte: Sie sah eine Frau nackt auf einem Obduktionstisch liegen. Es gab ein weißes, störendes Licht in dem Raum. Als sie sich der Frau näherte, wachte diese auf und fragte die Patientin, wo ihr Baby sei. Die Patientin war schockiert und konnte nicht mehr reden. Die Frau stand auf und zeigte ihr eine Babyleiche. Sie hatte ein sehr böses Gesicht und machte ihr Vorwürfe, dass sie ihr Baby absichtlich getötet habe. Zum Schluss hörte sie Babyschreie. Dann wachte sie auf.

Ein anderer Traum dieser Studentin war: Sie befand sich auf einem Spaziergang. Auf einem Hügel sah sie ein schönes altes Haus und lief dorthin. Am Fenster sah sie ein süßes Mädchen, das mit einer Puppe spielte. Als sie näherkam, bemerkte das Mädchen sie und rief ihr zu, um mit ihr zu spielen. Sie suchte die Tür des Hauses und konnte sie nicht finden. Auf einmal fing das Haus an zu brennen und sie musste mit ansehen, wie das Mädchen darin verbrannte.

In diesen beiden Albträumen geht es um den Tod anderer Menschen (die Babyleiche, das verbrennende Kind) und das Schreckliche ist, dass die Träumerin diesen Ereignissen hilflos ausgesetzt ist. Sie kann das Mädchen nicht vor dem Verbrennen retten und wird der absichtlichen Tötung eines Babys beschuldigt. Aber auch hier, wie in den anderen Traumbeispielen, besteht eine extreme Hilflosigkeit, das Ausgeliefertsein in eine schreckliche Situation, die die Träumende nicht beeinflussen oder gar beenden kann.

Es gibt auch Albträume, die kaum eine Handlung haben. Typisch sind hierfür die Träume des Fallens, z. B. des Fallens in ein tiefes Loch oder in ein schwarzes Nichts, das bodenlos erscheint. Ein weiterer Traum, der kaum eine Handlung hat, aber trotzdem sehr beängstigend für die Träumerin war, ist folgender Traum einer 23-jährigen Studentin: „Es ist dunkel und feucht und kalt. Ich liege auf dem Boden. Ich kann nichts sehen, ich weiß nicht, wo ich bin, ich fühle mich eingeschlossen und ganz allein. Ich habe furchtbare Angst. Dann wache ich auf."

Ein Beispiel für einen eher untypischen Traum ist der Traum eines 54-jährigen Bestattungsunternehmers. Dieser Mann hat durch seine Berufstätigkeit schon viele Leichen gesehen, neben den „gewöhnlichen" Leichen, also Entschlafenen oder an Krankheiten verstorbenen Menschen, auch grausam anzusehende Leichen, wie Wasserleichen, verbrannte Leichen oder durch Unfälle übel zugerichtete Leichen. Ihm träumte regelmäßig von diesen grässlich aussehenden und anzusehenden Leichen. Dabei bestand der Albtraum, der keine Handlung hatte, aus einer bloßen Abfolge von Bildern dieser Leichen. Immer und immer wieder tauchten die Bilder dieser Leichen im Traum auf, verschwanden wieder und wurden durch neue Bilder von grässlich anzuschauenden Leichen gefolgt.

Dieser Traum hat neben der Tatsache, dass er keine Handlung hat, auch die Besonderheit, dass er von realen Ereignissen handelt. Die im Traum auftretenden Leichen hat der Träumer in dieser oder ähnlicher Gestalt bereits tatsächlich gesehen. Der Traum schlägt damit eine Brücke zu den posttraumatischen Albträumen, in denen im Traum eine tatsächlich stattgefundene traumatische Situation nochmals geträumt wird. (Es handelt sich bei diesem Albtraum aber nicht um einen posttraumatischen Albtraum, weil kein traumatisierendes Ereignis geträumt wird, außer man würde den Anblick der Leichen als Trauma ansehen. Zudem litt der Bestattungsunternehmer nicht unter einer Posttraumatischen Belastungsstörung.)

Ein besonderes Motiv der Albträume stellen die Täteralbträume dar. In diesen zum Glück seltenen Albträumen erlebt sich der Träumende nicht als Opfer (z. B. einer Verfolgung, eines Angriffs oder einer Krankheit), sondern er wird selbst zum Täter, indem er andere Personen angreift oder gar tötet. Hier der Täteralbtraum eines

51-jährigen Verkaufsleiters: „Ich bin in einem orientalischen Land, die Menschen tragen alle orientalische Kleidung, außer mir. Ich bin mit einem Schwert bewaffnet und gehe durch die Straßen und Gassen einer orientalischen Stadt. Alle Menschen, denen ich begegne, Männer wie Frauen, sogar Kinder, schlage ich mit einem Schwert nieder, enthaupte sie. Alles ist blutig, meine ganze Kleidung ist blutbespritzt, es riecht nach Blut, ich schmecke das Blut. Ich fühle mich selbst wie in einem Blutrausch, ich kann nicht aufhören mit dem Abschlachten. Immer wieder kommen Menschen mir entgegen, denen ich den Kopf abschlage oder die ich ersteche. Ich will aufhören, kann es aber nicht, im Traum muss ich immer weiter töten. Schließlich erwache ich, voller Abscheu und Ekel vor mir selbst und bin fassungslos, dass ich so etwas Grausames träumen konnte, dass ich im Traum zum Massenmörder wurde."

Nicht immer sind in den Täteralbträumen Menschen die Opfer des Träumers. Der Albtraum eines 37-jährigen Verwaltungsangestellten war wie folgt: „Ich spiele mit meiner Katze, ich weiß gar nicht mehr, wo das war, ob in unserer Wohnung oder im Freien. Es ist sehr schön und sie hat geschmust und ich habe sie gestreichelt und sie hat vor Wonne geschnurrt. Plötzlich kommt eine andere Katze, eine getigerte Katze hinzu und will sich auf meine Katze stürzen. Da habe ich die andere Katze genommen und ihr den Kopf abgebissen. Es war schrecklich. Ich sehe den abgebissenen Kopf auf dem Boden liegen und aus dem Hals rinnt Blut. Ein großer Blutfleck ist auf dem Boden, dann wache ich vor Ekel und Abscheu auf."

Es ist leicht vorstellbar, dass Albträume den Träumer am nächsten Tag noch sehr beschäftigen und oft verwirrt und fragend zurücklassen. Noch schlimmer ist das natürlich bei den Täteralbträumen, da sich hier der Träumer immer die Frage stellt, warum er im Traum zum Täter wird, warum er im Traum so schlimme Sachen macht. Daher verwundert es nicht, dass sich Menschen nach einem Täteralbtraum fragen, ob sie in Wirklichkeit ein bösartiger Mensch, ein Verbrecher oder gar ein Monster seien. Aus diesem Grund ist es nicht weiter verwunderlich, dass über Täteralbträume kaum berichtet wird.

Eine Besonderheit stellen die posttraumatischen Albträume dar. Diese geben ja ein tatsächlich stattgefundenes Ereignis wieder. Auch hier finden sich typische Traummotive, weil leider bestimmte Traumata gehäuft auftreten (auch wenn natürlich das jeweilige traumatische Ereignis individuell immer unterschiedlich ist) und weniger typische posttraumatische Albträume, bei einem eher ungewöhnlichen traumatischen Ereignis. Ein leider häufig vorkommender typischer posttraumatischer Albtraum ist der einer Vergewaltigung.

Eine 28-jährige Patientin, die als Schülerin von ihrem Lehrer sexuell missbraucht wurde, träumt regelmäßig: „Ich bin in der Schule, in der 7. Klasse. Es ist große Pause und alle anderen sind draußen. Nur ich und der Lehrer sind noch im Klassenzimmer. Die Tische im Klassenzimmer stehen in U-Form. Er (der Lehrer) sagt, ich solle doch noch kurz hier bleiben, er will noch etwas mit mir besprechen. Dann zieht er die Vorhänge zu. Ich sehe noch genau, es ist ein schöner Frühlingstag. Draußen scheint die Sonne von einem blauen Himmel. Dann kommt er auf mich zu und fängt an mich auszuziehen und mich zu missbrauchen ... und dann ... dann stehe ich nackt im Klassenzimmer. Dann wache ich auf."

Ein weiterer posttraumatischer Albtraum ist der einer 23-jährigen Heilerziehungspflegerin. Sie erlebte, dass in dem Wohnheim, in dem sie arbeitete, ein Bewohner einen anderen Mitbewohner mit dem Messer angegriffen und lebensbedrohlich verletzt hat. Sie hat zwar den Angriff selbst nicht gesehen, kam aber hinzu, als der schwer verletzte Bewohner blutend auf dem Boden lag und Blut aus einer aufgeschnittenen Arterie spritzte. In der Folge träumte sie immer wieder in einem posttraumatischen Albtraum davon, wie sie in das Zimmer kommt und das blutverschmierte Opfer und die große Blutlache auf dem Boden sieht. Sie hatte aber auch andere Albträume, in denen sie davon träumte, dass ihr Kopf und ihr Hals blutverschmiert sind, dass Blut an ihr herunterläuft und in diesen Träumen kann sie auch immer einen sehr deutlichen Blutgeschmack in ihrem Mund wahrnehmen.

Neben den genannten Albträumen, die ja meistens eine gewisse Handlung haben, gibt es häufig auch Träume vom Fallen oder vom Gelähmtsein, die ebenfalls sehr angstvoll erlebt werden können. Hierbei handelt es sich um typische und bei vielen Menschen vorkommende Traummotive. Sie können Bestandteil eines umfangreicheren Albtraums sein, solche Träume können aber auch allein, also isoliert von einer Traumhandlung, auftreten (Schönhammer, 2012). In Träumen vom Fallen oder Abstürzen wird das Fallen oft als ein Fallen in einen dunklen Schacht oder Tunnel erlebt. Es ist oft ein endloses Fallen, bis zum Erwachen. Eher selten wird der Aufschlag geträumt. Fallträume kommen überdurchschnittlich häufig bei Personen mit Migräne oder Epilepsie vor, was die Vermutung nahelegt, dass bestimmte Aktivierungsmuster des Gehirns, die für diese beiden Störungsbilder charakteristisch sind, auch zu den Fallträumen führen können. Isolierte Träume vom Fallen scheinen bei Kindern auch häufig vorzukommen.

Träume vom Gelähmtsein treten ebenfalls häufig und vielgestaltig auf. Das Gelähmtsein kann sich äußern in Träumen vom nicht Vorwärtskommen, von gummiartigen Gliedern, über die man keine Kontrolle hat, einem vor Angst Gelähmtsein, gefesselt oder in engen Räumen eingeklemmt zu sein. Solche Träume können Teil eines größeren Albtraums sein, z. B. eines Verfolgungstraums, wo man dann nicht mehr von der Stelle kommt, sie können aber auch isoliert auftreten. Dann wird also nur davon geträumt, dass man sich beispielsweise nicht mehr bewegen kann oder irgendwo gefesselt ist. Das Gefühl des Gelähmtseins im Traum hat vermutlich eine relativ einfache Erklärung und ist die Folge der Hemmung der Muskulatur im sogenannten Rapid-Eye-Movement-Schlaf (REM-Schlaf, siehe Kapitel 5). Aus bestimmten Gründen kann diese Hemmung im Traum erlebt werden und führt dann zu den entsprechenden Träumen vom Gelähmtsein.

1.2 Wie werden Albträume psychologisch definiert?

In der Klinischen Psychologie gibt es zwei Klassifikationssysteme für psychische Störungen, in denen sämtliche psychische Störungen (man spricht von Störungen anstelle von Krankheiten) aufgeführt und anhand bestimmter Symptome definiert sind. Diese Klassifikationssysteme sind die „Internationale Klassifikation von Krankheiten" (International Classification of Diseases, ICD), das von der Weltgesundheitsorganisation (WHO) herausgegeben wird und gegenwärtig in der 10. Version vorliegt (ICD-10; deutsche Ausgabe von Dilling, Mombour und Schmidt, 1991) und das „Diagnostische und Statistische Manual Psychischer Störungen" (Diagnostic and Statistical Manual of Mental Disorders, DSM), das von der Amerikanischen Psychiatrischen Vereinigung (American Psychiatric Association) herausgegeben wird und gegenwärtig in der 5. Version vorliegt (DSM-5). Albträume werden in beiden Klassifikationssystemen als psychische Störung aufgeführt und die Diagnosekriterien ähneln sich in beiden Systemen.

Im ICD-10 werden die Albträume den nicht organischen Schlafstörungen zugerechnet. Die Definitionskriterien für Albträume gemäß ICD-10 sind:

1. das Aufwachen aus dem Nachtschlaf oder nach kurzem Schlafen mit detaillierter und lebhafter Erinnerung an heftige Angstträume, meistens mit Bedrohung des Lebens, der Sicherheit oder des Selbstwertgefühls. Das Aufwachen erfolgt dazu zeitunabhängig, typischerweise aber während der zweiten Hälfte des Nachtschlafs.
2. nach dem Aufwachen aus ängstigenden Träumen ist die betroffene Person rasch orientiert und munter.

3. das Traumerlebnis und die Schlafstörung, die aus dem Aufwachen in Verbindung mit diesen Episoden resultiert, verursachen einen deutlichen Leidensdruck.

Nach dem DSM-5 werden die Albträume den sogenannten Parasomnien zugerechnet. Parasomnien sind Störungen, die durch abweichende Verhaltens- oder physiologische Ereignisse während des Schlafs gekennzeichnet sind. Das entsprechende Störungsbild heißt im DSM-5 „Schlafstörung mit Albträumen" und wird durch folgende Kriterien definiert:

1. Wiederholtes Auftreten von ausgedehnten extrem furchterregenden und gut erinnerbaren Träumen, die üblicherweise eine Bedrohung des Überlebens, der Sicherheit oder der körperlichen Integrität beinhalten und die gewöhnlich in der zweiten Hälfte der Hauptschlafperiode auftreten.
2. Die Person ist beim Erwachen aus dem furchterregenden Traum rasch orientiert und wach.
3. Die Schlafstörung verursacht in klinisch bedeutsamer Weise Leiden oder Beeinträchtigungen in sozialen, beruflichen oder anderen wichtigen Funktionsbereichen.
4. Die Albtraumsymptome sind nicht auf die physiologischen Wirkungen einer Substanz (z. B. Drogenmissbrauch oder Medikamente) zurückzuführen.
5. Gleichzeitig bestehende psychische oder medizinische Erkrankungen können nicht angemessen die vorherrschenden Beschwerden durch die furchterregenden Träume erklären.

Es ist ersichtlich, dass die wesentlichen Kennzeichen der Albträume (als klinische Störung) in den beiden Klassifikationssystemen ICD und DSM recht ähnlich sind. Dazu gehört die lebhafte Erinnerung an heftige angsterfüllte Träume, die Träume treten typischerweise in der zweiten Nachthälfte auf, die betroffene Person ist nach dem Aufwachen rasch orientiert und es entsteht durch die Albträume ein wesentliches Leiden. Während im ICD-10 das Erwachen aus den Albträumen ebenfalls als ein wesentliches Kriterium aufgeführt ist und dies im DSM-IV (der Vorgängerversion des DSM-5, die bis vor kurzem galt, auch noch aufgeführt war), ist dies in der 2013 veröffentlichten Fassung des DSM-5 nicht mehr genannt. Darin spiegelt sich die in den letzten Jahren zunehmend verbreitete Erkenntnis wider, dass Albträume nicht notwendigerweise zum Erwachen führen müssen, sondern schlimme, furchterregende Träume, von denen man nicht erwachen muss, auch als Albträume gelten, sofern nach dem Erwachen eine deutliche Traumerinnerung besteht und die anderen Kriterien erfüllt sind.

Die hier definierten Albträume werden auch als idiopathische Albträume bezeichnet, was meint, dass diese Albträume eine eigenständige Störung sind und nicht auf andere Störungen oder Ursachen zurückgeführt werden können. Entsprechend verweisen die im DSM-5 genannten Kriterien darauf, dass die Albträume nicht ausschließlich im Verlauf von anderen psychischen Störungen auftreten oder nicht die Folge z. B. eines Drogen- oder Medikamentenkonsums sein dürfen. Es ist aber durchaus möglich, dass Albträume auch bei anderen psychischen Störungen (zum Beispiel bei der Posttraumatischen Belastungsstörung, der Depression oder bei Angststörungen) auftreten oder durch Drogen und auch bestimmte Medikamente hervorgerufen werden können. Damit werden wir uns in Kapitel 6 näher befassen. In diesen Fällen würde man aber nicht von idiopathischen Albträumen sprechen und diese Albträume würden nicht als eigene Störung diagnostiziert werden. Vor allem bei der Posttraumatischen Belastungsstörung treten regelmäßig Albträume auf, die dann als posttraumatische Wiederholungen bezeichnet werden und ein wesentliches Merkmal dieses Störungsbildes sind. Albträume bei Posttraumatischen Belastungsstörungen werden ausführlich in Kapitel 7 beschrieben.

Das Auftreten von Albträumen lässt sich ferner nach deren Häufigkeit, Schwere und Chronifizierung einordnen. So spricht man von häufigen Albträumen, wenn die betroffene Person mehr als 12 Albträume pro Jahr (also im Durchschnitt mindestens einen Albtraum pro Monat) hat. Treten Albträume seltener auf, spricht man von gelegentlichen Albträumen. Häufige Albträume, also mindestens ein Albtraum pro Monat, gilt auch als ein wichtiges Kriterium für die Belastung durch Albträume, da vor allem Personen mit häufigen Albträumen unter diesen leiden und durch diese beeinträchtigt sind. Sie erfüllen damit oft die oben genannten ICD- oder DSM-Kriterien für eine Störung.

Die Albtraumschwere wird nicht, wie man vielleicht vermuten könnte, an der Grauenhaftigkeit der Albtrauminhalte festgemacht, sondern an der Häufigkeit der Albträume und dem Leiden und der Beeinträchtigung, die die betroffene Person durch die Albträume erlebt. So spricht man von einer milden Albtraumschwere, wenn weniger als ein Albtraum pro Woche vorkommt und keine psychosozialen Beeinträchtigungen auftreten. Eine moderate Albtraumschwere liegt vor, wenn mehr als ein Albtraum pro Woche auftritt und geringe psychosoziale Beeinträchtigungen vorliegen. Eine ausgeprägte Albtraumschwere liegt vor, wenn Albträume fast täglich auftreten und mittlere bis starke psychosoziale Beeinträchtigungen gegeben sind. Unter psychosozialen Beeinträchtigungen wird hier verstanden, dass die betroffenen Personen aufgrund der Albträume beispielsweise am nächsten Tag unausgeschlafen, unkonzentriert, verängstigt und besorgt sind und deshalb ihren beruflichen oder sozialen Anforderungen nicht oder nicht in vollem Umfang nachkommen können. Nicht selten führen wiederholte Albträume auch dazu, dass die Personen an sich zweifeln, sich fragen, ob mit ihnen etwas nicht in Ordnung ist, ob sie massive (ungelöste) Probleme haben oder – im extremen Fall – ob sie verrückt oder Psychopathen sind, wenn sie so grausame Dinge träumen. Es ist nachvollziehbar, dass solche Beeinträchtigungen durch die Albträume auch dazu führen können, dass sich die Betroffenen sozial zurückziehen und aus Angst und Scham nicht über ihre Albträume reden (die Folgen von Albträumen werden ausführlicher in Kapitel 10 dargestellt).

Unter der Albtraumchronifizerung versteht man, wie lange das wiederholte Auftreten der Albträume schon besteht. Hier spricht man von akuten Albträumen, wenn wiederholte Albträume seit weniger als einem Monat auftreten. Ein einzelner Albtraum entspricht somit keiner akuten Albtraumstörung. Subchronisch (oder subakut) werden Albträume genannt, die seit mehr als einem Monat auftreten, aber noch nicht länger als sechs Monate. Treten Albträume wiederkehrend seit mehr als sechs Monaten auf, spricht man von chronischen oder persistierenden Albträumen.

Abgrenzung der Albträume von anderen Störungen

Ob jemand einen Albtraum hat oder nicht, ist eigentlich relativ einfach zu beurteilen anhand der Kriterien des beängstigenden Trauminhalts und der raschen Orientierung nach dem Erwachen. Dennoch gibt es eine Reihe von anderen Schlafstörungen, die in gewisser Weise Überschneidungen oder Ähnlichkeiten mit Albträumen aufweisen, sodass manchmal irrtümlicherweise Verwechslungen vorkommen. Die anderen Schlafstörungen (ausführlich in Kapitel 11) sind das Schlafwandeln, der Pavor nocturnus und die REM-Schlaf-Verhaltensstörung. Ferner gibt es noch drei Schlafstörungen, die ebenfalls mit dem Störungsbild der Albträume verwechselt werden können, das sind die Schlafparalyse, die atmungsgebundene Schlafstörung und die Narkolepsie (die hier aber nicht näher beschrieben werden). Ebenso sind Albträume von luziden Träumen (Klarträumen) zu unterscheiden. Bei luziden Träumen handelt es sich um Träume, in denen der Träumende weiß, dass er gerade träumt und unter Umständen sogar in diese Träume eingreifen kann, indem er den Ablauf der Träume ändert oder nach seinen Wünschen formt. Luzide Träume können aber durchaus auch Albträume sein.

Beim Schlafwandeln steht die betroffene Person auf und geht im Zimmer, möglicherweise sogar im Haus oder außerhalb des Hauses umher. Im Gegensatz zu den Albträumen besteht dabei aber keine oder nur eine geringe Traumerinnerung. Auch findet das Schlafwandeln im Non-Rapid-Eye-Movement-Schlaf

(Non-REM-Schlaf, siehe Kapitel 5) statt und daher eher zu Beginn einer Nacht, während die Albträume im Rapid-Eye-Movement-Schlaf (REM-Schlaf) und damit gegen Ende der Schlafperiode auftreten.

Der Pavor nocturnus (oder Nachtschreck) ist durch ein plötzliches Aufschrecken aus dem Schlaf, meistens beginnend mit einem Schrei und einer sehr starken körperlichen Erregung gekennzeichnet. Auch hier haben die Betroffenen (meistens Kinder) keine oder nur eine sehr vage Traumerinnerung, wodurch sich dieses Störungsbild klar von Albträumen unterscheidet. Wie das Schlafwandeln tritt auch der Pavor nocturnus im Non-REM-Schlaf auf und daher vornehmlich in der ersten Nachthälfte.

Bei der REM-Schlaf-Verhaltensstörung treten im Schlaf, meist während der Träume, Vokalisationen (Sprechen, Schreien) und/oder Bewegungen auf. Diese kommen zustande, weil bei den Betroffenen die Hemmung der Muskulatur, die normalerweise während des REM-Schlafs (und damit während des Träumens) auftritt, unvollständig ist, weshalb die Träume in geäußerte Laute oder Bewegungen übergehen können. Wie bei den Albträumen sind Menschen mit einer REM-Schlaf-Verhaltensstörung nach dem Erwachen aber sofort orientiert und können sich auch oft an den Traum, der die Bewegungen oder Vokalisationen ausgelöst hat, erinnern. Die Abgrenzung zwischen Albträumen und der REM-Schlaf-Verhaltensstörung fällt nicht immer leicht, weil die REM-Schlaf-Verhaltensstörung ja auch mit Träumen zusammen auftritt und aus Träumen hervorgeht. Die Diagnose einer REM-Schlaf-Verhaltensstörung sollte dann gegeben werden, wenn die motorische Aktivität sehr ausgeprägt ist und über das Albtraumerleben dominiert.

Bei der Schlafparalyse tritt eine Unfähigkeit auf, willkürliche Bewegungen während des Übergangs zwischen Wachsein und Schlafen auszuführen. Dies kann sowohl beim Übergang zum Einschlafen (hypnagog) als auch beim Übergang vom Schlafen zum Aufwachen (hypnopomp) auftreten. Diese Gelähmtheit ruft meist extreme Angst hervor. In der Regel werden bei dieser Störung keine Angstträume berichtet, weil die Betroffenen meist merken, dass sie noch nicht oder nicht mehr schlafen und ihre Lähmung real und nicht geträumt ist. Manche Betroffene aber interpretieren den paralysierten Zustand fälschlicherweise als Albtraum, einen Traum, den sie vielleicht schon kennen, in dem sie vor irgendetwas oder irgendwem davonlaufen wollten und dies nicht konnten.

Bei der atmungsgebundenen Schlafstörung (Schlafapnoe) kommt es aufgrund einer Verengung des Rachenraums zu sekundenlangem Aussetzen der Atmung, die dann meistens mit einem sehr tiefen und lauten Atemgeräusch wieder einsetzt. Diese zum Teil sehr lange Atempause führt zu Veränderungen der Sauerstoff- und Kohlendioxidanteile im Blut und kann als Erstickungsgefühl wahrgenommen werden. Dieses Erstickungsgefühl kann in Kombination mit der erhöhten vegetativen Erregung aufgrund der verminderten Atmung von den Betroffenen als Albtraum fehlinterpretiert werden. Im Gegensatz zu Albträumen können Schlafapnoen aber während der gesamten Nacht auftreten.

Bei der Narkolepsie fallen die Betroffenen während normaler Tagesaktivitäten unwillkürlich und unwiderstehbar in kurze Anfälle von erholsamem Schlaf, der mit einem Verlust des Muskeltonus und dem Auftreten von REM-Schlaf-Episoden einhergeht. Die Narkolepsie geht oft mit hypnagogen oder hypnopompen Halluzinationen einher, die als sehr intensiv beschrieben werden und traumartigen oder albtraumartigen Charakter annehmen können. Diese sind aber nicht mit den eigentlichen Albträumen im nächtlichen REM-Schlaf gleichzusetzen und von diesen zu unterscheiden.

Luzide Träume sind keine Störung, auch wenn sie mitunter einen angstbesetzten Inhalt haben können. Sie sind aber von den Albträumen zu unterscheiden, da es sich bei den luziden Träumen um ein Phänomen handelt, das manche Menschen haben, nämlich, dass sie sich im Traum bewusst sind, dass sie gerade träumen. Das kann bei manchen Menschen dazu führen, dass diese Träume ihnen Angst machen und diese Träume irrtümlicherweise als Albträume bezeichnet werden. Bei den luziden Träumen handelt es sich aber um eine bestimmte Gabe, die nichts mit Albträumen zu tun hat und im Gegenteil sogar hilfreich eingesetzt werden kann, um Albträume zu behandeln (siehe Kapitel 9.4).

2. Das Vorkommen von Albträumen

Albträume treten bei Kindern, Jugendlichen und Erwachsenen auf. Mit zunehmendem Lebensalter werden Albträume seltener. Bei Kindern treten Albträume relativ häufig auf. In vielen Fällen ist dies unproblematisch und stellt ein normales und in der Regel nicht behandlungsbedürftiges Phänomen dar. Trotzdem können Kinder unter ihren Albträumen leiden. Dies ist vor allem der Fall, wenn die Albträume sehr oft auftreten oder für die Kinder sehr belastend sind. Bei Erwachsenen kommen gelegentlich auftretende Albträume auch bei einem großen Teil der Bevölkerung vor. Ein kleiner Prozentsatz der erwachsenen Bevölkerung leidet unter regelmäßig wiederkehrenden Albträumen. Dies geht dann häufig mit einer Belastung und Beeinträchtigung der betroffenen Personen einher. Unabhängig davon findet man bei Kindern und Erwachsenen wiederkehrende Albträume nach traumatischen Erlebnissen in Form der posttraumatischen Wiederholungen.

2.1 Die Häufigkeit von Albträumen bei Kindern

Die Häufigkeit einer Krankheit oder einer Störung in der Bevölkerung zu einem bestimmten Zeitpunkt oder einem bestimmten Zeitraum wird als Prävalenz oder Prävalenzrate bezeichnet. Bereits Kinder im Alter zwischen 3 und 5 Jahren haben Albträume von ausreichender Intensität, um ihre Eltern zu beunruhigen. Im Alter zwischen 6 und 10 Jahren ist das Auftreten von Albträumen am höchsten. In dieser Altersgruppe hat etwa die Hälfte der Kinder zumindest gelegentlich Albträume. Diese Prävalenzrate von 50% geht im Jugendalter zurück auf Werte von ca. 10 % bei den 14 – 18-Jährigen. Werden junge Erwachsene befragt anzugeben, ob sie in ihrer Kindheit Albträume hatten, so berichten sogar 70 bis 90 % der jungen Erwachsenen retrospektiv, als Kinder Albträume gehabt zu haben.

Während im Kindesalter Albträume bei Jungen und Mädchen etwa gleich häufig auftreten, berichten im Jugendalter Mädchen häufiger von Albträumen als Jungen (Schredl & Reinhard, 2011). Das kann mehrere Ursachen haben. So kann es sein, dass junge Frauen eher bereit sind, über ihre Albträume zu berichten als junge Männer. Frauen erinnern ihre Träume aber auch besser als Männer, sodass deshalb auch mehr Albträume von den jungen Frauen erinnert werden. Schließlich kann es natürlich auch sein, dass junge Frauen tatsächlich mehr Albträume haben als junge Männer.

2.2 Prävalenz von Albträumen bei Erwachsenen

Gelegentliche Albträume kommen bei etwa 50 % der Erwachsenen vor. Hingegen berichten zwischen 3 und 8 % der Erwachsenen über häufige Albträume (Spoormaker, Schredl & van den Bout, 2006). Dies entspricht auch dem Prozentsatz der erwachsenen Bevölkerung, die unter ihren Albträumen leiden. Diese Prävalenzraten verteilen sich nicht gleichmäßig auf die Bevölkerung. Auch bei den Erwachsenen gibt es, wie bei den Jugendlichen, deutliche Geschlechtsunterschiede in der Prävalenz häufiger Albträume mit einem klaren Überwiegen der Albtraumhäufigkeit bei den Frauen. Bei den Frauen nimmt die Albtraumhäufigkeit im Alter von 19 bis 39 Jahren zu, um dann bis zum Alter von 50 bis 59 Jahren wieder abzunehmen. Bei Männern hingegen bleibt die Albtraumhäufigkeit im Alter von 19 bis 39 Jahren stabil (auf niedrigerem Niveau als bei den Frauen), um dann bis zum Alter von 50 bis 59 Jahren wieder abzusinken. Bei Personen über 60 Jahre sind Albträume generell seltener als bei den jüngeren Erwachsenen und es gibt bei ihnen auch keinen Unterschied mehr in der Albtraumhäufigkeit zwischen den Geschlechtern.

Auch bei bestimmten Berufsgruppen ist das Vorkommen von Albträumen häufiger als bei anderen. So berichten Personen mit künstlerischen oder sozialen Berufen über mehr Albträume als Personen mit technischen oder kaufmännischen Berufen. Bei Studenten ist, im Gegensatz zur allgemeinen Bevölkerung, ebenfalls die Prävalenz für Albträume höher (Studenten sind aber auch jünger als die durchschnittliche Allgemeinbevölkerung). So berichten etwa 10 % der Studenten über mindestens einen Albtraum pro Monat, was sicherlich nicht nur allein auf die Belastung der Studierenden durch das Studium zurückgeführt werden kann. Denn auch innerhalb der Studenten gibt es deutliche Unterschiede in der Albtraumhäufigkeit, so berichten Kunststudenten beispielsweise deutlich mehr Albträume als Studenten naturwissenschaftlicher Fachrichtungen.

Neben der Prävalenz in der Gesamtbevölkerung, die eine wichtige Information über das Vorkommen einer Störung generell darstellt, lässt sich auch die sogenannte Behandlungsprävalenz angeben. Unter der Behandlungsprävalenz versteht man die Häufigkeit einer Störung bei Personen, die in medizinischer oder psychologischer Behandlung sind. Wie zu erwarten, ist die Häufigkeit von Albträumen bei Personen, die sich aus unterschiedlichen Gründen in Behandlung befinden, höher als in der Allgemeinbevölkerung. Insbesondere bei Patienten mit Substanzmissbrauch, der Borderline-Persönlichkeitsstörung, Schizophrenien, Depressionen oder Angststörungen treten Albträume weitaus häufiger auf als beim Durchschnitt der Bevölkerung. Dies legt nahe, dass diese Erkrankungen selbst oder die damit verbundene Medikamenteneinnahme zum gehäuften Auftreten von Albträumen führen können. Dies scheint auch tatsächlich der Fall zu sein, wie wir im folgenden Kapitel sehen werden.

2.3 Albträume bei bestimmten psychischen Störungen[1]

Albträume treten häufig zusammen mit Schizophrenien, Substanzmissbrauch, Depressionen, Angststörungen oder bestimmten Persönlichkeitsstörungen auf.

Ein gehäuftes Auftreten von Albträumen findet sich bei schizophrenen Patienten. Schizophrenien sind psychische Störungen, bei denen die Betroffenen Denkstörungen und Störungen ihrer Emotionen aufweisen. Häufig gehen Denken und Gefühle nicht Hand in Hand, sondern sind voneinander losgelöst. Das Denken selbst ist oft eingeschränkt, unlogisch, formal gestört. Neben diesen Kernsymptomen der Schizophrenie gibt es Nebensymptome (sogenannte akzessorische Symptome) wie Halluzinationen oder Wahnvorstellungen, die beim Laien oft fälschlicherweise als das Charakteristische der Schizophrenie angesehen werden. Die Schizophrenien werden unterteilt in Schizophrenien mit Positivsymptomatik und Schizophrenien mit Negativsymptomatik. Wobei Positiv- oder Negativsymptomatik nicht bedeutet, dass es sich um eine gute oder schlechte Symptomatik handelt, sondern von Positivsymptomatik spricht man, wenn die Betroffenen ein Mehr an Verhalten zeigen und von Negativsymptomatik, wenn die Betroffenen in ihrem Verhalten sich stark eingeschränkt und verflacht zeigen. Die Positivsymptomatik ist entsprechend gekennzeichnet durch Halluzinationen, Wahnvorstellungen, ein produktives Denken und Sprechen, welches aber formale Fehler aufweist (z. B. assoziativ sehr gelockert ist, neue Worte erfunden werden oder die Sprache poetisch manieriert klingt) oder die Gefühle stark übertrieben oder unangemessen zur Situation oder zum geschilderten Erleben sind. Bei der Negativsymptomatik findet sich hingegen oft eine Spracharmut, eine Sprachverflachung, eine Verflachung der Gefühle, ein emotionaler und sozialer Rückzug, eine Willensverflachung und eine Entscheidungsunfähigkeit. Das Erleben eines schizophrenen Schubes mit seinen Halluzinationen und Wahnvorstellungen wird von den Betroffenen als sehr belastend und beängstigend beschrieben. Daher stellt die Schizophrenie, neben den ganzen sozialen und persönlichen Problemen, die die Erkrankung für die Betroffenen bedeutet, auch eine massive emotionale Belastung dar. Schizophrene Patienten leiden überdurchschnittlich häufig unter Albträumen.

---

[1] Man spricht heute weniger von psychischen Krankheiten als von psychischen Störungen.

Vermehrte Albträume finden sich vor allem bei schizophrenen Patienten mit Positivsymptomatik. Diese Patienten weisen eine erhöhte Aktivität des Neurotransmitters Dopamin im Gehirn auf. Es wird vermutet, dass diese vermehrte dopaminerge Aktivität in bestimmten Bahnen des Gehirns für das vermehrte Auftreten von Albträumen (wie auch der anderen Symptome der Positivsymptomatik) verantwortlich ist. Da die meisten Patienten mit Schizophrenien medikamentös mit sogenannten Neuroleptika behandelt werden, ist natürlich nicht auszuschließen, dass die vermehrten Albträume der Schizophrenen auch durch diese Medikamente verursacht werden. Und tatsächlich können diese Medikamente auch Albträume auslösen, wie wir in Kapitel 6 sehen werden.

Auch beim Missbrauch von Substanzen (Alkohol, Drogen, Medikamente) kann es gehäuft zum Auftreten von Albträumen kommen. Dies kann einerseits die direkte Folge dieser Substanzen sein. So ist bekannt, dass bestimmte Drogen (Amphetamine, Kokain, Cannabis) zu Albträumen führen können. Im Fall der Amphetamine wird dies vermutlich über das dopaminerge Neurotransmittersystem vermittelt, bei Kokain und Cannabis vermutlich über das serotonerge Transmittersystem oder eine Störung des Gleichgewichts zwischen serotonergem und dopaminergem System. Es kann aber auch sein, dass der Entzug dieser Substanzen zum Auftreten von Albträumen führt, was beispielsweise für die Benzodiazepine (Medikamente zur Behandlung von Angst und Schlafstörungen) sehr gut gezeigt worden ist. Schließlich können aber auch belastende Faktoren, die sich sekundär durch den Missbrauch von Substanzen einstellen, zu einem vermehrten Auftreten von Albträumen führen. Hier ist daran zu denken, dass beispielsweise der Verlust des Arbeitsplatzes oder sozialer und familiärer Beziehungen aufgrund des Substanzmissbrauchs zu Belastungen führen, die sich ihrerseits in vermehrten Albträumen niederschlagen können.

Depressionen sind Erkrankungen oder Störungen, die sich durch psychische, aber auch durch körperliche Symptome manifestieren. Die auffälligsten psychischen Symptome bei den Depressionen sind eine niedergedrückte Stimmung, Minderwertigkeitsgefühle, Schuldgefühle, eine innere Leere, ein Verlust des Antriebs und eine Willenlosigkeit, ein ausgeprägtes Grübeln, Konzentrationsstörungen und ein Gefühl der Hoffnungslosigkeit bis hin zu Suizidwünschen und Suizidversuchen. Auf der körperlichen Ebene finden sich bei Depressionen oft Schlafstörungen (Ein- und Durchschlafstörungen, aber auch ein vermehrtes Schlafbedürfnis), Appetitverlust, ein Libidoverlust und mannigfaltige körperliche Beschwerden wie Kopfschmerzen, gastrointestinale Beschwerden, Hitzewallungen oder Zittern. Von einer Depression spricht man allerdings erst, wenn diese Symptome über mindestens zwei Wochen andauern. Eine Depression verläuft in der Regel in Episoden, das heißt, es kann nur eine einmalige depressive

Episode im Leben auftreten; diese können sich aber auch wiederholen und immer wieder kommen (rezidivierende Depression). In aller Regel gehen Depressionen mit einer Störung des Schlafmusters mit einem erhöhten Anteil des REM-Schlafs einher, in dem die Albträume auftreten (siehe Kapitel 5). Aufgrund des erhöhten REM-Schlafanteils am Gesamtschlaf ist daher bei Depressiven auch die Wahrscheinlichkeit für das Auftreten von Albträumen erhöht. Vermehrte Albträume bei Depressiven resultieren aber vermutlich auch aus einer erhöhten Besorgnis und Belastung dieser Personen und vermehrten Schuldgefühlen. Es ist daher auch nicht verwunderlich, dass in den Albträumen der Depressiven häufig solche Themen wiederkehren, die sich um Trennung, Verlust und Tod oder Schuld drehen. Bei Depressiven gibt es zudem einen Zusammenhang zwischen dem Auftreten von Albträumen und Selbsttötungsabsichten oder -gedanken. So haben depressive Personen, vor allem Frauen, mit Selbstmordgedanken mehr Albträume, so wie Depressive mit häufigen Albträumen auch ein erhöhtes Suizidrisiko haben.

Auch Patienten mit Angststörungen weisen gehäuft Albträume auf. Zu den Angststörungen zählt man die Phobien, die Panikstörung, die Generalisierte Angststörung und die Belastungsstörungen (wie z. B. die Posttraumatische Belastungsstörung). Bei der Panikstörung kommt es zu plötzlichen Panikanfällen mit Todesangst, wobei diese Panikanfälle unvorhersehbar in allen möglichen Situationen (auch zuhause) auftreten können, oder sie können an ganz bestimmte Situationen gebunden sein, wie z. B. an große Menschenansammlungen. Bei der Generalisierten Angststörung machen sich die Betroffenen ununterbrochen Sorgen um alles Mögliche. Sie haben ständig die Angst, Ihnen oder Ihren Familienangehörigen könnte etwas Schlimmes zustoßen. Die Belastungsstörungen sind psychische Störungen, die mit starker Angst einhergehen und – wie der Name sagt – als Reaktion auf eine schwere psychische Belastung (ein psychisches Trauma) entstehen. Man unterscheidet zwischen der akuten Belastungsreaktion, die unmittelbar nach dem belastenden Ereignis auftritt und nur Tage bis wenige Wochen anhält und der Posttraumatischen Belastungsstörung, die oft erst Wochen oder Monate nach dem traumatischen Ereignis sich ausbildet und unbehandelt Jahre bestehen bleiben kann.

Die Phobien gehen in der Regel mit einem ausgeprägten Vermeidungsverhalten einher, d. h., die Betroffenen vermeiden in meist völlig übertriebener Art die Situationen oder Objekte, in denen oder durch die ihre Phobie auftritt. Die Angst ist aber in der Regel auf bestimmt Objekte oder Situationen beschränkt (wie z. B. öffentliche Plätze, Tiere, Höhen oder die negative Bewertung durch andere Menschen), in allen anderen Situationen ist keine übermäßige Angst vorhanden. Ein wesentliches Merkmal der Phobien ist, dass die gefürchteten

Objekte oder Situationen vermieden werden. So gehen im Extremfall Menschen mit einer Angst vor öffentlichen Plätzen (Agoraphobie) nicht mehr aus dem Haus oder vermeiden bestimmte Wege oder weitere Reisen, die sie an unbekannte Orte führen könnten. Personen mit einer Spinnenphobie vermeiden das Fernsehen, da sie ja aus Versehen in einen Kanal schalten könnten, in dem eine Dokumentation über Spinnen gezeigt wird und Menschen mit einer sozialen Phobie vermeiden z. B. Vorträge oder mündliche Prüfungen aus Angst, sich zu blamieren.

Bei Phobien sind die Albträume oft auf das phobische Objekt oder die ängstigende Situation bezogen. So träumen etwa Menschen, die unter einer Spinnenphobie (Arachnophobie) leiden, in ihren Albträumen vermehrt von Spinnen, Menschen, die unter einer sozialen Phobie leiden, also der Angst, von anderen, für sie wichtigen, Personen schlecht bewertet zu werden, träumen gehäuft von sozialen Situationen, in denen sie bloßgestellt werden oder sich in irgendeiner Form blamieren.

Bei der Generalisierten Angststörung machen sich die Betroffenen über alles Sorgen, sie leben in einer beständigen Angst, dass ihnen oder ihren Angehörigen etwas Schlimmes zustoßen könnte und diese Sorgenketten quälen sie den ganzen Tag. Aus diesen Sorgenketten gibt es quasi kein Entrinnen, denn wenn ein befürchtetes Unglück nicht eingetreten ist, schiebt sich die nächste befürchtete Katastrophe in den Vordergrund und beschäftigt und belastet die Betroffenen. Menschen mit einer Generalisierten Angststörung, die ständig besorgt und angespannt sind und das Leben schwer nehmen, leiden vermehrt unter Albträumen und erleben in ihren Albträumen oft genau das, was ihnen im wirklichen Leben Angst macht, nämlich Krankheiten, den Verlust von Menschen oder drohendes Unheil wie Arbeitslosigkeit oder finanzielle Verarmung.

Die Panikstörung ist durch das Auftreten von plötzlichen oder an bestimmte Situationen gebundenen Panikattacken gekennzeichnet. Panikattacken können auch im Schlaf auftreten und dann zum Erwachen führen. Je nachdem, was die Betroffenen gerade träumen, kann das Erleben dieser Panikattacken dann auch zu Albträumen führen bzw. die erlebte Panikattacke als Albtraum interpretiert werden. Menschen, die unter einer Panikstörung leiden, können auch Panikattacken im Schlaf bzw. im Traum erleben.

Bei den Belastungsstörungen kommen Albträume sehr häufig vor. Nach einem Unfall oder einem Angriff träumen die Betroffenen in der Regel in den ersten Tagen nach dem Vorfall noch oft von diesem Ereignis. Oft verschwinden diese Albträume dann mit der Zeit, so wie auch generell die Angst die durch das Trauma ausgelöst wurde, schwindet. Wenn sich eine Posttraumatische Belastungsstörung herausbildet, wird diese in aller Regel von wiederkehrenden Albträumen von dem traumatisierenden Ereignis (den posttraumatischen Albträumen) begleitet und diese stellen ein wesentliches Merkmal des Störungsbildes dar. Mit den Albträumen bei der Posttraumatischen Belastungsstörung werden wir uns ausführlicher in Kapitel 7 beschäftigen.

Unter Persönlichkeitsstörungen versteht man Auffälligkeiten der Persönlichkeit, die sich vor allem im sozialen Umgang zeigen und die die gesamte Person umfassen, also nicht nur auf bestimmte Zeiten oder Situationen beschränkt sind. Persönlichkeitsstörungen bilden sich bereits in der Jugend heraus und sind gewöhnlich so stabil, dass sie ein ganzes Leben lang vorhanden sind. Es werden verschiedene Persönlichkeitsstörungen unterschieden (wie etwa die Borderline-Persönlichkeitsstörung, die narzisstische Persönlichkeitsstörung oder die zwanghafte Persönlichkeitsstörung). Je nachdem, um welche Persönlichkeitsstörung es sich handelt, sind die Betroffenen in ihrem sozialen Umgang eher sehr impulsiv, emotional oder rücksichtslos (wie bei der Borderline-Störung, der histrionischen, narzisstischen oder antisozialen Persönlichkeitsstörung) oder sie sind im sozialen Kontakt sehr gehemmt, misstrauisch oder moralisierend (wie bei der ängstlich-vermeidenden, der schizoiden oder der zwanghaften Persönlichkeitsstörung). Ein weiteres Kennzeichen der Persönlichkeitsstörungen ist ihre Inflexibilität, d. h., die Betroffenen können sich im Umgang mit anderen Menschen gar nicht anders verhalten. Eine Person mit einer schizoiden Persönlichkeitsstörung wird immer misstrauisch anderen Menschen gegenüber sein, auch wenn dafür gar kein Grund gegeben ist. Sie kann nicht und will auch nicht anderen Menschen mit mehr Vertrauen und Sorglosigkeit entgegentreten.

Es ist relativ wenig darüber bekannt, ob Persönlichkeitsstörungen mit einem erhöhten Risiko für das Auftreten von Albträumen einhergehen. Lediglich für die Borderline-Persönlichkeitsstörung ist dies bekannt. Bei der Borderline-Persönlichkeitsstörung leiden die Betroffenen unter einer Reihe von stabilen Verhaltensmerkmalen, wie einer starken Angst vor dem Verlassenwerden, unstabilen, aber intensiven persönlichen Beziehungen, was sich in einem starken Wechsel in den Gefühlen gegenüber anderen zeigt, d. h., an einem Tag finden sie andere sehr gut und vergöttern sie, am nächsten Tag hassen sie diese ihnen nahestehende Personen. Dieser ständige Wechsel zeigt sich auch im Selbstbild, sodass sie ständig zwischen sich sehr gut finden und sich verabscheuen hin und her schwanken. Generell neigen diese Personen zu einem ausgeprägten emotionalen Erleben und haben Probleme, ihre Gefühle zu kontrollieren oder nach emotionalen Belastungen wieder in einen ausgeglichenen Zustand zurück zu finden. Zudem ist die Borderline-Persönlichkeitsstörung mit einer hohen Impulsivität verbunden, einer inneren Leere und mitunter mit selbstschädigendem Verhalten, Selbstverletzungen und appellativem Äußern von Selbstmordabsichten oder Selbstmordversuchen. Aufgrund der ausgeprägten Emotionalität empfinden Personen mit einer Borderline-Persönlichkeitsstörung sehr viele Situationen als sehr belastend (sie sind in einer permanenten Krise), was zu einer permanenten emotionalen Belastung führt, die sich daher auch in vermehrten Albträumen niederschlagen kann. Zudem haben viele Menschen mit einer Borderline-Persönlichkeitsstörung häufig in der Kindheit oder Jugend traumatische Erfahrungen gemacht (vor allem sexuellen Missbrauch oder sonstige Gewalterfahrungen). Diese frühen Traumatisierungen disponieren zu vermehrten Albträumen, wobei es sich dann – und nicht selten zusätzlich zu den aufgrund der permanenten emotionalen Belastung auftretenden idiopathischen Albträumen – um posttraumatische Albträume handeln kann.

3. Albträume in verschiedenen Kulturen und Zeitepochen

In der Geschichte der Menschheit lassen sich bis in die jüngste Vergangenheit zwei große Erklärungsansätze finden, wie die Menschen das, was wir heute als Albträume bezeichnen, zu erklären versucht haben. Zum einen wurden Träume, sowohl schöne als auch angstvolle, als von den Göttern eingegeben betrachtet. Daher wurden Träume gedeutet, weil sich aus ihnen Hinweise und Voraussagen für den Träumer ableiten ließen. Dies galt somit auch für die schrecklichen, angstbesetzten Träume. Zum anderen wurden Träume als von Dämonen verursacht angesehen. Angstvolle Träume waren nach dieser Auffassung ein Zeichen dafür, dass der Träumende von Dämonen oder Geistern heimgesucht wurde, meist um mit dem Schlafenden Unzucht zu treiben. Unabhängig von diesen beiden großen Erklärungsansätzen gab es schon seit der griechischen Antike die Auffassung, dass Träume – und damit auch angstbesetzte Träume, also Albträume – ein Ausdruck des Seelenlebens seien. Diese Auffassung des Träumens spielte aber bis in die jüngere Vergangenheit eine deutlich untergeordnete Rolle, wenngleich wir sie bereits bei Aristoteles finden. Sie wurde erst im 20. Jahrhundert mit dem Aufkommen der Psychologie als Wissenschaft wieder bedeutsam und ist die jetzt gängige Annahme zur Entstehung der Albträume. Daher finden wir auch erst mit der heutigen Auffassung, dass Albträume ein Ausdruck des Psychischen sind, die Sichtweise, dass es sich bei ihnen um ein psychisches Störungsbild handelt.

Im Folgenden wollen wir in der Geschichte der europäischen Kultur, einschließlich des Alten Orients, Ägyptens und des islamischen Kulturkreises, aufzeigen, wie sich diese Auffassungen, dass Träume und Albträume entweder von den Göttern oder von Dämonen stammen, darstellten. Diese Abhandlung kann nicht erschöpfend sein und nicht den Großteil der menschlichen Kulturen erfassen. Zum einen, weil es den Rahmen dieses Buches sprengen würde, zum anderen, weil unser Wissensstand über die angenommenen Ursachen von Angstträumen und deren Bedeutung bei vielen Kulturen sehr gering ist. Sie ist daher – verständlicherweise – zentriert auf die eigene Kultur. Wir werden aber in einem Kapitel die Träume und Albträume im islamischen Kulturkreis beschreiben, weil dieser eine sehr differenzierte Sicht der Träume aufweist. Deutlich wird aus alldem, dass böse Träume, die wir heute als Albträume bezeichnen, erst seit gut hundert Jahren wissenschaftlich erklärt und seit wenigen Jahrzehnten erst als eine klinische Störung verstanden werden. Wir werden daher dann die wissenschaftliche Sicht der Albträume im 19. Jahrhundert beschreiben und im letzten Teil dieses Kapitels die Sichtweise vorstellen, dass Albträume ein Ausdruck des Seelenlebens, der Psyche, des Träumers sind. Mit dem Verlust des Glaubens an die Macht der Götter oder Geister haben somit die schlechten Träume ihren Platz unter den Zeichen dieser höheren Mächte verloren und sind zum subjektiven Ausdruck des Individuums geworden.

3.1. Träume als Zeichen der Götter

Bewusst lautet die Überschrift nicht „Albträume als Zeichen der Götter", weil nach unserem heutigen Verständnis nach antiker Auffassung alle Träume von Göttern eingegeben waren und diese den Schlafenden dadurch etwas mitteilen wollten. Daher gab es keine Unterscheidung in Träume und Albträume. Diese wäre nach diesem Verständnis auch unsinnig und überflüssig, da schlimme Träume nichts anderes bedeuteten, als dass die Götter dem Träumenden eine Mahnung oder eine böse Voraussage mitzuteilen hatten.

Bereits im Alten Orient (Mesopotamien) wurden Träume häufig festgehalten und ihnen galt eine große Aufmerksamkeit. Träume wurden als von äußeren Mächten eingegeben angesehen und es wurde zwischen verschiedenen Traumarten unterschieden, wie etwa zwischen nächtlichen Visionen, Morgenträumen oder schlechten und quälenden Traumbildern (Näf, 2004). Lexikonartige Traumbücher gab es in der Bibliothek des assyrischen Großkönigs Assurbanipal (668–627 v.Chr.), wo ursprünglich wohl 3000 Träume verzeichnet waren. Man diagnostizierte aus den Träumen Krankheiten. Auch diente die Traumdeutung dazu, die viel weiter verbreiteten Weissagungen der Leberschau zu bestätigen.

In dem großen sumerischen Gilgamesch-Epos wird die Geschichte von Enkidu erzählt, der dem Gilgamesch die Träume deutet. Von besonderer Bedeutung waren in Mesopotamien, wie auch im alten Ägypten, die Träume der Herrschenden, denen eine besonders hohe Vorhersagekraft zugeschrieben wurde.

Aus dem zweiten vorchristlichen Jahrtausend gibt es eine Aufstellung all der schrecklichen Dinge, die einem Menschen widerfahren können. Und da finden sich neben Verhexungen und Schlaganfall, Pest und übler Nachrede, dem Biss einer Schlange oder dem Stich eines Dolches auch schreckliche Träume. Auch wurde der Untergang des altakkadischen Reiches später damit erklärt, dass der letzte Herrscher von Akkad sich über die Eingeweideschau hinweggesetzt und dem Rat seiner Traumdeuter nicht gefolgt sei.[2]

---

[2] Maul: München, 2013.

Die Texte des Alten Testaments spiegeln die altorientalische Wertschätzung der Traumdeutung wider. Jedoch wird die Traumdeutung darin auf einen sekundären Platz verwiesen im Gegensatz zu den Prophezeiungen, die Gott auserwählten Propheten „von Mund zu Mund“ gab und nicht über den Umweg der Träume. Dennoch wird im Alten Testament selbstverständlich davon ausgegangen, dass Gott in direkt verständlichen Träumen mit Menschen kommunizieren kann (Näf, 2004). Und weiterhin berichtet das Alte Testament ja von wichtigen Träumen, in denen Gott mit Menschen kommunizierte, so mit Abraham, Salomon, Jakob oder Joseph, dem er in zahlreichen Träumen erschien, was ihn als Liebling Gottes (und seines Vaters Jakob) erscheinen ließ und weswegen er von seinen Brüdern gehasst wurde. Joseph wurde darüber hinaus selbst zu einem großen Traumdeuter, der alle anderen ägyptischen Traumdeuter übertraf. Erinnert sei an seine Deutung des Traums des Pharao von den sieben fetten und den sieben mageren Jahren.

Die Stelle, in der Gott dem Jakob im Traum erscheint, lautet: „Aber Jakob zog aus von Beer-Seba und reiste gen Haran und kam an einen Ort, da blieb er über Nacht; denn die Sonne war untergegangen. Und er nahm einen Stein des Orts und legte ihn zu seinen Häupten und legte sich an dem Ort schlafen. Und ihm träumte; und siehe, eine Leiter stand auf der Erde, die rührte mit der Spitze an den Himmel, und siehe, die Engel Gottes stiegen daran auf und nieder; und der Herr stand obenauf und sprach: Ich bin der Herr Abrahams, deines Vaters, Gott und Isaaks Gott; das Land darauf du liegst, will ich dir und deinem Samen geben. Und dein Same soll werden wie der Staub auf Erden, und du sollt ausgebreitet werden gegen Abend, Morgen Mitternacht und Mittag; und durch dich und einen Samen sollen alle Geschlechter auf Erden gesegnet werden. Und siehe, ich bin mit dir und will dich behüten, wo du hinziehst, und will dich wieder herbringen in dies Land. Denn ich will dich nicht lassen, bis dass ich tue alles, was ich dir geredet habe. Da nun Jakob von seinem Schlaf aufwachte, sprach er: Gewiss ist der Herr an diesem Ort, und ich wusste es nicht; und fürchtete sich und sprach: Wie heilig ist diese Stätte! Hier ist nichts anderes denn Gottes Haus und hier ist die Pforte des Himmels“ (1. Mose 28,10–17).

Wie wir sehen, ist diese Stelle des Alten Testaments nicht nur ein Beispiel dafür, wie Gott einem Menschen (hier Jakob) im Traum erscheint, sondern auch, wie Jakob nach seinem Erwachen sich fürchtete (auch wenn der Traum beileibe kein Albtraum war). Aufgrund der direkten Erscheinung Gottes in seinem Traum wird die Traumstätte dadurch etwas Besonderes und Heiliges.

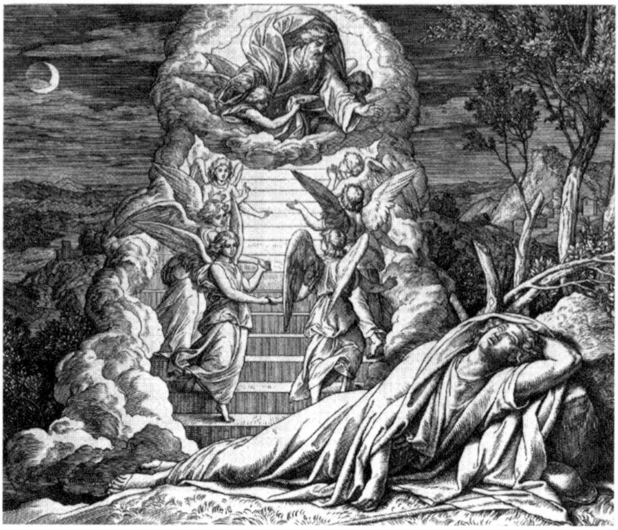

Abbildung 1: Julius Schnorr von Carolsfeld: Gott erscheint Jakob im Traum

Auch der Traum des Pharao von den sieben fetten und sieben mageren Jahren ist dafür ein Beispiel. Joseph weiß ihn so trefflich zu deuten und wir schreiben ihn eindeutig der Eingebung Gottes zu, dort heißt es: „Da sprach Pharao zu ihm: Mir hat ein Traum geträumt, und ist niemand, der ihn deuten kann; ich aber habe gehört von dir, wenn du einen Traum hörst, so kannst du ihn deuten. Joseph antwortete Pharao und sprach: Das steht bei mir nicht; Gott wird durch Pharao weissagen" (1. Mose 41, 15-16). Wie wir sehen, geht es zwar vordergründig um die Traumdeutung, aber letztlich wird von Joseph klar gesagt, dass Gott den Traum eingegeben hat, um über ihn mit dem Träumer zu kommunizieren und die Deutung daher lediglich die Auslegung des Gottesworts ist.

Auch im Neuen Testament finden sich noch Stellen, in denen Gott im Traum erscheint und zu den Menschen spricht, wenngleich auch nicht mehr so häufig wie im Alten Testament. Meist erscheint Gott in Form der Engel, so etwa verkündete ein Engel, der dem Josef im Traum erscheint, um ihm mitzuteilen, dass er mit Maria und dem neugeborenen Jesus nach Ägypten fliehen soll (Matthäus 2, 13).[3] Es sei aber erwähnt, dass die Engel auch des Tags erscheinen konnten, wie etwa der Erzengel Gabriel, der Maria die Geburt Jesu verkündet.

[3] Selbstverständlich konnten die Engel auch dem wachen Menschen erscheinen, wie etwa der Erzengel Gabriel, der Maria die Geburt Jesu verkündet, oder die Engel, die den Hirten die Geburt Jesu verkündeten.

Im alten Ägypten wurden Träume als ein „Wachen im Schlaf" angesehen (Näf, 2004). Das älteste uns bekannte Traumbuch findet sich auf einem ägyptischen Papyrus aus der 12. Dynastie (2000 – 1700 v. Chr.). Es unterscheidet zwischen guten und schlechten Träumen und ebensolchen Menschen, die jeweils unter unterschiedlichen Traumgesetzen stehen. Und im neuen Reich (1150 – 1070 v. Chr.) belegt das Alte Testament die Relevanz der Deutung der Herrscherträume mit dem berichteten Aufstieg des Joseph zum Traumdeuter des Pharao.

Der Traum kommt von Zeus, heißt es in der Ilias des Homer. Diese Aussage bringt das Verständnis des Traumes im antiken Griechenland klar zum Ausdruck. Der Traum galt als etwas Bedeutungsvolles, er stellte die Verbindung zwischen dem Menschen und den höheren Wesen her. Daher haben Träume im Leben der Griechen auch eine große Rolle gespielt und es bestand eine große Traumgläubigkeit (Brackertz, 1979). Der Träumende wurde als ein Teil des Kosmos und daher ein Teil der Einheit der Welt angesehen. Träume waren somit auch Ausdruck der Gesetzmäßigkeit des Kosmos, die von den Göttern geschaffen wurde und als Teil dieses Kosmos waren eben auch die Träume göttlich bestimmt.

Daher überrascht es auch nicht, dass Träume in der griechischen Literatur eine wichtige Rolle spielten. Homer hat in vollendeter Weise insgesamt sieben

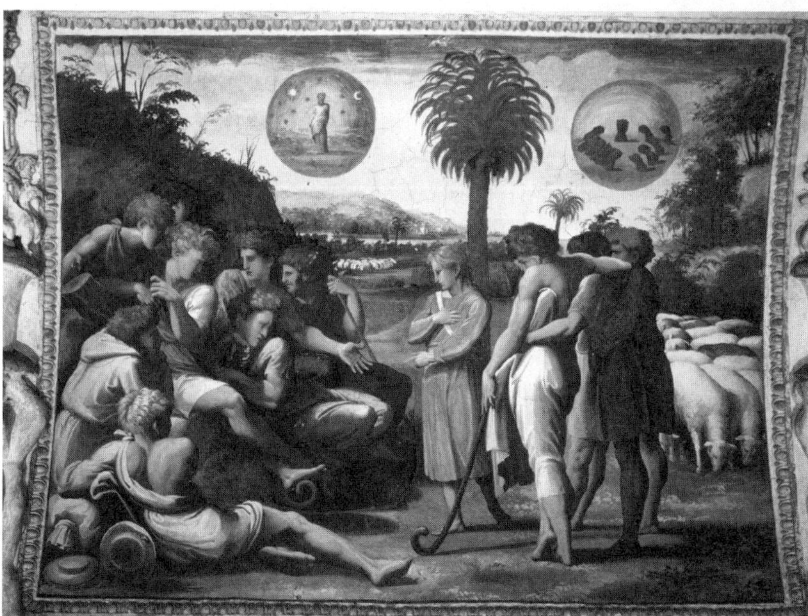

Abbildung 2: Raffael: Joseph erzählt seine Träume

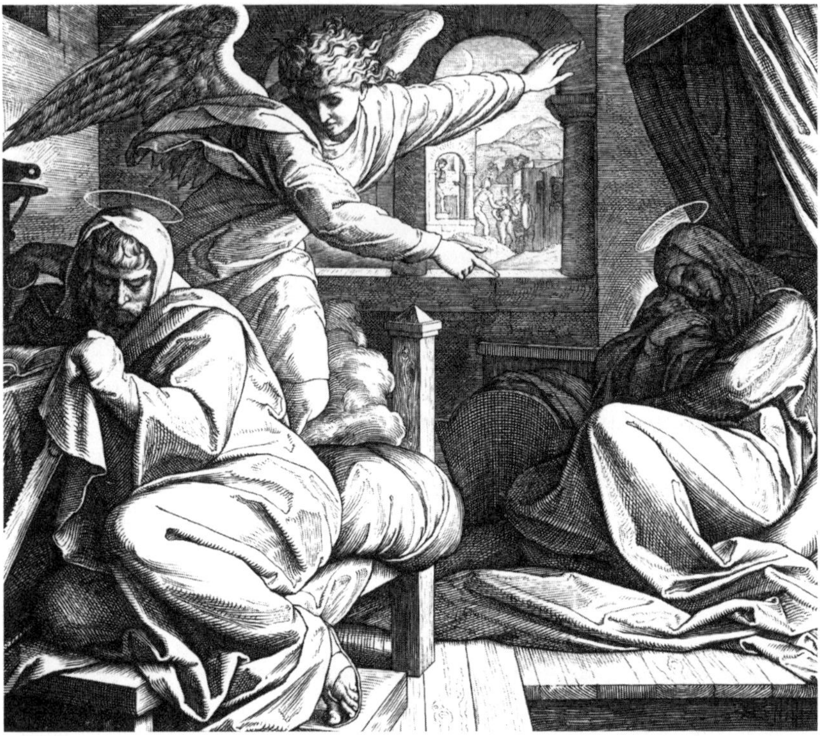

Abbildung 3: Julius Schnorr von Carolsfeld: Der Engel erscheint dem Joseph im Schlaf

Träume in der Ilias und der Odyssee erzählt, wo sie von zentraler handlungsleitender Funktion sind. Ebenso hat Aischylos Träume ins Theater gebracht, wie etwa in dem Stück „Die Perser", wo sich „ineinander verschränkte Prozesse von Handlung, Träumen und Deuten" ergeben (Näf, 2004, S. 43).

So wie nach der Auffassung der Griechen die Träume also von Göttern oder höheren Mächten eingegeben waren, war es allein von diesen Mächten abhängig, welche Botschaften sie den Träumenden mitzuteilen hatten. Diese konnten positiv oder angenehm sein, weil etwa dem Träumer ein günstiges Schicksal bevorstand oder er durch Wohlverhalten sich dieses verdient hatte. Es konnte aber auch ein schlimmes, böses Schicksal dem Träumenden bevorstehen, worauf er durch den Traum hingewiesen wurde. In allen Fällen war es jedoch entscheidend, dass der Traum eine Botschaft, eine Bedeutung haben konnte, die es zu deuten galt, um sein Leben danach auszurichten. Daher gab es keinen substanziellen Unterschied zwischen angenehmen und angstbesetzten Träumen. Das schließt natürlich nicht aus, dass sich die Menschen trotzdem vor schrecklichen und angstvollen Träumen fürchteten. Jedoch galt die Angst vor schlechten Träumen als eine falsche Haltung, da auch schlimme Träume ja etwas Gutes bedeuten konnten oder die Götter damit vor einer Gefahr warnen wollten. Ob das Verhalten des sagenhaften König Midas, der, wie Plutarch berichtet, aus Angst vor seinen schrecklichen Träumen Selbstmord begangen habe, daher untypisch ist, oder die Angst vor schlimmen Träumen im Altertum doch weiter verbreitet war, kann nicht abschließend beantwortet werden.

Da die Träume eine wichtige Botschaft der Götter waren, war es von großer Bedeutung, sie richtig zu deuten. Dies oblag den Traumdeutern, deren Kunst ein göttliches Handwerk darstellte und die im antiken Griechenland – wie auch schon in Mesopotamien und im alten Ägypten – ein hohes Ansehen hatten. Bereits in der Ilias des Homer werden Traumdeuter erwähnt (1,63), wo es heißt: „Ich fürcht, der Krieg und die Seuche zwingen uns in die Knie – soll der Rest von uns hier dem sichren Tod entgehn, bleibt uns nur, die Belagerung aufzugeben und Segel zu setzen. Doch warum fragen wir nicht irgendeinen Seher oder Priester – am besten einen Traumdeuter: Zeus schickt ja auch die Träume."[4] Die Traumdeutung wurde im antiken Griechenland als eine Äußerung der göttlichen Vorsehung verstanden. Bei Aischylos hat Prometheus den Menschen die Gabe der Traumdeutung gebracht, die somit eine göttliche Gabe und Kunst ist. Gaia, die als Mutter der Träume galt, schickte in der Nacht schwärzlich gefiederte Gestalten mit ihren Bildern. Apollon bat Zeus, die Träume zu verschlüsseln.

Für uns von besonderem Interesse ist auch die Tatsache, dass im antiken Griechenland bis weit in die römische Kaiserzeit hinein, Träume und deren Deutung eine wichtige Rolle bei der Behandlung kranker Menschen (mit körperlichen oder seelischen Problemen) spielten. Die Krankenbehandlungen fanden üblicherweise in den Asklepieien statt, das waren dem Gott der Heilkunst Asklepios (römisch Äskulap) geweihte Heiligtümer, denen Sanatorien angeschlossen waren. In diesen Sanatorien fand eine, nach heutiger Auffassung, sehr fortschrittliche und in gewisser Weise psycho-somatische Behandlung statt, indem die Patienten sowohl mit medizinischen Maßnahmen, als auch mit Heilschlaf, Ruhe und Entspannung behandelt wurden. Eine wichtige Rolle spielten dabei auch die Träume, insofern die Träume heilend wirken konnten. Dies konnte dadurch geschehen, dass im Traum ein Gott erschien und den Kranken heilte, aber auch dadurch, dass der Traum an sich heilsam wirkte, im Traum Ratschläge zur Heilung gegeben wurden oder durch die Deutung der Träume eine Lösung zur

[4] In der Übertragung von R. Schrott, München, 2008.

Behandlung gefunden wurde. Die Trauminhalte wurden oft schriftlich festgehalten und sind uns bis heute überliefert.

Der Glaube an die Göttlichkeit der Traumdeutung trat im Lauf der Zeit zurück und wich der Vorstellung, dass es sich um eine menschliche Kunst, um eine Wissenschaft, handelte. In dem Maße aber, wie sich die Ansicht durchsetzte, dass es sich bei der Traumdeutung um eine menschliche Kunst handelte, war diese auch erlernbar, ähnlich wie die ärztliche Heilkunst. Es ist daher nicht verwunderlich, dass die Traumdeuter ihr Wissen und ihre Fähigkeiten systematisierten, um es weitergeben zu können. Daher entstanden in einer großen Zahl Schriften über die Kunst, also die Wissenschaft der Traumdeutung. Von den vielen Traumbüchern ist uns das Traumbuch des Artemidor von Daldis (etwa 96 bis 160 n. Chr.) als ältestes erhalten. Er fasst darin das Wissen älterer und nicht mehr erhaltener Traumbücher zusammen, sodass wir von der Existenz einer umfangreichen wissenschaftlichen Traumdeutungsliteratur im antiken Griechenland ausgehen können.

Das Traumbuch des Artemidor von Daldis ist eine lexikonartige Sammlung von Traumsymbolen und Trauminhalten und ihrer Deutung. Artemidor von Daldis hat es wohl für eine breite Öffentlichkeit geschrieben und um zwei Bücher ergänzt, die für seinen Sohn bestimmt waren, um ihm dieses Wissen weitergeben zu können. Gemäß dieser lexikonartigen Sammlung von Traumbeispielen braucht der Traumdeuter lediglich einen bestimmten Trauminhalt oder ein Traumbeispiel nachzuschlagen, um zu wissen, was der entsprechende Traum bedeutet. Beispielsweise bedeutet das Träumen, dass dem Träumenden Hörner eines Ochsen oder eines gewalttätigen Tieres angewachsen sind, einen gewalttätigen Tod. Meist bedeutet es, dass der Träumende geköpft werden wird, da es so ja auch den gehörnten Tieren ergehe (1. Buch, 39). Die Traumdeutung war aber sehr differenziell und derselbe Trauminhalt konnte bei verschiedenen Menschen ganz unterschiedlich interpretiert werden, ja sogar das Gegenteil bedeuten. So bedeutet das Träumen des Erbrechens von Blut, Nahrungsmitteln oder Schleim bei mittellosen Menschen einen Gewinn, weil diese ja nichts zu verlieren haben, bei reichen Menschen bedeutet es aber einen Schaden, denn diese besitzen und können verlieren (4. Buch, 26). Träume von Eiern würden Ärzten, Malern und Leuten, die mit Eiern handeln, Vorteile bringen, allen anderen Menschen aber bedeuten sie, in geringer Anzahl, materiellen Gewinn, weil sie nahrhaft sind; in großer Zahl aber bedeuten sie Sorgen und Kummer, häufig auch Prozesse, wie die aus den Eiern schlüpfenden Küken überall herumscharren und Verstecktes aufspüren (2. Buch, 43).

Nach dem Traumverständnis der Antike sind aber nicht alle Träume geeignet, die Zukunft vorherzusagen. Es werden trügerische Träume, die keinen Vorhersagewert besitzen, von den wahren Träumen, die sich verwirklichen, unterschieden. Die trügerischen Träume entstehen durch rein körperliche Vorgänge, also etwa durch zu viel oder schwer verdauliche Nahrung am Abend oder durch physikalische Reize, wie Kälte aufgrund einer verrutschen Bettdecke oder Druckschmerz aufgrund unbequemer Lage (eine Sicht, die bis vor Kurzem auch als wissenschaftliche Erklärung für das Auftreten der Albträume angenommen wurde, wie wir später sehen werden). Die wahren Träume, die also einen Vorhersagewert haben, lassen sich wiederum unterscheiden in realistische Träume, in denen das Geträumte exakt dem entspricht, was zukünftig passieren wird und in allegorische Träume, in denen das kommende Schicksal nur symbolisch angedeutet wird. Während die realistischen Träume naturgemäß keiner Deutung bedurften, sind es die allegorischen Träume, die zum Gegenstand der Traumdeutung wurden.

Die realistischen Träume sollen vor allem bei gesitteten Menschen vorkommen, die auch ihre sinnlichen Leidenschaften unter Kontrolle hätten, was insofern sehr interessant ist, als hier ein Zusammenhang zwischen dem Leben des Träumers und seinen Träumen hergestellt wird, der über die strenge Auffassung hinausgeht, dass die Träume von Göttern bestimmt seien und auch dem Träumer einen Einfluss auf seine Trauminhalte zuschreibt, eine Auffassung, die ja der modernen Psychologie entspricht.

Die Traumdeutung beschränkte sich somit im Wesentlichen auf die symbolhaften Träume und fand nach der sogenannten Chiffriermethode statt. Dazu wurde der Traum in seine einzelnen Bildabschnitte zerlegt, deren Bedeutung wurde (z. B. anhand der Traumbücher) bestimmt und diese einzelnen Deutungen dann in einen großen Gesamtzusammenhang gebracht. Dafür war es unerlässlich, auch etwas über die Person des Träumers zu wissen, seine aktuellen Lebensumstände, aber auch das, was ihn aktuell beschäftigte. Eine Auffassung hinausgeht, die der modernen Auffassung der Entstehung von Träumen und Albträumen schon sehr nahe kommt (siehe Kapitel 6).

Den Römern war die Beschäftigung mit Träumen und deren Deutung zunächst fremd, sie übernahmen dies aber von den Griechen. Aus der römischen Kaiserzeit sind daher viele Träume überliefert, darunter auch viele Albträume. Aus dieser Zeit stammen auch die ersten Berichte von Albträumen, die als solche im modernen heutigen Sinn betrachtet werden, also nicht als schlimme Träume, die von Götter eingegeben wurden, sondern als Angstträume aufgrund individueller Belastungen oder traumatischer Erfahrungen. Von dem römischen Historiker Tacitus sind uns Berichte über Albträume des Aulus Caecina Severus bekannt, der Arminius in der Schlacht im Teutoburger Wald besiegte und nur knapp der Vernichtung entging. Von besonderem Interesse dürften die Überlieferungen des römischen Schriftsteller Sueton sein, der die Albträume des Kaisers Nero ausführlich berichtet, die in der damaligen Zeit schon als Folge der vielen Grausamkeiten und Morde, die in Neros Familie (und durch ihn) begangen wurden. Sie wurden im Sinne des Einflusses des Lebens und seiner Belastungen auf die Albträume gedeutet. Auch Plutarch ist der Meinung, dass psychische und physische Ursachen die Träume beeinflussen können, so wie etwa ein Ungleichgewicht der Körpersäfte oder ein Durcheinander des Pneumas zu bizarren Träumen führen kann (Näf, 2004).Von Galen stammt die Lehre, dass der Traum des Kranken anzeigen würde, welche Körpersäfte im Überfluss oder im Mangel vorhanden wären. So würde etwa ein Feuer im Traum einen Überfluss an gelber Galle, hingegen Rauch oder Finsternis ein Zuviel an schwarzer Galle anzeigen.

Fassen wir zusammen: In der Antike herrschte die Auffassung, Träume seien von höheren Wesen (im Allgemeinen den Göttern) eingegeben und enthielten eine Botschaft an den Träumer. Daher konnten sie gedeutet werden, um die Zukunft vorauszusagen. Da die Vorsehung der Götter sowohl gut als auch schlecht sein konnte, gab es gute und böse Träume, die entsprechend eine gute oder schlechte Vorhersage für die Zukunft und das kommende Schicksal bedeuteten, wobei schlechte Träume im Sinne einer Warnung letztlich auch Gutes bedeuten konnten. Dieses Verständnis ist nicht zu vergleichen mit unserem heutigen Verständnis von Albträumen als psychische Störung. Vermutlich haben auch die antiken „Albträumer" unter ihren schlimmen Träumen gelitten, aber dann wohl weniger an den Träumen selbst, als unter deren Deutung, wenn diese ihnen ein schlechtes Ereignis oder eine schlimme Zukunft weissagte. Dieses konnte aber auch aus scheinbar harmlosen Trauminhalten gedeutet werden, so wie schlimme Trauminhalte etwas Positives voraussagen konnten (wie das obige Beispiel des Erbrechens von Blut bei armen Menschen). Insofern war es wohl weniger der Traum, der die Menschen beunruhigte, sondern dessen Deutung. Erst bei den Römern scheint sich die Auffassung herausgebildet zu haben, dass Träume – und damit auch angstvolle Träume – ein Produkt des Träumenden und seiner Lebensumstände sein können.

3.2. Träume von Dämonen verursacht

Eine andere schon sehr lang bestehende Annahme über die Ursache der Albträume ist die, dass Geister oder Dämonen den Schläfer heimsuchen, meist mit der Absicht der sexuellen Verführung, was zu den Albträumen führt. Dieses Erklärungsmodell wird als Dämonologie bezeichnet. So galten in der griechischen Antike Albträume als von dem Hirtengott Pan geschickt, der in seiner Bocksgestalt den Schläfer oder die Schläferin mit Beischlafwünschen erschreckte (Abb. 4). Diese Auffassung bestand in der Antike neben der oben geschilderten Annahme der göttlichen Bestimmtheit der Träume..

Auch im europäischen Mittelalter und noch lange bis in die Neuzeit hinein herrschte die Auffassung vor, dass Geister oder Dämonen nachts die Schlafenden heimsuchen und mit sexuellen Wünschen bedrängen. Diese Auffassung schlug sich auch in den Namen der Angstträume nieder, wo der Alp oder Alb den Erdgeist bezeichnet, der sich auf die Brust des Schlafenden setzt oder die Mahr, ein weiblicher Geist, die den Schlafenden mit sexuellen Verführungen in Angst versetzt. Die Bezeichnung „Mahr" findet sich noch in den englischen und französischen Bezeichnungen für den Albtraum, „nightmare" bzw. „cauchemar". Verweise auf Geister oder Dämonen als Ursache von Träumen finden sich in zahlreichen Sagen, Mythen, Märchen. Diese Geister sind meist heidnischen Ursprungs und finden sich oft in der nordischen oder keltischen Mythologie. Diese den Schläfer plagenden Geister sind in der Regel nicht die relativ harmlosen Kobolde, sondern oft grässliche und hässliche zottelige Wesen, die im Erdreich wohnen und durch Löcher im Haus, z. B. den Kamin oder im Stall (der ja gewöhnlich mit dem Wohnhaus verbunden war), in die Schlafstube gelangen konnten. Oder sie kamen auf Pferden, die für die (sexuelle) Albtraumsymbolik eine wichtige Rolle spielen, dahergeritten, wie die Walküren (Abb. 18) oder die

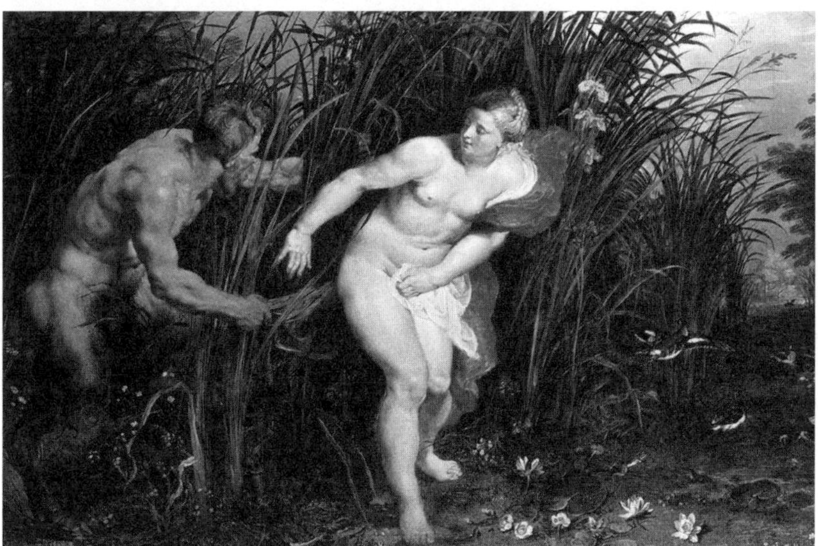

Abbildung 4: Peter Paul Rubens: Pan und Syrinx

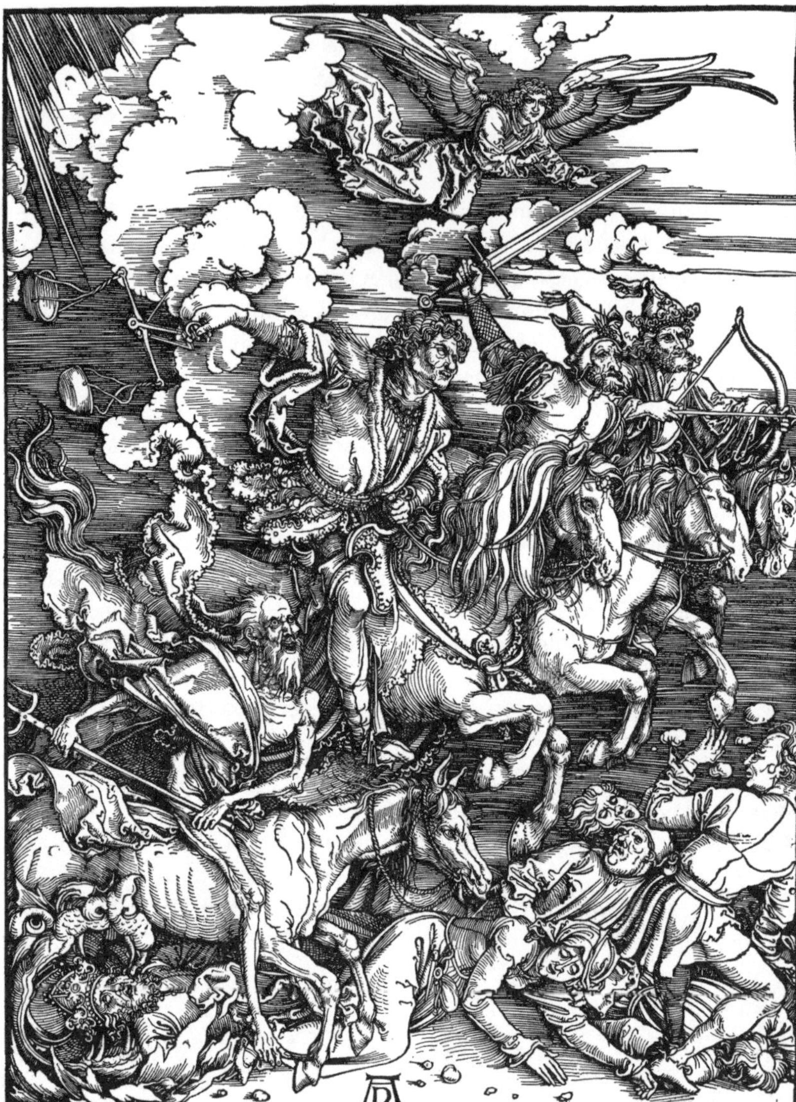

Abbildung 5: Albrecht Dürer: Die apokalyptischen Reiter

apokalyptischen Reiter (Abb. 5).[5] Auf Pferden geritten kamen nach altem germanischen Glauben auch nächtliche Scharen von Frauen, Hexen, Toten und Jägern, die die Seelen der Menschen oder sie in Gänze rauben wollten (Lecouteux, 2001) und die ein altes und zentrales Motiv der europäischen Angst und Nachtangst darstellen. Gemäß dieser Annahmen kursierten im Mittelalter in Europa zahlreiche Vorstellungen von Nachtdämonen, Scharen von Frauen oder Toten, die aus bestimmten Gründen keine Ruhe finden konnten und dazu verdammt waren, ewig des Nachts umherzuirren, die auf einer wilden oder höllischen Jagd unterwegs waren. Gemeinsam ist diesen Nachtdämonen, dass sie über die nächtlichen Himmel zogen (später auch auf Erden durch die Wälder gingen) und die Menschen heimsuchten, meist Unheil mit sich brachten und den Tod bedeuten konnten. Die Annahme von der Existenz dieser Nachtdämonen war kein Volksglaube allein, sondern zahlreiche Zeugnisse von „gelehrten Männern", wie beispielsweise Pfarrern und Bischöfen, aber auch Berichte von Herzögen, bestätigten die Existenz dieser Nachtdämonen (Lecouteux, 2001). Aus diesen reitenden Scharen hat sich vermutlich auch das Bild vom „Schwarzen Mann" abgeleitet, mit dem heute noch gelegentlich den Kindern gedroht wird.

Die Besessenheit durch Dämonen wurde oft als Strafe für begangene Sünden angesehen. Im Mittelalter kam dem Teufel als ein leibhaftig gewordener Dämon eine zentrale Stellung zu. Dem Teufel wurde bei seiner Verkörperung die ursprünglich von dem griechischen Gott Pan stammenden Merkmale der Bocksgestalt (Ziegenfüße, Hörner) beigegeben. Dieser Teufel konnte in die Menschen fahren und von ihnen Besitz ergreifen. Weshalb es als ursächliche Behandlungsmaßnahme für die Betroffenen galt, den Teufel wieder auszutreiben, was mit Beschwörungen, Schlägen, Lärm, dem Essen von unangenehmen Dingen bis hin zur Verbrennung auf dem Scheiterhaufen erfolgte. Der Teufel war es auch, der in Gestalt des Alp[6] erschien, um mit den Schlafenden Unzucht zu treiben. Dem damaligen Glauben zufolge waren es die Erscheinungen des Alps, unter welchen die teuflischen Geister, deren es eine sehr große Menge gab, mit den Menschen verbotenen Umgang pflegten (Cubasch, 1877).

Da der Teufel der christlichen Überlieferung nach selbst keine Nachkommenschaft zeugen konnte, entzog er daher den Männern im Schlaf den Samen (Succubus), welchen er Frauen einflößte (Incubus). Der Dämon tritt dabei, den Umständen angemessen, bald als Mann, bald als Frau auf, und da er selbst von

---

5 Friese: Die Ästhetik der Nacht. Reinbek, Rowohlt, 2011.

6 Die Schreibweise „Alp" wird in diesem Buch für den Erdgeist dieses Namens verwendet, die weitaus gebräuchlicher war als die Schreibweise „Alb".

Natur aus keinen Körper hat, so entlehnte er sich für die Zeit seiner nächtlichen Besuche den Leib eines menschlichen Wesens. Oder aber er bildete sich selbst auf irgendwelche Art einen Körper, der ihn zum sexuellen Verkehr mit Menschen (oder auch mit Tieren) befähigte.

Nach einer anderen Darstellung ist der Alp eine Hexe, welche des Nachts durch Zauberkraft meist durch das Schlüsselloch in die Kammer drang, die den Schlafenden quält. Die weibliche Gestalt des Alp wurde auch als Trude oder Nachtmahr bezeichnet. Beim Höhepunkt der Hexenverfolgung mochte die Erzählung eines erlebten Albtraums genügen, um den Betreffenden oder die Hexe, von welcher geträumt worden war, auf den Scheiterhaufen zu bringen. Damals konnte es somit lebensgefährlich sein, Albträume zu berichten oder (als Frau) in den Träumen anderer zu erscheinen.

Bei einigen slawischen Völkern bestand die Vorstellung, dass der Albtraum daher komme, dass es ein Leichnam sei, welcher vom Drang zum Leben getrieben, sich auf den Schlafenden legt, um ihm das Blut auszusaugen, um dadurch selbst wieder zum Leben zu gelangen. Solche Vampire seien in manchen Fällen ein verstorbener Feind gewesen, der des Nachts wiederkommt, um seinen Gegner krank zu machen oder gar zu töten. Meist sei er aber ein verstorbenes Familienmitglied gewesen, welches nun seine Angehörigen angriff.

3.3 Albträume im islamischen Kulturkreis

In der frühen islamischen Kultur wurden Träume gedeutet, wie dies aus der antiken griechischen, ägyptischen oder gar sumerischen Überlieferung bekannt war. Verfasser des bekanntesten, frühen islamischen Traumdeutungsbuch war Muhammad ibn Sirin. Wie in der Bibel finden sich auch im Koran zahlreiche Stellen, die auf Traumdeutung und den besonderen Einfluss von Träumen auf den Menschen verweisen. So findet sich in Sure 37 (die Sich-Reihenden) die alttestamentarische Stelle, in der Abraham seinen Sohn Isaak Gott opfert (Abb. 5). Im Koran erhält Abraham im Traum diesen Auftrag Gottes, was sich so in der Bibel nicht findet. In dieser Sure heißt es (über Abraham): „Dann gaben Wir ihm die frohe Botschaft von einem sanftmütigen Sohn. Als er alt genug war, um mit ihm zu arbeiten, sprach er: „O mein Sohn, ich sehe im Traum, dass ich dich schlachte. Nun schau, was meinst du dazu?“ Er sprach: „O mein Vater, tu, wie dir befohlen wird; du sollst mich„ so Allah will, standhaft finden. Als sie sich beide (Allahs Willen) ergeben hatten und er ihn mit der Stirn auf den Boden hingelegt

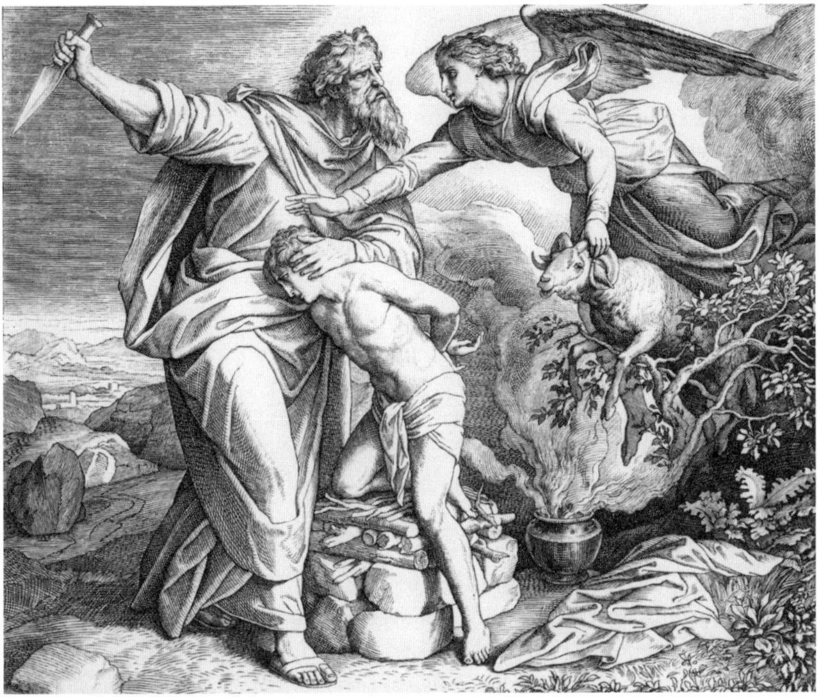

Abbildung 6: Julius Schnorr von Carolsfeld: Abraham opfert Isaak

hatte, da riefen Wir ihm zu: „O Abraham, du hast bereits das Traumgesicht[7] erfüllt." So belohnen Wir die, die Gutes tun." (Rassoul, 1988).

Im Islam kommt den Träumen traditionell eine große Bedeutung zu. Dabei können diese von Gott oder dem Teufel stammen, aber auch vom Träumenden selbst verursacht sein. Im Gegensatz zum Christentum findet sich im Islam eine explizite Auseinandersetzung mit verschiedenen Traum- und Albtraumarten und eine hohe Achtung der Traumdeutung. Dies wird auch dadurch unterstützt, dass berichtet ist, dass der Prophet Mohammed auch viel träumte und seine Träume deutete und damit über die Träume mit Gott in Kontakt stand.

Neben dem Koran gelten die Hadithe (arab. Mitteilung, Erzählung, Bericht) als zweite wichtige schriftliche Quelle im Islam. Sie sind Sammlungen von Weissagungen oder Geschichten aus dem Leben Mohammeds. Es existieren verschiedene Sammlungen der Hadithe. Als zwei bedeutende Quellen gelten die Samm-

[7] Unter einem „Traumgesicht" versteht man den eigentlichen Inhalt eines Traumes.

lungen von Muslim al-Hajjaj (817–875) und von Abu Abdullah Muhammad Ismail al-Bukhari (810–870). Beide Sammlungen der Hadithe haben jeweils ein ganzes Kapitel der Traumdeutung gewidmet. Die Träume Mohammeds enthielten oft Weissagungen oder Offenbarungen, weshalb sie als wahre Träume bezeichnet werden. Wahre Träume gelten als ein Teil des Prophetentums. Mohammed unterschied zwischen guten und schlechten Träumen. Darüber hinaus findet sich noch die Unterscheidung in drei Klassen von Träumen: gute Träume, die von Gott kommen, angsteinflößende Träume, die vom Teufel stammen und Träume, die aus den persönlichen Ängsten des Träumers heraus entstehen (Yamani, 2009). Um sich vor schlechten Träumen zu schützen, schlägt der Prophet verschiedene Maßnahmen vor, die heute an abergläubische Rituale erinnern, beispielsweise drei Mal zur linken Seite spucken (ein Ritual, das sich auch im Judentum findet und der Quell unseres „Toi, Toi, Toi“-Wunsches ist) oder auf der anderen Körperseite weiterzuschlafen. Am effektivsten gegen schlechte Träume aber sei das Gebet. Als konkrete Vorgabe sollen nach dem Erwachen aus einem schlechten Traum die Suren 112, 113, 114 und der 155. Vers der zweiten Sure gebetet werden. Außerdem sollen schlechte Träume nicht weitererzählt werden, denn durch das Aussprechen bekomme ein Traum mehr Wahrheit.

Der muslimische Gelehrte Al-Daynuri differenzierte die schlechten Träume weiter aus und teilte sie in sieben Kategorien ein: 1. Träume aus der Kindheit, 2. Verwirrte Träume, die durch die Seele inspiriert werden, 3. Träume, in denen es zu Körperausscheidungen kommt, 4. Angsteinflößende Träume durch den Satan, 5. Träume, die durch Alltagsbelastungen zustande kommen und eine warnende Funktion haben, 6. Träume von menschlichen Magiern und 7. Träume von Dschinn-Magiern[8] (Amanullah, 2009). Schlechte oder beängstigende Träume, die wir heute als Albträume bezeichnen würden, können demzufolge durch die eigene Seele, den Satan, Alltagsbelastungen oder den Dschinn stammen. Eine Sichtweise, die in einigen Punkten (durch die eigene Seele oder Alltagsbelastungen verursacht) der modernen wissenschaftlichen Auffassung sehr nahekommt und dem zeitgleichen abendländischen Verständnis der Albträume weit überlegen und viel differenzierter ist. Da die Dschinn versuchen, die Menschen zu testen, und wenn sie merken, dass sie einem Gläubigen gegenüberstehen, zu

[8] Unter „Dschinn“ werden im arabischen Kulturkreis Geister verstanden – ähnlich den Geistern und Kobolden Europas –, die aus vorislamischer Zeit stammen und in den Islam integriert wurden. Ihnen ist sogar die Sure 72 gewidmet. Die Dschinn befinden sich zwischen den Menschen und den Engeln und können mit Menschen über Visionen und Träume kommunizieren. Menschen können auch von Dschinn besessen sein, ähnlich der Besessenheit durch Dämonen.

dessen Verbündetem werden, kann es sein, dass Albträume, die von den Dschinn zunächst geschickt werden, um den Menschen zu testen, sich dann in einen Quell der Weisheit und des Friedens verwandeln (Nasser, 2009).

Auch heute ist der Glaube an die Dschinn im Islam noch weit verbreitet und sie werden häufig als die Ursache von Albträumen angesehen. So wurden in der indonesischen Provinz Aceh nach dem verheerenden Tsunami vom Dezember 2004 viele Patienten mit einer Posttraumatischen Belastungsstörung und Albträumen beschrieben, die als Ursache ihrer Albträume Dschinns angaben.

3.4 Die wissenschaftliche Betrachtung der Albträume im 19. Jahrhundert

Im 19. Jahrhundert setzte sich zunehmend die Auffassung durch, dass Albträume kein Ausdruck von Besessenheit durch Geister oder Dämonen seien, sondern die Folge unangenehmer körperlicher Reize, die auf den Schläfer einwirken. So könnte etwa ein zu üppiges und schweres Abendessen Albträume auslösen. Der Würzburger Arzt Johann Börner hat als Erster darauf hingewiesen, dass die nächtliche Atemnot, etwa aufgrund eines auf dem Mund liegenden Kissens zu Erstickungsgefühlen und dann in der Folge zu Albträumen führen würde. Diese Sichtweise, dass bestimmte physikalische Reize, beispielsweise die Berührung eines Fells (das als Bettdecke dient) zu den entsprechenden Traumvisionen eines zotteligen Monsters führe, wurde durch Woldemar Cubasch weiter ausgeführt und experimentell überprüft. Cubasch schreibt in seinem Werk „Der Alp" (1877): „Zu einer beliebigen Stunde der Nacht, stets bei festem und tiefem Schlafe, fühlt der Träumende plötzlich, oder nach und nach, dass die Respiration behindert ist; irgend ein Wesen, meistens ein zottiges Thier, oder eine hässliche menschliche Gestalt, stemmt sich dem Schläfer auf die Brust, oder schnürt ihm die Kehle zu, und sucht ihn zu erwürgen; die Angst wird mit der Atemnoth immer größer, jede Gegenwehr ist unmöglich, denn wie durch Zauberkraft sind alle Glieder gelähmt; der Unglückliche sucht zu fliehen – umsonst, er ist wie angewurzelt an die Stelle; die Gefahr, die Angst wird immer größer, da endlich überwindet eine letzte furchtbare Kraftanstrengung das feindliche Wesen, eine heftige Bewegung erweckt den Träumenden den aus seinem Schlafe und – Alles ist vorüber, nur der kalte Schweiß auf dem ganzen Körper, ein laut hörbares Herzklopfen erinnert den Erwachten an den verzweifelten Kampf auf Leben und Tod, an die gräßliche Todesangst, die er soeben zu überstehen hatte" (S. 7–8).

Damit wird der Albtraum ganz in einen rationalen, der Zeit entsprechenden naturwissenschaftlichen Erklärungszusammenhang gerückt. „Der Alp ist keine

Krankheit; die erschreckenden Träume sind das Produkt einer Atemnoth, welche ihrerseits wieder verursacht wird durch einen direkten Verschluss der Mund- und Nasenöffnung, indem der Schlafende entweder auf dem Gesichte liegt, oder indem die Bettdecke oder dergleichen die Respirationsöffnungen verlegen" (Cubasch, 1877; S. 17–18). „Die Seelentätigkeit dauert im Schlafe fort und die Äußerung dieser Fortdauer ist eben der Traum … und so kommen Eindrücke, welche unsere Sinne treffen, auch zu unserm Bewusstsein, wenn auch in undeutlicher und verworrener Art und Weise, und wenn es äußere Reize sind, welche eine Vorstellung in der Seele (also im Traum) veranlassen, so nennt man einen solchen seiner Entstehungsursache nach einen Nervenreiztraum. Der Sinneseindruck wird in der Seele logisch verarbeitet und erweckt eine Vorstellung entweder nach der Beziehung zwischen Mittel und Zweck, oder nach dem Zusammenhang von Ursache und Wirkung; d. h. die Seele schließt aus der Empfindung auf deren Ursache, welche sich entweder aus der Natur des Reizes selbst oder aus früheren Erfahrungen reproduziert. Im Allgemeinen aber erzeugt der zum Bewusstsein gelangte Sinneseindruck im Traume eine übertriebene Vorstellung … Der Charakter des Alp hängt demnach auch zusammen mit der Natur des Gegenstandes, welcher das Gesicht des Träumenden bedeckt; ist es eine raue wollene Decke, so ist der Dämon ein zottiges, haariges Thier, vielleicht auch der Teufel selber; empfinden die Gesichtsnerven einen weichen, glatten Gegenstand, so hat es der Träumer mit einem menschlichen Wesen zu tun" (Cubasch, 1877; S. 21–22).

Diese Auffassung vom Albtraum als Nervenreiztraum kann nicht gänzlich ausgeschlossen werden und ist in wenigen seltenen Fällen sicherlich auch zutreffend. Jedoch ist die Annahme, dass alle Ängste im Traum und alle Albträume nur reine Nervenreizträume seien heute längst überholt. Zudem ist diese Ansicht auch nicht besonders neu, auch wenn die Medizin des 19. Jahrhunderts dies als eine neue und bahnbrechende Erkenntnis ansah. Bereits Artemidor von Daldis hat solche Nervenreizträume beschrieben, ihnen aber eine untergeordnete Bedeutung zugeschrieben und für die Traumdeutung als irrelevant eingestuft. Auch Freud hat in seiner Traumdeutung die Nervenreizträume als eine mögliche Quelle für Träume genannt, sie aber auch, da sie eben gerade nicht das Moment der Traumarbeit aufweisen, als psychologisch uninteressant und für die Traumdeutung nebensächlich eingestuft. Und obwohl Nervenreizträume mit Bestimmtheit auftreten (wer kennt nicht das in einen Traum eingearbeitete Läuten des Weckers?), können diese physikalischen Reizquellen nur einen Bruchteil der Albträume erklären und das sind letztlich auch gerade die nicht besonders beängstigenden Albträume, da nach dem Erwachen ja meist die Ursache für den Angsttraum deutlich wird.

3.5 Albträume als Ausdruck des Seelenlebens

Ganz im Gegensatz zu den geschilderten Auffassungen, dass Albträume von Göttern eingegeben oder von Dämonen stammen und auch im Gegensatz zu der wissenschaftlichen Auffassung, dass es äußere Sinnesreize seien, die die Albträume verursachten, steht die Meinung, dass Albträume der Seele des Träumers entstammen würden. Diese Auffassung ist uns zuerst von Aristoteles bekannt, der in seinen Schriften „Über die Träume" und „Über die Weissagungen im Schlaf" den Standpunkt vertritt, dass die Träume eine spezifische Erfahrung im Schlaf seien, die zum sensitiven Seelenteil gehören, aber nicht eine Folge von Sinneswahrnehmung sei, sondern von Vorstellungen (Näf, 2004). Somit vertritt er explizit die Meinung, dass Träume nicht gottgesandt seien. Aristoteles begründet seine Traumtheorie mit einer Reihe von empirischen Beobachtungen und psychophysiologischen Befunden. Er schließt jedoch nicht aus, dass es auch mitunter hilfreich sein kann, Träume zu deuten (was vermutlich seiner Zeit geschuldet war, in der die Traumdeutung eine wichtige Rolle spielte), und betont auch die medizinische Diagnose und Prognose aufgrund von Träumen, was in Übereinstimmung mit seiner Auffassung ist, dass Träume seelische Vorgänge wiedergeben. Auch weist er auf den Zusammenhang zwischen Träumen und Ereignissen der Wirklichkeit hin. Das steht zwar nicht völlig diametral der Auffassung seiner Zeit entgegen, dass Träume gottgesandt seien, da auch da das Leben der Menschen Anlass für die Götter sein kann, über Träume in dieses einzugreifen. Es ist aber insofern revolutionär, da Aristoteles annimmt, dass Erfahrungen des Lebens direkt, also ohne Eingreifen der Götter, sich im Traum niederschlagen. Daher gelangt er auch zu der Auffassung, dass die Träume der tugendhaften Menschen besser seien als die der anderen Menschen. „Bei Aristoteles wird … der Weg geöffnet zu einer Betrachtung der Träume, welche diese in Zusammenhang mit charakterlichen und intelligenzmäßigen Besonderheiten der Menschen stellen" (Näf, 2004; S. 61). Somit sind Albträume auch Folgen der charakterlichen oder moralischen Schwäche der Betroffenen oder Ausdruck von tatsächlichen Belastungen oder angstbesetzten Ereignissen.

Schließlich nahm Aristoteles auch an, dass „durch den Schlaf der Geist klüger werde"; eine Einsicht, die auch durch die moderne Schlaf- und Traumforschung (siehe Kapitel 5) bestätigt wird. Jedoch wissen wir nicht, in welchem Zusammenhang oder durch welche Mechanismen Aristoteles dieses Klügerwerden des Geistes durch den Schlaf meinte. Aufgrund seiner Traumlehre können wir aber annehmen, dass dies in Träumen dadurch geschieht, dass durch den Schlaf aktuelle Sinneseindrücke fehlen und die vorhandenen, bzw. während des Wachens aufgenommenen Sinneseindrücke in Form von Vorstellungen im Zentralsinn des Herzens verarbeitet und bewusst werden. Das entspricht ziemlich genau der gegenwärtigen Erklärung für die Gedächtniskonsolidierung und Einsichtsbildung im Schlaf, sofern der „Zentralsinn" vom Herzen in das Gehirn verlegt wird (z. B. Diekelmann & Born, 2010; Wagner et al., 2004).

Die Sichtweise, dass die Träume ein Ausdruck des Seelenlebens sind, war auch eine der Grundlagen für die Nutzung des Heilschlafs in den Asklepieien der Antike. Zwar wurden die Träume des Heilschlafs dazu genutzt, dass durch sie die Götter mit dem Erkrankten in Kontakt treten konnten und damit zur Heilung beitragen oder über die Deutung der Träume eine Heilung gefunden werden konnte (siehe Kapitel 3.1). Jedoch bestand auch die Annahme, dass in den Träumen sich die akuten Belastungen und Probleme des Schläfers widerspiegeln, sodass die Deutung der Träume auch dazu genutzt wurde, diese Belastungen zu reduzieren oder Lösungen für aktuelle Probleme zu finden. Somit finden wir hier auch – und interessanterweise parallel zu der Annahme, dass die Träume durch die Götter eingegeben sind – die Auffassung, dass die Träume auch ein Produkt der Seele, der Psyche des Träumers sind.

Wir können also festhalten, dass unsere gegenwärtige Sicht, dass Träume und Albträume ein Ausdruck des Seelenlebens sind und nicht von äußeren Mächten eingegeben werden, bereits von Aristoteles beschrieben wurde, auch wenn diese Auffassung Jahrtausende lang hinter den viel schillernderen Annahmen, dass Träume von den Göttern oder von Dämonen stammen, weit zurückstand. Die Annahme, dass Träume und Albträume ihre Ursache im Innerpsychischen des Träumers haben, wurde erst mit Beginn der modernen Psychologie wieder populär.

4. Albträume in der Kunst

Darstellungen von Albträumen finden sich in der Kunst nur sporadisch und vornehmlich erst in den letzten hundert Jahren. Das ist nicht überraschend, haben wir ja im vorigen Kapitel gesehen, dass über einen langen Zeitraum der Menschheitsgeschichte Träume, die wir heute als Albträume bezeichnen würden, nicht als solche, sondern als eine Eingabe der Götter oder Heimsuchung von Dämonen betrachtet wurden. Daher finden wir aus älterer Zeit auch Albtraumhaftes vorwiegend als Darstellung von Spukgeschichten, Monstern und Teufeln oder in der Darstellung der göttlichen Herkunft der (Alb-)träume. Interessanterweise fand die künstlerische Auseinandersetzung mit den Motiven der Albträume nicht zeitgleich in den einzelnen Kunstformen statt. So finden sich in der Skulptur, als einer der ältesten künstlerischen Darstellungsformen, hauptsächlich in der Antike Darstellungen zu der göttlichen Herkunft der Träume. In der Malerei finden wir in der nördlichen Renaissance Zeugnisse für die dämonenhafte Verursachung der Albträume und erst im 20. Jahrhundert im Surrealismus eine Darstellung des Primats des visionären Traum- und Seelenlebens (als Zeichen des Unbewussten) vor der modernen technischen Realität. In der Literatur hingegen ist es vor allem die Romantik, die mit Fantasie- und Nachtstücken und Schauergeschichten auf den dämonischen Charakter des Albtraums verweist und dann wieder im Surrealismus. Erst in jüngerer Zeit finden wir eine Konvergenz unterschiedlicher künstlerischer Formen unter Hinzunahme des Mediums Film bei der Darstellung der Albträume. So geht eine zunehmende Beschäftigung mit Albträumen und dessen inflationären Gebrauchs und Trivialisierung („alles ist ein Albtraum“) einher mit einer zeitgleichen Präsentation dieses ubiquitären Motivs in unterschiedlichen künstlerischen Medien (z. B. Film, Literatur).

4.1 Albträume in der Malerei

Träume und vor allem Albträume sind ein eher seltenes Motiv in der Malerei. Das liegt sicherlich daran, dass über Jahrhunderte hinweg subjektiv Erlebtes kein Gegenstand der Malerei war und wohl auch in der Natur der Träume selbst, die schwer darstellbar sind. Träume und Albträume finden sich allerdings als Darstellung religiöser Motive, wo diese in der Bibel berichtet werden, wie etwa der Traum Jakob oder Joseph als Traumdeuter des Pharao.

Dennoch gibt es Kunstepochen und einzelne Maler, die Träume und Albträume als Gegenstand ihrer Bilder wählten. Zahlreiche und üppige Hinweise

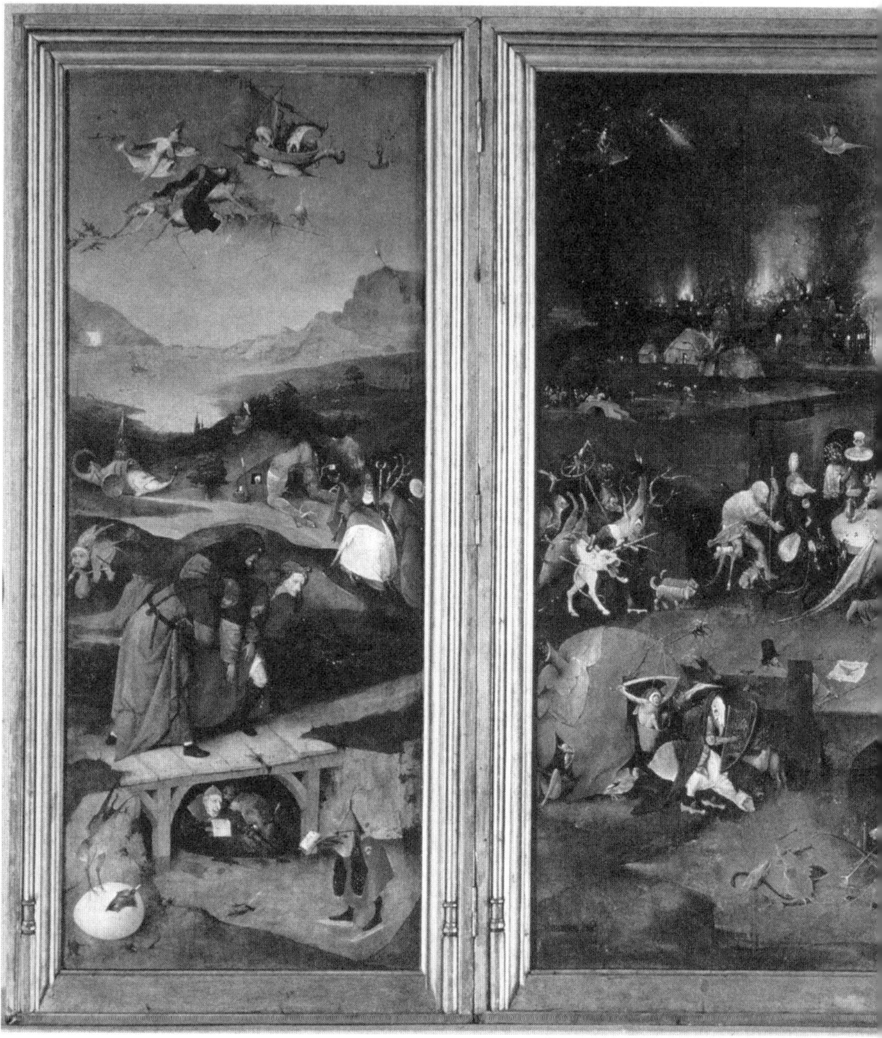

auf den Dämonencharakter der Albträume finden sich bei Hieronymus Bosch, aber auch bei anderen mitteleuropäischen Malern der Renaissance, wie etwa bei Pieter Brueghel, d. Ä, Jan Brueghel d. Ä, oder Hans Baldung Grien. Träume, traumhafte und albtraumhafte Visionen wurden aber erst zu einem Sujet der Malerei im eigentlichen Sinn im frühen 20. Jahrhundert in der Kunst des Surrealismus, als auch in anderen kulturellen Bereichen das Traumerleben des Menschen in den Mittelpunkt (z. B. Psychoanalyse) rückte.

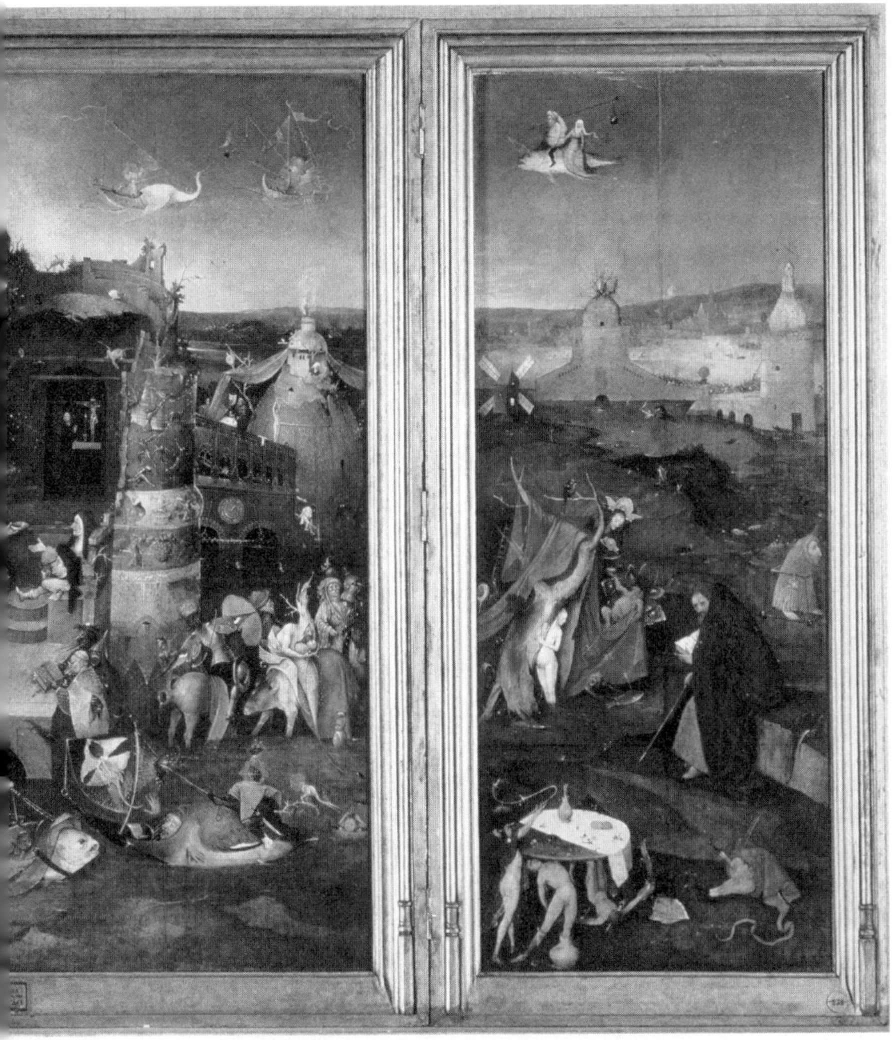

Abbildung 7: Hieronymus Bosch: Die Versuchung des heiligen Antonius

Aus der deutschen und niederländischen Malerei der Renaissance kennen wir Darstellungen von Monstern, Gnomen und anderen unheimlichen Wesen in relativ großer Zahl. Die Darstellung von Monstern und Fabelwesen war im Mittelalter nichts Ungewöhnliches und stand vermutlich im Zusammenhang mit der Darstellung von tatsächlichen oder fantasierten Tieren in einem sogenannten Bestiarium. Die Darstellung der Fabelwesen, Gnome, Monster oder Dämo-

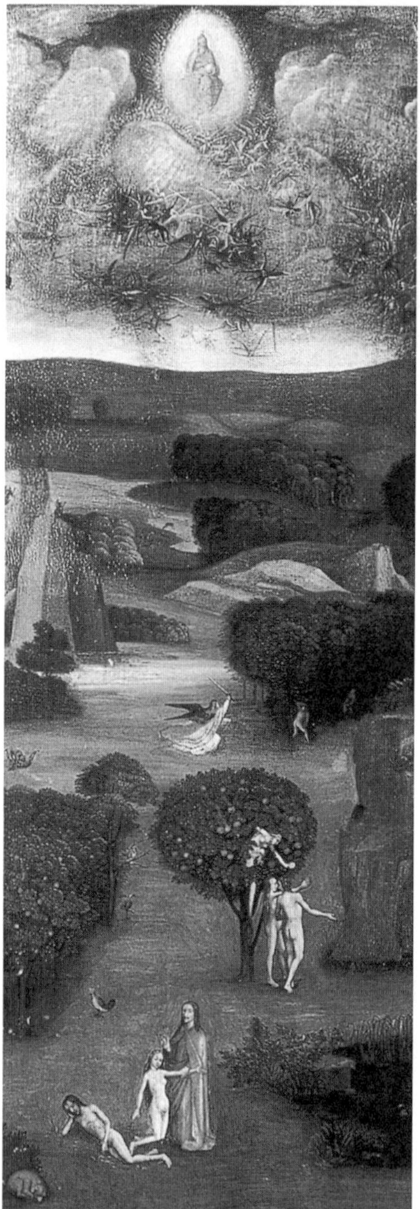

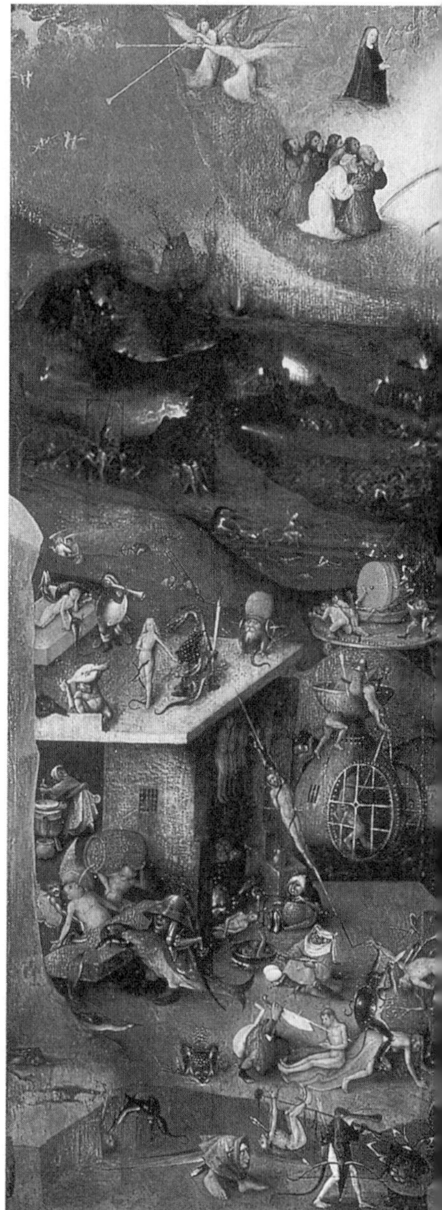

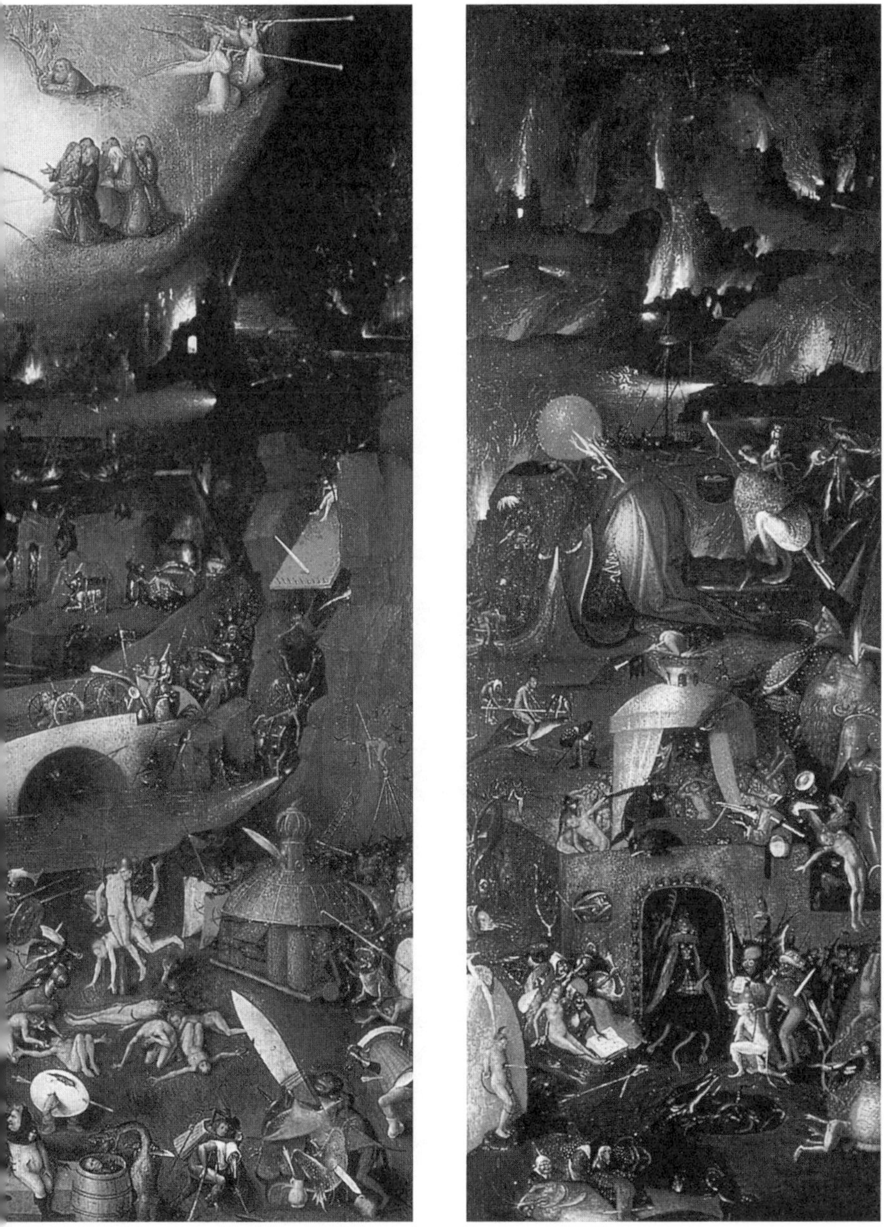

Abbildung 8: Hieronymus Bosch: Weltgerichtstriptychon

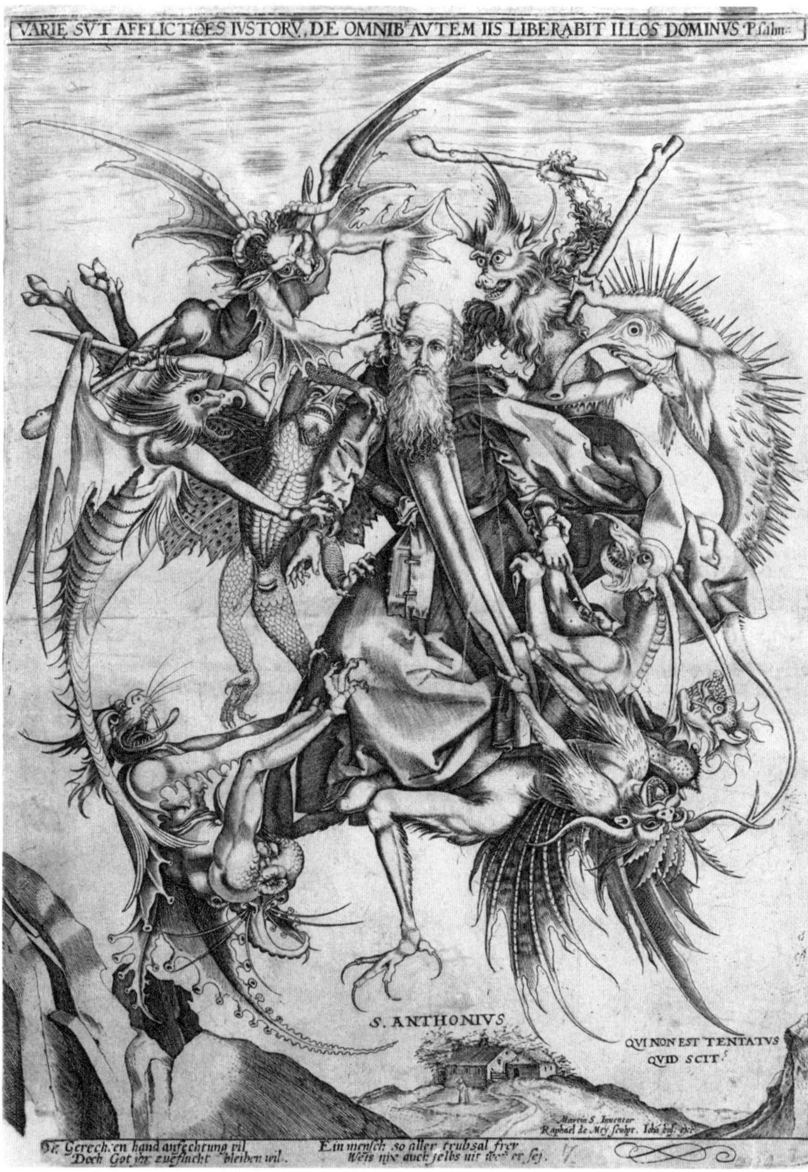

Abbildung 9: Martin Schongauer: Antonius von Dämonen geplagt

nen bei dem niederländischen Maler Hieronymus Bosch geht aber über reine Tier- und Fabelwesen hinaus und umfasst auch Gnome und Dämonen, die für die Entstehung von Albträumen verantwortlich gemacht wurden. Wir können davon ausgehen, dass seine Bilder auch dämonische Träume darstellen. Diese Annahme wird weiterhin gestützt durch die Tatsache, dass einige wichtige Gemälde Boschs auf das dämonische Traumthema verweisen. So etwa das Triptychon „Die Versuchung des heiligen Antonius", in dem die Versuchungen und Peinigungen des Heiligen durch den Teufel dargestellt sind, der mit Hilfe von Dämonen, die er auf den Heiligen loslässt, diesen peinigt (Abb. 7). Es ist anzunehmen, dass diese Dämonen den heiligen Antonius des Nachts heimsuchen, um ihn im Schlaf zu peinigen.[9] Auch in anderen Gemälden von Bosch, wie etwa dem Weltgerichtstriptychon (Abb. 8), dem Triptychon „Garten der Lüste" und dem Triptychon „Der Heuwagen", finden sich Gnome oder Dämonen, neben fabelartigen Tieren, die den dargestellten biblischen Szenen, die jeweils im rechten Flügel apokalyptisch den Höllensturz darstellen, einen albtraumhaften Charakter geben.

Die Versuchung des heiligen Antonius findet sich als Motiv auch bei anderen Künstlern des ausgehenden Mittelalters bzw. der frühen Renaissance. So bei Matthias Grünewald im berühmten Isenheimer Altar zu Colmar oder bei Martin Schongauer. Im Gegensatz zu den eher auch menschlichen Dämonen und Monstern bei Hieronymus Bosch sind die Plagegeister des heiligen Antonius bei Grünewald und Schongauer eher tierische Ungeheuer. Während bei Grünewald der Heilige ebenfalls liegend dargestellt ist, sodass die Deutung, dass die Dämonen ihn im Traum heimsuchen, gerechtfertigt ist, ist dies in dem Kupferstich von Martin Schongauer (Abb. 9) nicht so eindeutig. Hier ist der Heilige schwebend in einem Raum, allerdings mit geschlossenen Augen, dargestellt, während die grässlichsten Dämonen und Fabelwesen ihn attackieren.

Der Höllensturz ist ein Motiv, das auch bei anderen niederländischen Malern dieser Zeit häufig vorkommt, z. B. bei Pieter Brueghel d. Ä. oder ganz besonders bei dessen Sohn Jan Brueghel d. Ä., der aufgrund der zahlreichen Höllenbilder den Beinamen „Höllenbrueghel" erhielt. Kennzeichen dieser Gemälde ist, dass das apokalyptische Motiv des Jüngsten Gerichts und des Höllensturzes mit Dämonen und Geistern ausgeschmückt wird, wie sie im Traum auch des Nachts erscheinen können. Im Gegensatz zu den italienischen Gemälden mit

---

[9] Es ist sicher kein Zufall, dass das Motiv der Versuchung des heiligen Antonius gerade in der surrealistischen Malerei wieder aufgegriffen wurde (etwa bei Salvador Dalí oder Max Ernst).

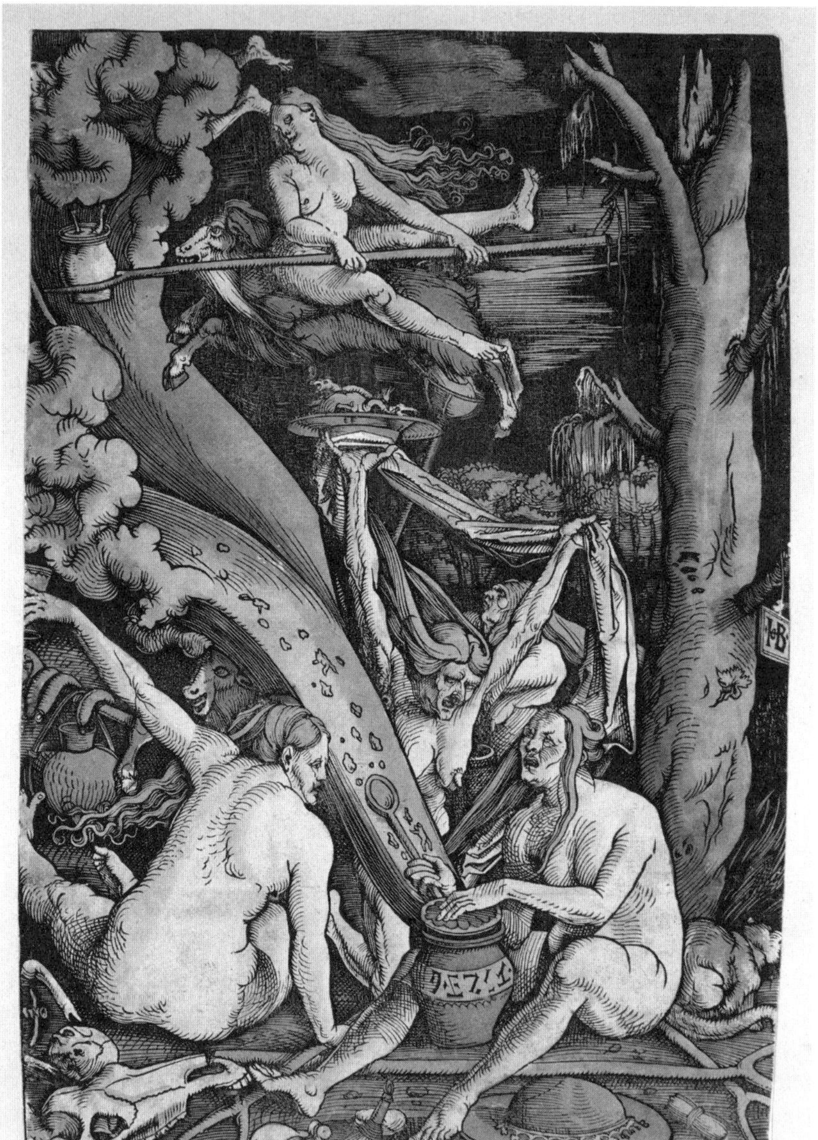

Abbildung 10: Hans Baldung Grien: Hexensabbat

demselben Motiv, wo solche Geister und Dämonen ganz fehlen, etwa bei Michelangelos „Jüngstem Gericht“ in der Sixtinischen Kapelle des Vatikans.

Weitere „dämonische“ Motive finden sich in Gemälden des schwäbischen Malers Hans Baldung (auch Hans Baldung Grien), etwa dem bekannten „Hexensabbat“ aus dem Jahr 1514 (Abb. 10). Bei dem Motiv des Hexensabbats handelt es sich um das fantastische und im Mittelalter beliebte Thema des nächtlichen und heimlichen Treffens der Hexen mit dem Teufel an dem sogenannten Hexentanzplatz. Wie im vorigen Kapitel ausgeführt, konnte der Alp auch in Gestalt einer Hexe erscheinen und die Hexen, die den Schläfer des Nachts heimsuchten, hatten nicht nur das Furchterregende, dass sie Gesandte und Gefährtinnen des Teufels waren, sondern sie waren auch sexuell verführerisch und lockten den Schläfer mit ihren sexuellen Reizen ins Verderben (zum Teufel). In Baldungs „Hexensabbat“ ist dieses wollüstige Moment der Hexen deutlich erkennbar. Ebenso ist zu sehen, wie eine Hexe einen Ziegenbock reitet, also das Motiv des Nachtmahrs, des weiblichen Geistes, die den Schläfer reitet, mit ihm sexuell verkehrt, wobei hier der Teufel in Gestalt der Frau als Succubus erscheint. Noch prominenter ist die reitende Hexe in Baldungs „Hexensabbat“ von 1510 zu sehen.

Die genannten Dämonen- und Hexendarstellungen der Renaissance hatten, auch wenn sie die dämonenhaften Auslöser von Angstträumen zum Gegenstand hatten, noch nicht den Albtraum selbst als Motiv. Die erste uns bekannte Darstellung eines Albtraums stammt von Albrecht Dürer und ist das bekannte Bild des Traumgesichts, in dem er einen eigenen Albtraum vom Juni 1525, nämlich, dass gewaltige Wassermassen auf die Erde regnen würden, dargestellt hat (Abb. 11). Es war in der Nacht von Mittwoch, den 7. auf Donnerstag den 8. Juni des Jahres 1525, in der Woche nach Pfingsten, als Albrecht Dürer träumte: „Im Schlaf habe ich dieses Gesicht gesehen, wie viele, große Wasser vom Himmel fielen. Und das erste traf das Erdreich ungefähr vier Meilen von mir mit einer solchen Grausamkeit und einem übergroßen Rauschen und Zerspritzen und ertränkte das ganze Land. Darüber erschrak ich so schwer, dass ich daran erwachte, ehe dann die andern Wasser fielen. Und die Wasser, die dann fielen, die waren fast ebenso groß und fielen teils näher, teils weiter entfernt, und sie kamen von so hoch oben herab, dass sie scheinbar gleichmäßig fielen. Aber als das erste Wasser, das das Erdreich traf, schier herankam, da fiel es mit einer solchen Geschwindigkeit und einem solchen Wind und Brausen, dass ich derart erschrak, als ich erwachte, dass ich am ganzen Körper zitterte und lange nicht zu mir selbst kann. Aber als ich am Morgen aufstand, male ich hier oben, wie ich's gesehen habe. Gott wende alle Dinge zum Besten“ (zitiert nach Warnke, 1999; S. 120).

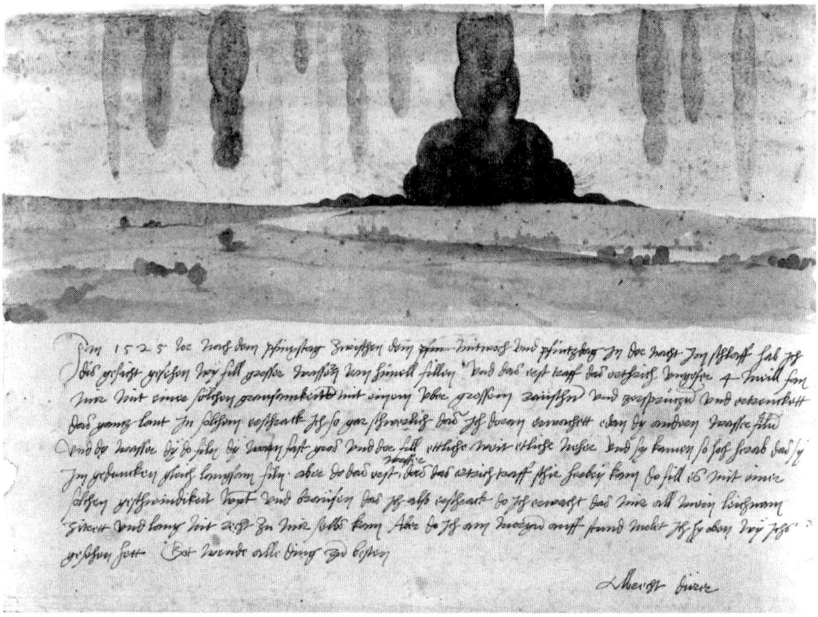

Abbildung 11: Albrecht Dürer: Traumgesicht

Weiter schreibt Warnke: „Das Aquarell zeigt den Aufprall der ersten von insgesamt vierzehn Wassersäulen; er führte zu einem ersten Erwachen, in das der Schreck offenbar so nachwirkte, dass Dürer auch noch die übrigen Wassersäulen zunächst „wie in Gedanken langsam" fallen, dann aber ihren Fall so beschleunigen sah, dass er ein weiteres Mal erschrak und ein zweites Mal erwachte. Von diesen wirren und doch nachvollziehbaren Brüchen kann die Zeichnung nichts mitteilen. Aus ihr kann man lediglich im Nachhinein mitfühlen, dass die Wassersäulen wie Bleigewichte die Brust des Träumenden beschwert haben müssen. Wenn man weiß, dass es sich um einen Traum handelt, dann erahnt man den Alp dieses ersten authentischen Künstlertraumes. Auch Dürer steht kein Mittel zur Verfügung, die Traumsphäre zu kennzeichnen." (Warnke, 1999; S. 120).

Die Darstellung von Albträumen ist generell ein sehr seltenes Motiv in der Malerei. Nach dem Bild Dürers von seinem Traumgesicht taucht die Darstellung des Albtraums in der Malerei erst wieder im 18. Jahrhundert auf. Wohl am bekanntesten ist das Gemälde „Der Nachtmahr" von Johann Heinrich Füssli (1741– 1825) aus dem Jahr 1781 (das es in mehreren Fassungen gibt), in denen er den Albtraum allegorisch darstellt mit einer Schläferin, der ein Alp auf der Brust sitzt und einem Pferd (doppeldeutig als Nachtmahr oder als Mähre der sexuellen Verführung), das durch eine Öffnung in die Kammer der Schlafenden schaut. In diesen Bildern sind somit mehrere Symbole des Albtraums vereinigt: der Alp, die Mähre (das Gerittenwerden durch die Mähre) und die Öffnung, das Loch, durch das Alp oder Mähre kommen (Abb. 12).

Ähnlich dämonisch-fantasievolle Bilder, wie wir sie von Füssli kennen, gibt es auch von dem englischen Maler William Blake (1757–1827), der mit Füssli

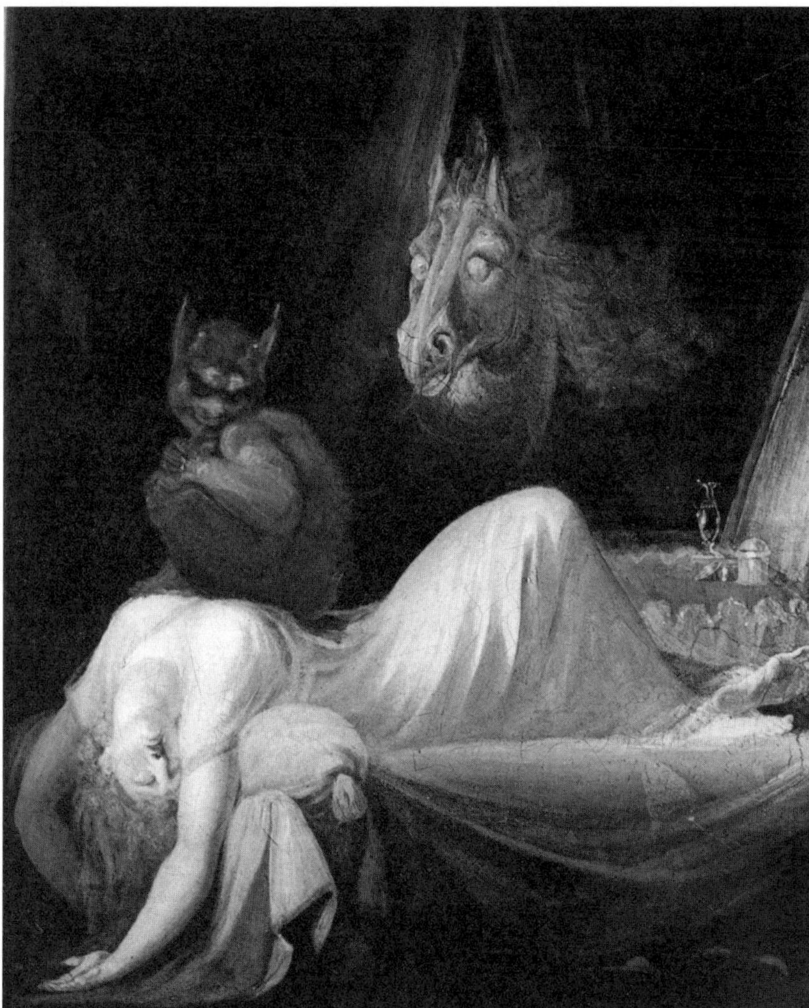

Abbildung 12: Johann Heinrich Füssli: Nachtmahr

übrigens eng befreundet war, wenngleich von ihm kein Bild eines Albtraums bekannt ist. In seinen Gemälden hat er, wie auch Füssli, seiner Zeit weit voraus, die Grenze zwischen Realität und Fantasie überwunden und das Dämonische, aber auch Traumhafte und Tiefe des menschlichen Seelenlebens auf anschauliche Weise inszeniert.

Im 18. Jahrhundert scheint somit in der Malerei eine Entwicklung abgeschlossen, die in der Renaissance begonnen hat und eine Veränderung des Traumverständnisses widerspiegelt, die in der Kunst (Malerei und Literatur) früher einsetzte als in der Wissenschaft. Gemeint ist der schwindende Einfluss der Dämonen als Erklärung zur Entstehung der Albträume und die sich allmählich durchsetzende Einsicht, dass die Spukgestalten der Nacht, die Mahre und Chimären, die den Schlaf rauben, ein Produkt der Fantasie des Schläfers sind. In der Malerei des 18 Jahrhunderts sind sie zwar noch da, aber sie kommen nicht mehr von außen, um den Schläfer zu belästigen, sondern sie sind Ausgeburten seines Geistes. Diese Entwicklung lässt sich sehr gut an der Veränderung der Chimären darstellen. Während bei Hieronymus Bosch die Fabelwesen und Spukgestalten, wie auch die Hexen bei Hans Baldung Grien, noch die dämonenhaften Wesen sind, die gemäß des Volksglaubens aus dem Nachthimmel oder der Finsternis des Waldes kommen, um den Schläfer zu malträtieren, ihn bedrohen und ihm den Schlaf und den Seelenfrieden rauben, werden die Chimären im 17. und 18. Jahrhundert zunehmend als eigene Ausgeburten der Fantasie des Schläfers dargestellt. Diese tauchen zwar auch in den Träumen auf, aber sie entspringen dem Kopf des Träumers, sie dringen nicht mehr in diesen ein. Sie symbolisieren den Traum, in welchem die Fantasie tätig ist, die solche Fabelwesen erschaffen kann. Auch wenn es dazu nicht allzu viele Beispiele gibt, so finden sich doch einige Gemälde für diese geänderte Sichtweise auf die Herkunft der nächtlichen Plagegeister, etwa eine „Allegorie der Nacht“ von Jan van den Hoecke und Peter Thys, in dem ein Reigen von Putti, Fledermäusen und Nachteulen Nox und Somnus (die römischen Gottheiten der Nacht) umringt. Dabei entsteigen aus dem Füllhorn des Somnus Dämpfe mit kleinen Lebewesen (Warnke, 1999). Hier ist anschaulich, wie die Fantasie personifiziert ist und aus dem Füllhorn des Somnus, also des Schlafes, die chimären Lebewesen entsteigen. „So hat in der bildenden Kunst jene Triade von Traum, Chimären und Fantasie dem Traum doch schon einen seelischen Raum eröffnet, der wenigstens im Vorhof des modernen, aus der individuellen Seele aufsteigenden Traumes angesiedelt war“(Warnke, 1999; S. 126). Genau aus diesem Grund sind auch die Darstellungen des Nachtmahrs von Füssli allegorisch zu sehen. Zwar hat er die Attribute des Albtraums dargestellt (den Alp, den Mahr), aber sie verweisen bereits auf eine vergangene Zeit, auf eine überkommene Sichtweise der Entstehung von

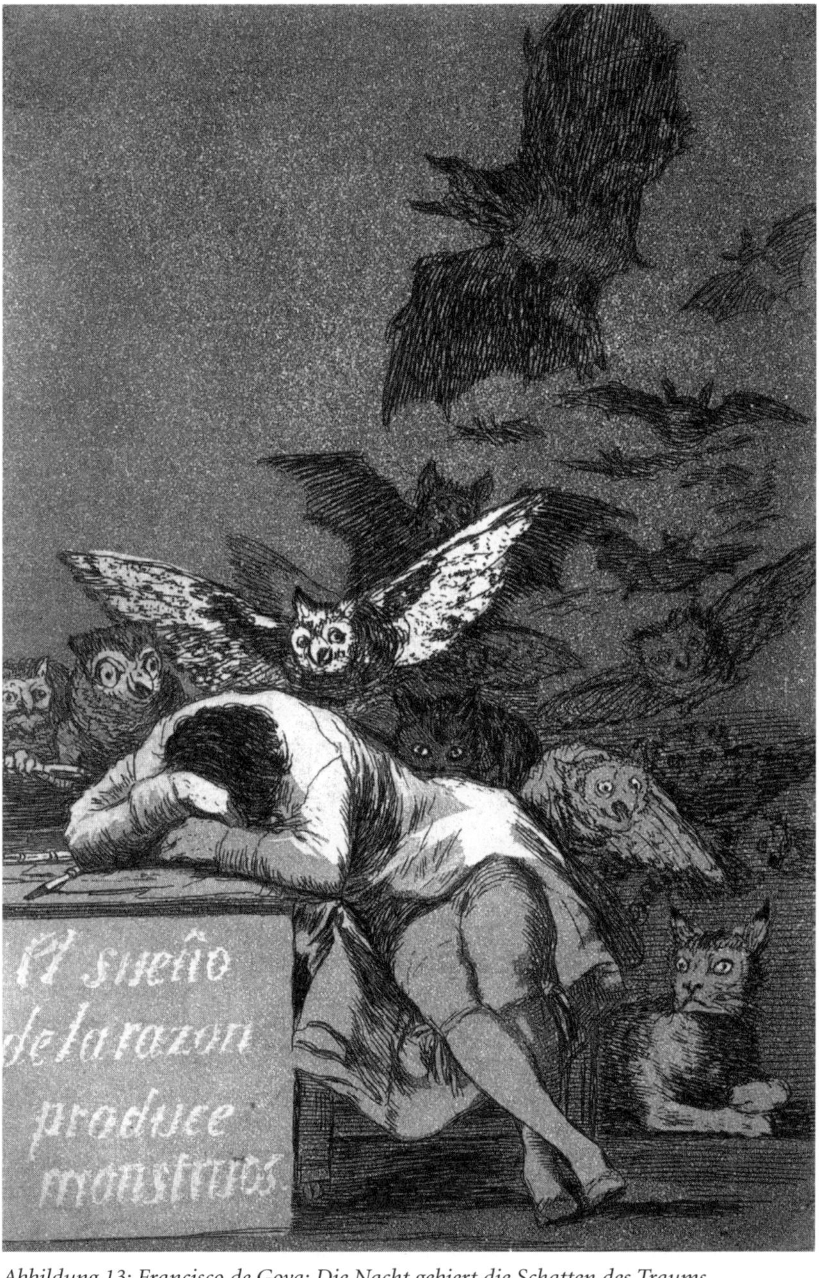

Abbildung 13: Francisco de Goya: Die Nacht gebiert die Schatten des Traums

Albträumen; ähnlich wie sich in der Sprache diese Begriffe (Alp bzw. Nachtmahr) bis heute gehalten haben, auch wenn sie nicht mehr als die Ursache der Albträume gelten.

Chimären und Ausgeburten des Geistes als Plagegeister des Traums finden sich auch in dieser Sichtweise auf dem bekannten Bild von Francisco de Goya „Die Nacht gebiert die Schatten des Traums“ (Abb. 13). Dieses Bild, das häufig als Ausdruck eines Angst- oder Albtraums betrachtet wird, zeigt in eindringlicher Art, wie Eulen und Fledermäuse, aus einem Dunkel kommend, den schlafenden Künstler umschwirren und heimsuchen. Das Bild, bzw. seine Bedeutung ist sehr umstritten, wozu auch die Inschrift auf dem Bild beiträgt, die lautet: „El sueño de la razón produce monstruos“, also der Schlaf der Vernunft erzeugt Monster. Diese Inschrift kann so verstanden werden, dass der Schlaf der Vernunft, also ihre Abwesenheit die Monstren erzeugt, ganz im Sinne der Aufklärung. Sie kann aber auch so verstanden werden, dass der Traum von der Vernunft Monstren gebiert, womit die Monstren also selbst ein Symbol der Vernunft wären. Von Goya selbst stammt wohl ein Kommentar, der diese ambivalente

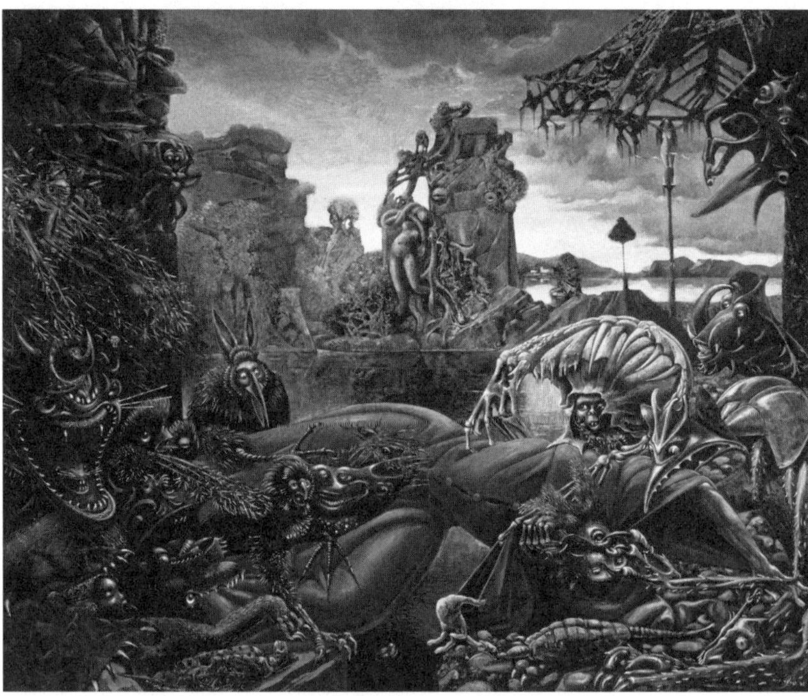

Abbildung 14: Max Ernst: Die Versuchung des heiligen Antonius

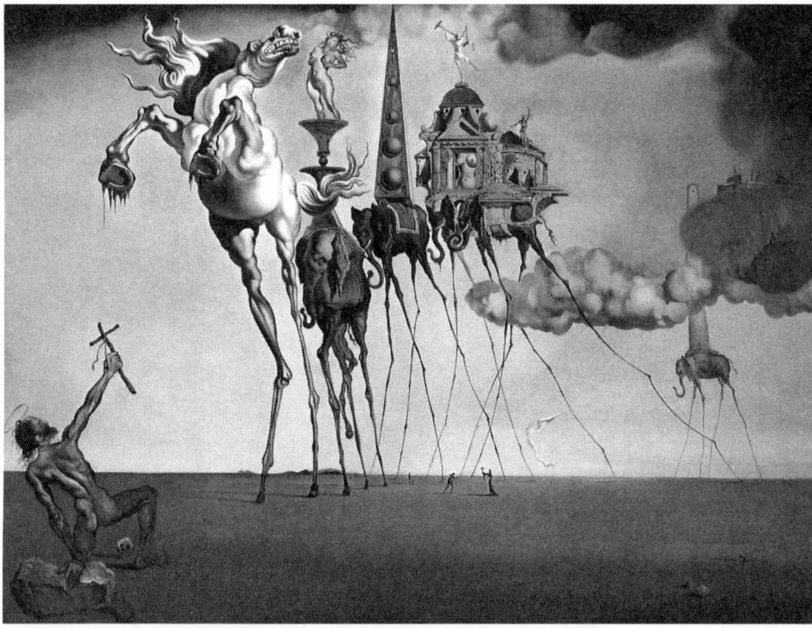

Abbildung 15: Salvador Dalí: Die Versuchung des heiligen Antonius

Deutung unterstützt: „Die von der Vernunft im Stich gelassene Fantasie bringt unglaubliche Ungeheuer hervor, jedoch mit ihr vereint ist sie die Mutter der Künste und der Ursprung aller Herrlichkeiten" (Warnke, 1999; S. 127). Auch wenn also die kunsthistorische Interpretation dieses Bildes umstritten ist, so ist es doch ein sehr gutes Beispiel für die Darstellung eines Albtraums in dem Spannungsverhältnis zwischen dämonologischer Albtraumentstehung und aufgeklärtem, also modernem Verständnis der Albträume als Produkt der eigenen Fantasietätigkeit.

Das Thema des Träumens und des Dämonischen taucht als Motiv prominent erst im Surrealismus wieder auf, hier aber als zentrales Leitmotiv, insofern der Surrealismus ja mit dem Anspruch aufgetreten ist, über das Reale hinauszugehen, also das Fantastische, das Unwirkliche, das Unbewusste, die Traum- und Schattenwelt darzustellen. Wie bereits erwähnt, findet sich das christliche Motiv der Versuchung des heiligen Antonius gleich zwei Mal in der surrealistischen Malerei, was auch ein Ausdruck dessen ist, welche Symbolkraft dieses Motiv der Verführung und Peinigung (im Traum) des Heiligen durch den Teufel für die surreale Malerei hat. Die Bilder von Salvador Dalí und Max Ernst wurden für den Bel-Ami-Wettbewerb 1946 gemalt (den übrigens das Gemälde von Max

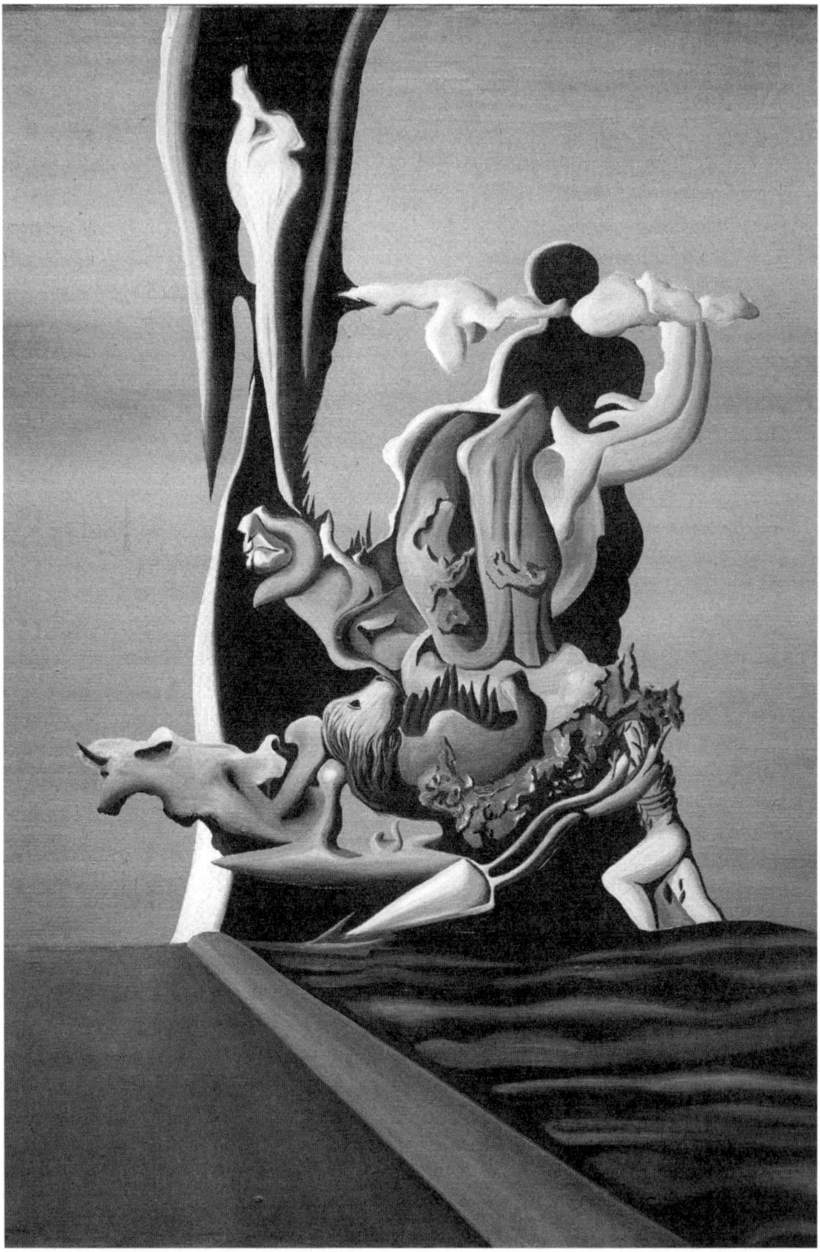

Abbildung 16: Oscar Domínguez: Ohne Titel

Ernst gewonnen hat). In dem Gemälde von Max Ernst (Abb. 14) sehen wir den heiligen Antonius, wie er von abscheulichen Monstern und Drachen bedroht, ja sogar direkt angegriffen wird, als diese Wesen sich über den liegenden (schlafenden?) Heiligen hermachen.

In dem Gemälde von Dalí (Abb. 15) sehen wir den Heiligen, wie er von Tieren auf langen Stelzenbeinen bedroht wird und er ihnen abwehrend das Kreuz entgegenhält. Auf dem Gemälde von Dalí ist als vorderstes, ihn bedrohendes Tier das Pferd zu sehen, das wir bereits als ein wichtiges Symbol des Albtraums kennengelernt haben, und das die Nachtmähre und das erotische Berittenwerden (in diesem Fall also in der Doppelfunktion der Peinigung und der sexuellen Versuchung) repräsentiert. Bei Dalí sind die ihn bedrohenden Wesen deutlich weniger monsterhaft dargestellt als bei Max Ernst, ihren bedrohlichen Charakter erhalten sie aber durch die unnatürliche Überhöhung aufgrund ihrer langen Beine und das damit angedeutete Hinweggehen über den Heiligen und damit seine Vernichtung.

Natürlich ist es nicht überraschend, dass Träume und Albträume ein häufig wiederkehrendes Motiv in der Malerei des Surrealismus sind, schöpft der Surrealismus doch aus dem Traum und will durch das Traumhafte über das Reale hinaus. So finden sich albtraumhafte Darstellungen nicht nur bei Max Ernst oder Salvador Dalí, sondern auch bei Oscar Domínguez, André Masson, Paul Nash, Wolgang Paalen, Roland Penrose, Kurt Seligmann oder Yves Tanguy (vgl. Abb. 16). Die Surrealisten wollten aber mit ihren albtraumhaften Darstellungen den Betrachter nicht ängstigen oder das Dämonische des Albtraums als solches darzustellen, wie das etwa in den Bildern des Mittelalters oder der Renaissance der Fall war, sondern die dünnen Grenzen aufzeigen, die zwischen Realität und Fantasie, zwischen Wirklichkeit und Traum bestehen. Damit setzt sich im Surrealismus um, was durch die Psychoanalyse vorgegeben wurde, nämlich dass es ein großes Schattenreich gibt jenseits der Realität und dass dieses Schattenreich, das Unbewusste, enger und vielfältiger als man bis dahin glaubte, mit der Realität verknüpft ist.

4.2 Albträume in der Literatur

Die Weltliteratur ist voll mit Berichten von Träumen, auch von solchen, die wir heute als Albträume bezeichnen. Wie schon in Kapitel 3 angeklungen, enthalten bereits die ältesten literarischen Aufzeichnungen der Menschheit, z. B. das Gilgamesch-Epos, das Alte Testament der Bibel oder die Werke Homers Berichte von Träumen und Albträumen. Auch ist die Literatur der griechischen Antike voll mit Beispielen angsterfüllter Träume und Träume werden dort, vor allem auch in den griechischen Tragödien, als ein wichtiges Stilmittel verwendet. Auf diese genannten Literaturen soll aber nicht näher eingegangen werden, da in ihnen die Träume doch vornehmlich unter dem Aspekt berichtet werden, dass darin der Gott oder die Götter mit den Menschen in Kontakt treten, um ihnen Anweisungen zu geben oder in ihr Leben einzugreifen und es weniger um die Darstellung des Albtraumhaften als literarisches Sujet geht.

Im Folgenden sollen Beispiele aus der Literatur genannt werden, in denen Albträume, albtraumhafte Szenen oder mit den Albträumen verbundene Motive geschildert werden. Eine der ältesten Darstellungen einer allegorischen albtraumhaften Szene der Literatur findet sich in William Shakespeares „Sommernachtstraum". In dieser bekannten Komödie, die im antiken Athen spielt, tritt eine ganze Schar von Elfen und Kobolden auf, angeführt von dem Elfenkönigspaar Oberon und Titania. Eine wichtige Rolle spielt auch Oberons koboldhafter Diener Puck. Die ganze Handlung spielt in einer lauen Sommernacht in einem Wäldchen außerhalb Athens und es vermengen sich mehrere Handlungsstränge und im Zauber dieser Nacht kommt es zu Verwandlungen und Verwechslungen.

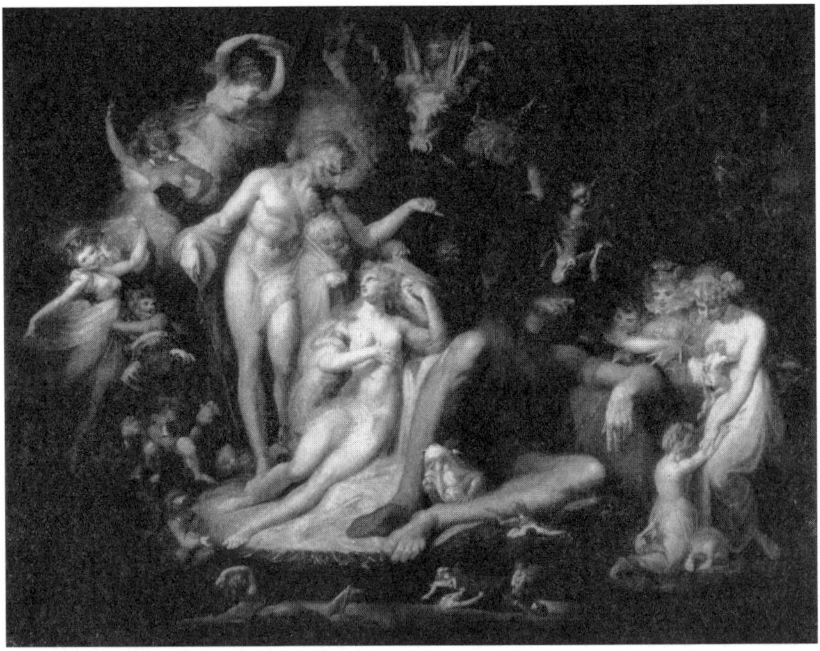

Abbildung 17: Johann Heinrich Füssli: Sommernachtstraum

Beispielsweise wird der Weber Zettel mit einem Eselskopf ausgestattet, woraufhin sich Titania aufgrund eines Zaubersaftes in den Esel verliebt. Die Elfen und Kobolde haben in dieser Komödie eine zentrale Rolle und spielen mit den Menschen ein Spiel, das am Ende natürlich gut ausgeht. Auch wenn das Stück selbst kein beängstigendes Motiv enthält und komödienhaft und lustig daherkommt, repräsentieren doch die Figuren der Elfen und Kobolde die Welt der Erdgeister, aus der die Dämonen stammen, die nach alter Auffassung die Albträume verursachen. Auch ist die Assoziation zwischen der Welt der Erdgeister und der nächtlichen Traumwelt offenkundig und wird ja auch durch den Titel des Stücks nahegelegt. Shakespeare dürfte auch aus der keltisch beeinflussten Folklore seiner Heimat gut über Elfen, Feen und Kobolde Bescheid gewusst haben. Auch wenn der „Sommernachtstraum" meistens romantisch-poetisch inszeniert und interpretiert wird, gibt es auch eine „dämonische" Auslegung, etwa von Max Reinhardt oder Carl Orff. Diese dämonische Auslegung deutet das Elfenreich als ein Pandämonium elementarer Naturgewalten und rückt das Drama damit eindeutig in die Nähe zum Albtraumhaften.

In der deutschen Romantik gewannen der Traum und das Träumerische – und generell das Fantastische – wieder einen hohen Stellenwert. Und insbesondere auch die Schattenseite des Träumens, der Angst- oder Albtraum, das Magische und Fantastische der Nacht, wurde ein beliebtes Sujet in der Romantik. So wie ja generell die Nacht ein sehr beliebtes Motiv der Romantik war, man denke etwa an die „Hymnen der Nacht" von Novalis, als Inbegriff der „todesverliebten und mystischen Romantik" (Safranski, 2007; S. 120). Die Romantik war geprägt durch das Suchen nach einem Geheimnis, das Hinabsteigen in neue, unbekannte Regionen des Lebens, aber vor allem des Geistes. Und dieses Ergründen neuer unbekannter Regionen fand in der Nacht und im Traum einen passenden Gegenpart. Der wichtigste Vertreter der Romantik unter dem Aspekt des Schauerlichen und Fantastischen ist E. T. A. Hoffmann, der Autor der Fantasie- und Nachtstücke, der „Gespenster-Hoffmann", wie er seinerzeit auch genannt wurde. In den zahlreichen Erzählungen Hoffmanns tauchen immer wieder die Motive des Dämonischen, des Kontakts mit dem Teufel oder des Identitätsverlusts auf. Themen, die als Kunstgriff diese Assoziation zum Fantastischen und Dämonischen eines Albtraums, dem sich die Helden der Erzählungen meist nicht entziehen können, nutzen. In dem Roman „Die Elixiere des Teufels" übernimmt Hoffmann Handlungselemente aus den damals viel gelesenen Schauerromanen. Bizarr und albtraumartig ist die Geschichte des Mönchs Medardus, der unter Mordanklage im Kerker sitzt und dort seinem Doppelgänger begegnet, den er nie wieder loswird. Es geschehen eine ganze Reihe von grausigen Ereignissen und der Roman ist ein Füllhorn des Geheimen, Unheimlichen und Entsetzlichen. Auch in dem Märchen „Der goldene Topf" taucht als Inkarnation des Bösen das „Äpfelweib" auf, das der mythischen Verbindung einer Runkelrübe mit der Feder eines Drachen entstammt; eine Figur, die einer bösen Hexe nachgebildet ist und die mit ihrem Spiegel magische Macht ausüben kann.

Von besonderer Bedeutung sind auch die „Nachtstücke" von E. T. A. Hoffmann, eine Sammlung von Erzählungen, die sich um die Nachtseite der menschlichen Psyche drehen: das Grauenvolle, Unheimliche, traumatische Erlebnisse, Wahnideen und psychische Krankheiten. Zum Beispiel die bekannte (und von Freud psychoanalytisch gedeutete) Erzählung „Der Sandmann", in der der partielle Wahnsinn des Studenten Nathanael, der in einem traumatischen Kindheitserlebnis gründet und ihn schließlich in einen grausigen Tod treibt, beschrieben wird. Oder die Erzählung „Das Gelübde", in der eine polnische Comtesse während eines somnambulen (schlafwandlerischen) Zustands verführt wird und dann ihre weiße Totenmaske anlegt, um niemandem mehr ihr schönes Gesicht zu zeigen und kurz nach der Geburt ihres Kindes stirbt. Alles Motive, die Albträumen entsprungen sein könnten.

Hoffmanns Anliegen ist es, die Bedrohung des Menschen durch das Unheimliche und Unbegreifliche und die oft gleitenden Übergänge vom Wunderbaren zum Entsetzlichen, vom Genialen zum Krankhaften aufzuzeigen (Lutz & Jeßling, 2004). Es ist daher kein Wunder, dass Hoffmanns Erzählungen wichtige Vorbilder und Inspirationsquellen für Edgar Allen Poe unheimliche Erzählungen waren.

Nicht der Romantik zuzuordnen, aber doch stark durch die Romantik und ihre Rückbesinnung auf das deutsche Mittelalter beeinflusst, ist das Opernwerk Richard Wagners. In seinen Opern tauchen zwei Motive auf, die dem alten Volksglauben entstammen, dass Dämonen oder Verdammte über die Himmel ziehen, um die Seelen Verstorbener einzusammeln, die den Menschen den Alp bringen konnten. Es sind der Walkürenritt der Oper „Die Walküre" und der „Fliegende Holländer". In der Volksmythologie des Mittelalters gab es Dämonen, die als „verdammte Jäger" bezeichnet wurden, Menschen, die dazu verdammt sind, wegen einer Sünde, die sie begangen haben, ein Wild oder eine Seele zu jagen oder zu suchen, es aber in aller Ewigkeit nie erreichen werden. Der verdammte Jäger ist somit ein Symbol für das Schicksal eines Sünders nach seinem Tod und der ewigen Suche nach Erlösung (Lecouteux, 2001). Auch der Fliegende Holländer ist ein solcher Verdammter, derer es seit dem Mittelalter einige gibt, die durch die Lüfte oder über die Meere ziehen müssen, bis zum Jüngsten Tag, bis zur Erlösung. Seine Sünde war es, dass er Gott versucht und gelästert hat, weshalb er dazu verdammt ist, mit Schiff und Mannschaft ruhelos die Meere zu durchqueren. Wie bei all den verdammten Jägern ist es ihm nicht möglich, sein Los selbst zu beenden. Erst durch die Liebe einer opferwilligen Frau kann er erlöst werden. Die verdammten Jäger stellten nur eine der vielen Gruppen der Dämonen dar, die in der mittelalterlichen Mythologie umherzogen, ebenso wie dämonische Frauen (Hexen), wiederauferstandene Tote, Geisterarmeen oder dämonische Tiere, die des Nachts durch die Lüfte und über das Land zogen und den Menschen heimsuchen konnten (siehe Kapitel 3.2).

Zu diesen nächtlichen Dämonen gehörten auch die Walküren, in der nordischen Mythologie weibliche Geisterwesen aus dem Gefolge Odins (Abb. 18). Ihre eigentliche Aufgabe ist es, aus dem Schlachtfeld die Toten auszuwählen, um sie nach Walhall zu bringen. Ihr Erscheinen galt als todkündend, sie waren die Todesengel, die dem Menschen den Tod kündeten und ihn in das Reich seiner Ahnen geleiteten. Insofern sind die Walküren auch Teil der nächtlichen Dämonen und Heerscharen, die vornehmlich über den Himmel ritten und den Menschen Unheil bringen konnten und damit Teil der Albträume auslösenden Dämonen. Auch in der Oper „Walküre“ bedeuten sie Unheil.

Im Gefolge der Schauergeschichten, die in der Romantik sehr populär waren, erwachte auch das Interesse an Vampirgeschichten. Wie wir bereits gesehen

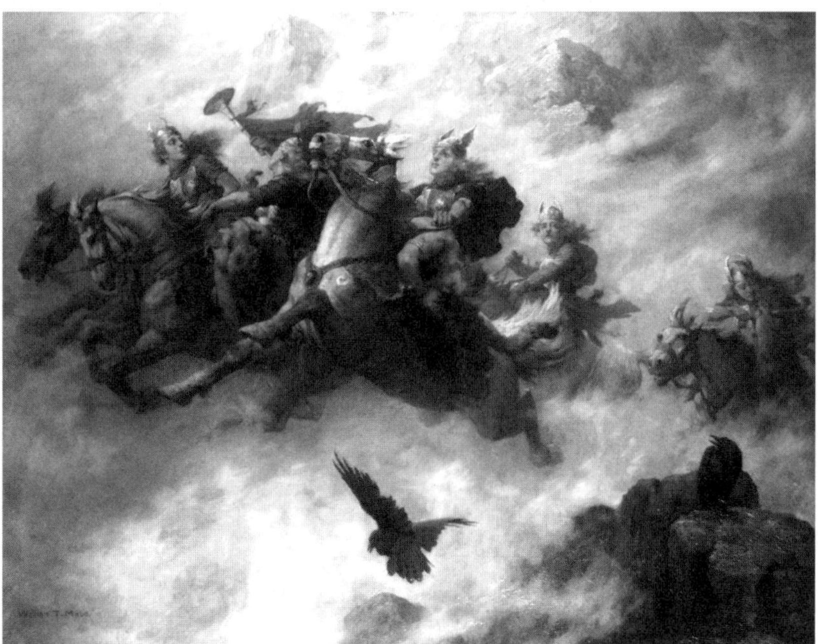

Abbildung 18: William T. Maug: Ritt der Walküren

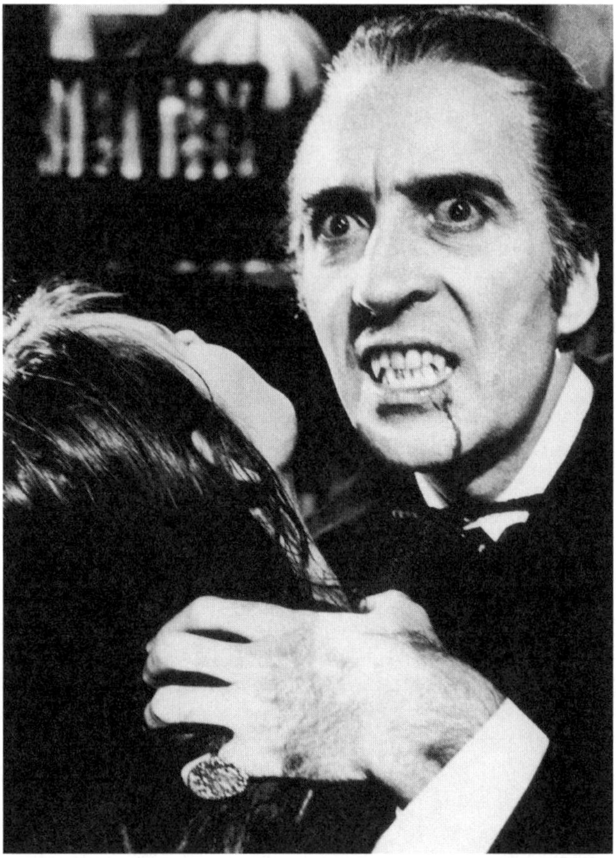

Abbildung 19: Dracula

haben, waren die Vampire, vor allem in Südosteuropa, ursprünglich ebenfalls nächtliche Dämonen, Untote, die des Nachts umhergehen mussten, um von Lebenden Blut zu saugen, um wieder zum Leben zu gelangen und die damit Albträume auslösen können. Der klassische Vampirroman „Dracula" von Bram Stoker aus dem Jahr 1897 greift diese Thematik auf (Abb. 19). Er fußt auf zahlreichen Vampirgeschichten, die seit der Romantik kursierten und seine Figur des Dracula basiert auf der historischen Gestalt des Vlad II Draculea (1431–1476), einem grausamen walachischen Fürsten, der aufgrund seiner Vorliebe für Hinrichtungen auch Vlad der Pfähler genannt wurde. Das Topos der Vampirgeschichten hat seit der Romantik nichts an seiner Faszination verloren und die zahlreichen Verfilmungen des Romans und ähnlicher Vampirgeschichten (z. B. Nosferatu) belegen dies (siehe auch Kap.4.3).

„Die Gesänge des Maldoror" von Lautréamont liegen zeitlich zwischen der Romantik, die sich mit dem Gespenstischen, Unheimlichen und Dämonischen befasste, und dem Surrealismus, der sich der Traumwelt und der Nachtseite der menschlichen Existenz zuwandte. Das Werk des Autors ist stark von dem albtraumhaft Unbewussten beeinflusst und als solches wegweisend für den Surrealismus. In dem Prosagedicht ist das personale Ich die Verkörperung des absolut Bösen, ein Vampir und Herrscher über eine nächtliche lemurenhafte Szenerie. Hinzu kommt, dass das Werk in einer sehr freien assoziativen Weise geschrieben ist und damit das „automatische Schreiben" des Surrealismus vorwegnimmt und die freie und zum Teil bizarre Assoziation des Traumes aufgreift. Lautréamont gilt als Begründer der Poesie des Unbewussten, der Assoziation und der Halluzination, die dann im Surrealismus gipfelte.

Nicht überraschend ist es daher, dass die surrealistische Literatur sich mit dem Traum und Albtraum beschäftigt hat. Überhaupt gab es unter den Surrealisten viel mehr Schriftsteller als Maler und es gibt beeindruckende literarische Werke des Surrealismus, auch wenn im Allgemeinen die surrealistische Malerei bekannter als die surrealistische Dichtung sein dürfte. Literarische Werke des Surrealismus, in denen neben traumhaften Szenen auch albtraumhafte Darstellungen beschrieben sind, finden sich etwa bei André Breton, der als Mediziner mit den psychischen Störungen, aber auch der Hypnosetherapie des französischen Arztes (und Lehrers von Sigmund Freud) Pierre Janet und der Psychoanalyse vertraut war. Er hat zusammen mit Philippe Soupault das „automatische Schreiben" (ècriture automatique) entwickelt, ein Verfahren, das stark an die freie Assoziation der Psychoanalyse angelehnt ist und geeignet ist, freie und unzensierte Assoziationen zu schaffen, ähnlich wie das im Traum geschieht. Der wichtigste Text, der durch dieses automatische Schreiben entstand, sind die „magnetischen Felder", mit ihren dunklen Untertönen von Bedrohung und Verzweiflung. Im Surrealismus ist die Literatur Traum, Ergänzung und Erweiterung der Realität, Auflösungsort der von Breton im „Zweiten Manifest des Surrealismus" (1930) benannten Gegensätze zwischen Leben und Tod, Fantasie und Wirklichkeit, Vergangenheit und Zukunft, Mittelbarem und Nicht-Mitteilbaren; Gegensätze, die als solche auch im Traum aufgehoben sind. Im (ersten) „Surrealistischen Manifest" von André Breton heißt es dazu, dass der Surrealismus ein reiner, psychischer Automatismus sei, durch den man mündlich oder schriftlich oder auf jede andere Weise den wirklichen Ablauf des Denkens auszudrücken sucht. Er sei Denk-Diktat ohne jede Kontrolle durch die Vernunft, jenseits jeder ästhetischen oder ethischen Überlegung.

Ganz im Sinne dieses surrealistischen Grundgedankens, wenn auch keine Literatur, ist der bekannte Film „Der andalusische Hund" (Un chien andalou) von 1929 von Luis Buñuel und Salvador Dalí. Dieser Film besteht aus einer Aneinanderreihung surrealistischer Bilder und albtraumartiger Szenen, z. B. einem Mann, der einer vor ihm sitzenden Frau mit dem Rasiermesser durch das Auge schneidet. Der Film entstand dadurch, dass sich Buñuel und Dalí gegenseitig ihre Träume erzählten und diese, teilweise albtraumartigen, Traumbilder in künstlerisch verfremdeter Art in Filmszenen umwandelten.

Als Beispiel für die surrealistische Poesie mit traumhaften und albtraumhaften Bildern kann René Char genannt werden, in dessen Gedichten, neben wunderbaren poetischen Szenen, auch (alb)traumhafte Szenen beschrieben werden. Chimären sind es, die in seinen Gedichten immer wieder auftauchen, diese fabelhaften tierischen Mischwesen, die wir bereits in der Malerei als eine Ausgeburt der Fantasie und des Traums kennengelernt haben. Sie erinnern an ihre ursprüngliche Wesensart als tiergestaltige Fabelwesen oder Dämonen. Auch hat sich Char bezeichnenderweise den Decknamen „Hypnos“, also Schlaf, in seiner Zeit im Widerstand gegeben und unter diesem Titel hat er Aufzeichnungen und Reflexionen aus dieser Zeit dargelegt (erschienen 1946). Viele surrealistische Dichter beschäftigten sich intensiv mit ihren Träumen und z. B. von Meret Oppenheim wissen wir, dass sie häufig und regelmäßig ihre Träume aufgezeichnet hat, die – zumindest in ihrer Kindheit und Jugend – überwiegend Albträume waren und diese Träume dienten auch als Inspiration für ihre Gedichte.

4.3 Albträume in der gegenwärtigen Kultur und Kunst

Das Thema der Albträume erfuhr in den letzten Jahren und Jahrzehnten eine Renaissance in unserem Alltag und in der Kunst, vor allem der Literatur und im Film. Auf der einen Seite erlebt der Begriff „Albtraum“ einen inflationären Gebrauch und eine Trivialisierung und ist quasi omnipräsent. Alles ist ein Albtraum, jede halbwegs bedrohliche oder unangenehme Situation wird zu einem „Albtraum“ hochdramatisiert, auch wenn wesentliche Albtraummerkmale, etwa dass es kein Entkommen gibt oder die Situation – nach einer vermeintlichen Lösung – noch schlimmer wird, fehlen. Die Zahl der Romane, die in den letzten Jahren den Begriff „Albtraum“ im Titel führen, ist stark angewachsen und es findet sich fast kein Genre der sogenannten Trivialliteratur, in dem nicht mit dem Begriff „Albtraum“ der Titel reißerischer gestaltet wird.

Eine aktuelle Recherche listet über 100 Buchtitel auf, die den Begriff „Albtraum“ im Titel tragen. In der fiktiven Literatur ist man gefangen im Albtraum, wahlweise gibt es den Albtraum in Weiß oder Blau, den Albtraum in 3D oder den digitalen Albtraum. Natürlich erlebt Batman den Albtraum des Grauens.

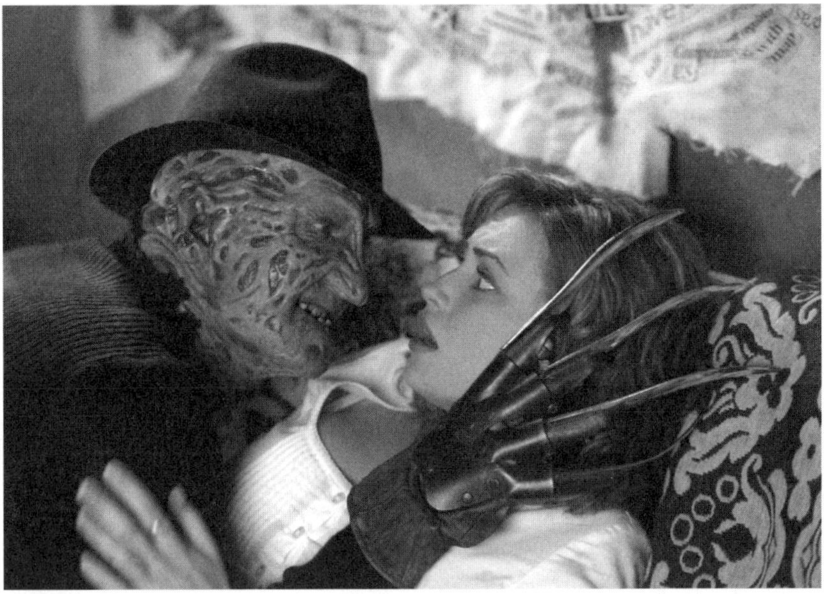

Abbildung 20: Filmszene aus „Nightmare on Elm Street"

Man erfährt Tolstois Albtraum, wie auch den des Sadisten; der Albtraum-Mann findet den Albtraum mit Signora. Kaum ein Land, das nicht zum Albtraum werden kann, es gibt den amerikanischen Albtraum, und dort besonders den Albtraum in Kalifornien, genauso wie den Albtraum Spanien, den Albtraum China, den flämischen Albtraum und sogar den Albtraum Schweden. Und wem es in Kalifornien zu heiß ist, der findet den klimatisierten Albtraum. Die deutschen Landstriche scheinen eher albtraumfrei zu sein, bis auf Schwaben, dem ein schwäbischer Albtraum zuteil geworden ist. Kinder dürfen sich am Albtraum-Helikopter gruseln und der Albtraum vor Weihnachten ist uns fast allen wohlbekannt. Natürlich gibt es auch einen Gott der Albträume und schließlich ist das Ganze ein endloser Albtraum.

Auch im Bereich der Sachbücher wird der „Albtraum" gern verwendet, um die Brisanz des Themas zu unterstreichen. So wird unsere Sicherheit zum Albtraum, wie auch die Zuwanderung oder ein Ausflug. Aber wer hätte gedacht, dass das Oktoberfest ein Albtraum ist oder die Nachbarschaft? Und selbst die Liebe kann zum Albtraum werden – zumindest wenn es sich um Stalking handelt. Wir kennen jetzt auch Descartes Albtraum und den des Dr. Thilo Sarrazin. Recht naheliegend ist es hingegen, dass ehemalige Heimkinder ihre Zeit im Heim als eine zwischen Dankbarkeit und Albtraum beschreiben oder ehemals politisch Inhaftierte ihre Gefangenschaft als Albtraum erinnern. Auch erscheint es uns verständlich, wenn Bergsteiger manche Abenteuer und Erlebnisse am Berg als Albtraum erleben und schließlich sind Prüfungen für manche auch der reine Albtraum.

In der Unterhaltungskultur der letzten Jahrzehnte taucht das Albtraummotiv zum ersten Mal prominent in dem Film „Nightmare on Elm Street" aus dem Jahr 1984 auf. In diesem Horrorfilm geht es um einen Serienmörder (Freddy Krueger), der die Kinder derjenigen, die ihn einst zur Strecke brachten, in ihren Träumen heimsucht und sie so schließlich auch in der Realität tötet (Abb. 20). Der Film weist eine Reihe von Bezügen zur Annahme auf, dass Albträume durch Dämonen verursacht werden (Kap. 3.2), so etwa den Bezug zum „schwarzen Mann"[10], oder dem Kruzifix als Schutz vor ihm, als Symbol des Schutzes vor dem Teufel und seinen Verbündeten (etwa den Vampiren). Das im Filmtitel vorkommende „Elm Street" ist eine Reverenz an die Elm Street in Dallas, TX, in der John F. Kennedy erschossen wurde. Diese Tat wurde, wie der 11. September 2001, als nationaler Albtraum erlebt.

In der Folgezeit entstanden mehrere Horrorfilme, die mehr oder weniger direkt das Albtraummotiv zum Gegenstand haben, sei es, dass der Albtraum selbst das Böse ist (wie bei „Nightmare on Elm Street") oder das Horrorerleben explizit mit Albtraumerleben in Verbindung gebracht wird. Allein von „Nightmare on Elm Street" wurden sieben weitere Filme produziert und es gab eine Fernsehserie mit den Personen und dem Grundmotiv des Films.

Ebenfalls auf das Albtraummotiv, aber mit einem stärkeren Bezug zu Halloween, bezieht sich der Film „Nichtmare before Christmas", der eher als Komödie in Form eines Trickfilms denn als Horrorfilm daher kommt. Er verweist auch auf eine ganze Reihe von Merkmalen der mittelalterlichen und älteren germanischen Mythologie, die sich auch im Halloweenkult zeigen, so der Himmelsritt der Hexen, Jäger oder Untoten, die in der Nacht des 1. November im Sturm über die Himmel ziehen (Lecouteux, 2001).

In diesem Zusammenhang ist auch der Film „Poltergeist" zu nennen, der ebenfalls sehr erfolgreich war und die Geschichte eines spukenden Hauses erzählt mit einer immer dramatischer und grausamer werdenden Handlung. Jedoch ist es mehr als nur eine Spukgeschichte, denn der reine Spuk hat, außer dass er Albträume erzeugen kann, nichts mit Albträumen zu tun. Bei einem Poltergeist handelt es sich ursprünglich um einen Toten, der keine Ruhe gefunden hat und der deshalb weiterhin durch die Nacht und die Welt irrt, um seine Ruhe

[10] Lecouteux: Das Reich der Nachtdämonen.

zu finden oder Rache zu nehmen. Dieses dämonenhafte Umherirren des Poltergeistes war es auch, das im Mittelalter die Menschen glauben ließ, er könne zum Alp werden. Ganz im Sinne dieser ursprünglichen Bedeutung des Poltergeistes (und nicht als harmloser oder klopfender Spuk) findet sich schließlich auch in dem Film die Ursache für das Grauen: Das Haus wurde auf einem Friedhof erbaut, von dem zuvor nur die Grabsteine umgesetzt worden sind, und die merkwürdigen und grausamen Erscheinungen sind nichts anderes als die Rache der unter dem Haus begrabenen Seelen, deren Seelenruhe gestört ist.

Generell lässt sich sagen, dass die Darstellung von Träumen und Albträumen in Filmen stark von der freudschen Vorstellung von Träumen geprägt ist (siehe Kapitel 8). Ihre künstlerische Ausgestaltung ist relativ deutlich vom Surrealismus beeinflusst. Ein prägnantes Beispiel dafür ist der Film „Ich kämpfe um Dich" (Spellbound) aus dem Jahre 1945. Hier verarbeitete Alfred Hitchcock psychoanalytische Konzepte und kooperierte bei der Umsetzung der vorkommenden Albtraum-Sequenzen mit Salvador Dalí. Darüber hinaus lassen sich für die Darstellung von Träumen und Albträumen in zeitgenössischen Filmen drei Motivarten ausmachen, wie die Albträume dargestellt werden, bzw. welche Funktion sie im Rahmen der Handlung haben (Dr. Frank Meyer, persönliche Mitteilung). Motiv 1 ist das Teilen von Träumen bzw. das Eintauchen in die Traumwelt eines anderen. Dies wurde sowohl in Gestalt von Horrorfilmen verarbeitet (z. B. in der „Nightmare on Elm Street"-Reihe) als auch in Form von Science-Fiction-Filmen (z. B. „Inception", 2010). Weiter Beispiele dafür wären die Filme „Dreamscape" (1984), „The Cell" (2000) und „Eternal Sunshine of a Spotless Mind" (2004). Motiv 2 ist ein Verschwimmen von Traum und Wirklichkeit, ein Motiv, das sich ja bereits bei „Alice im Wunderland" findet. Beispiele hierfür sind „Die Zeit der Wölfe" (Company of Wolves, 1984), „Alice" (Neco z Alenky, 1988) und „Pans Labyrinth" (2006). Das dritte Motiv ist, dass die Realität als Scheinwelt, als Albtraum, dargestellt wird. Bekannte Beispiele hierfür sind „Matrix" (1999) und „Dark City" (1998).

Albtraumhafte Momente finden sich auch häufig in den Romanen von Stephen King, wie z. B. dem auch verfilmten Roman „Shining" und ein Band seiner Kurzgeschichten trägt bezeichnenderweise auch den Titel „Albträume". In „Shining" erlebt eine anscheinend normale amerikanische Durchschnittsfamilie albtraumhafte Erlebnisse in einem abgeschiedenen Berghotel in den Rocky Mountains, die schließlich darin enden, dass der Mann seine Frau und seinen Sohn fast tötet, bevor er selbst stirbt (Abb. 21). Der Bezug zu Albträumen ist nicht nur durch die sich immer weiter steigernde Handlung gegeben, die nach einer vermeintlichen Rettung eine neue, noch schlimmere Gefahr heraufbeschwört, sondern vor allem auch durch viele Symbole und Zeichen, die auf die

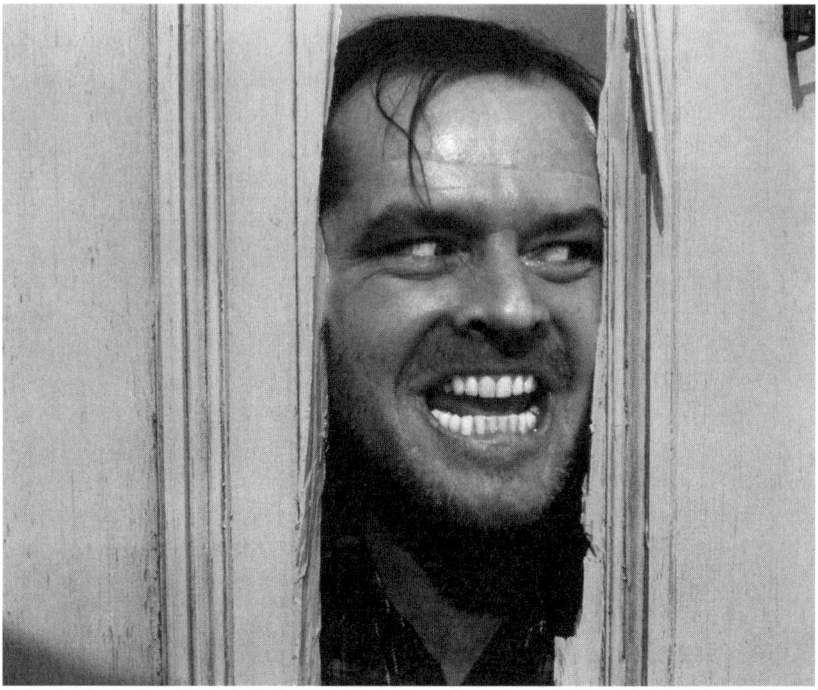

Abbildung 21: Filmszene aus „Shining“

mittelalterliche Dämonologie verweisen. So entspricht etwa die junge, hübsche Frau im Bad des Zimmers 237, die sich als alte verwesende Frau entpuppt, dem Motiv der Hexe, die sich in eine junge Frau verwandelt, um neue Opfer zu gewinnen, wie auch der Hinweis, dass der Familienvater (und potenzielle Mörder seiner Familie) ein Wiedergänger ist, also ein Toter, der als körperliche Erscheinung wieder in die Welt der Lebenden zurückkehrt, was auf das Vampirmotiv verweist.

Wenn auch vor allem in den letzten Jahrzehnten explizit Filme mit einem Bezug zu Albträumen produziert wurden, so war der Horrorfilm mit nächtlichen Dämonen und Geistern, die im Schlaf erscheinen oder den Schläfer, respektive Träumer schädigen konnten, immer präsent in der deutschen und amerikanischen Filmproduktion. Erinnert sei hier nur an die verschiedenen Verfilmungen von „Dracula“ oder „Nosferatu“ seit den 20er-Jahren des letzten Jahrhunderts. Der Vampir ist ein Verstorbener, der nachts herumzieht und nach dem Blut des Schläfers trachtet, um selbst wieder leben zu können. In dieser Gestalt erscheint er als Dämon oder Alp. Die erste Vampirverfilmung, „Nosferatu“ von Friedrich Murnau, gilt als Klassiker des Horrorgenres und besticht auch durch ihre albtraumartigen Szenen. In den 90er-Jahren des letzten Jahrhunderts gab es einen regelrechten Vampirboom. Allein in den letzten zehn Jahren ist „Dracula“ sieben Mal verfilmt worden. Diese Vampir-Manie hat sich bis in die Gegenwart fortgesetzt mit der „Twilight-Series“ (auf Deutsch die „Bis(s)-Tetralogie“) der Romane von Stephenie Meyer, die ebenfalls großen kommerziellen Erfolg als Buch wie als Film haben.

Zusammengefasst lässt sich festhalten, dass auch in der gegenwärtigen Kultur und Unterhaltungskunst das Thema „Albträume“ weiterhin sehr lebendig und präsent ist. In unserer aufgeklärten Zeit sind wir geneigt zu sagen, Horrorfilme, Vampirgeschichten, Träume und Vorkommnisse, die von der ewigen Wiederkehr des Bösen handeln, dienten nur unserer Unterhaltung und seien ein wohliges Gruseln. Diese Themen, die uns so berühren und genau diese Effekte erzielen, sind ein Hinweis auf die alte, vermutlich dem Menschengeschlecht eingegebene Furcht vor dem nächtlichen Bösen und der Sorge, in der Hilflosigkeit des nächtlichen Schlafs dem Bösen ausgeliefert zu sein.

5. Physiologische Grundlagen des Schlafens und Träumens

Die meisten Albträume (bis auf die posttraumatischen Wiederholungen) treten im REM-Schlaf (Rapid-Eye-Movement-Schlaf) auf. Sie sind an bestimmte zugrunde liegende physiologische Mechanismen des Schlafgeschehens gebunden. In diesem Kapitel wollen wir die physiologischen Grundlagen des Schlafens und des Träumens näher betrachten, um die Zusammenhänge zwischen Albträumen und den sich im Gehirn abspielenden physiologischen Schlafprozessen besser verstehen zu können.

5.1 Schlafstadien und Schlafarchitektur

Im Jahre 1951 haben Eugene Aserinsky und Nathaniel Kleitman an der University of Chicago den REM-Schlaf erstmalig beschrieben. Der REM-Schlaf ist, wie der Name sagt, durch schnelle Augenbewegungen gekennzeichnet. Diese können durch die Ableitung der Augenbewegungen mit Hilfe des Elektrooculogramms (EOG) beim Schläfer trotz geschlossener Augen aufgezeichnet und exakt dargestellt werden. Diese schnellen Augenbewegungen sind sogar durch die geschlossenen Augenlider hindurch beim schlafenden Menschen anhand von Bewegungen und Zuckungen unter den Augenlidern beobachtbar. Das für uns interessante Ergebnis im Zusammenhang mit dem REM-Schlaf ist aber die Beobachtung von Dement und Kleitman (1957), dass während des REM-Schlafs intensiv geträumt wird. Die beiden Schlafforscher haben festgestellt, dass Versuchspersonen, wenn sie aus dem REM-Schlaf geweckt werden, über besonders viele und sehr bildhafte Träume berichten, weit mehr, als wenn sie aus anderen Schlafphasen geweckt werden. Damit war klar, dass Träume – und auch Albträume – sehr stark mit dem Vorhandensein des REM-Schlafs verbunden sind.

Beim nächtlichen Schlaf werden mehrere Schlafstadien unterschieden. Der REM-Schlaf ist eines davon, allerdings ein sehr auffallendes. Die Schlafstadien werden üblicherweise anhand der elektrischen Aktivität des Gehirns bestimmt, die mithilfe von Elektroden von der Schädeloberfläche abgeleitet werden kann. Die Aufzeichnung der elektrischen Aktivität des Gehirns wird als Elektroencephalogramm (EEG) bezeichnet und besteht aus Wellen, die mehr oder weniger groß und mehr oder weniger schnell sein können. Somit können sie nach ihrer Größe (Amplitude) und ihrer Schnelligkeit (Frequenz) klassifiziert werden. Die Amplitudengröße wird üblicherweise in Millivolt (mV), die Frequenz als Amplitudenausschläge pro Sekunde in Hertz (Hz) angegeben. Große EEG-Wellen sind in der Regel langsamer (man spricht von einem synchronisierten EEG), während kleine EEG-Wellen in der Regel schnell und mit hoher Frequenz aufeinander folgen (was als desynchronisiertes EEG bezeichnet wird; Abb. 22).

Das EEG wurde 1929 von dem in Jena tätigen Physiologen Hans Berger entdeckt. Er konnte in seinen Untersuchungen zeigen, dass von der Schädeloberfläche des Menschen eine elektrische Aktivität (eben das EEG) abgeleitet werden kann. Schon bald konnte man feststellen, dass diese EEG-Aktivität nicht immer gleich ist, sondern in Abhängigkeit von der Aktivierung des Gehirns variiert. So sind die Wellen im EEG eher langsam und groß (synchronisiertes EEG), wenn ein Mensch entspannt ist und sie werden kleiner und schneller (desynchronisiertes EEG), wenn ein Mensch aktiviert ist und mentale Leistungen vollbringt. Bald begann man, diese EEG-Wellen in bestimmte Muster zu klassifizieren, die als Frequenzbänder des EEGs bezeichnet werden (Abb. 22). So unterscheidet man das Alpha-Band mit langsamen und großen Alpha-Wellen im Bereich von

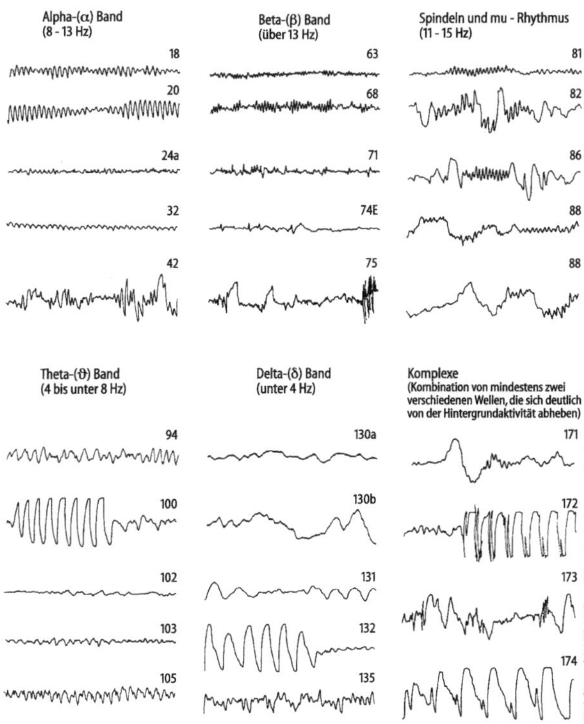

Nach Simon, O (1997). Mit freundlicher Genehmigung von Elsevier.

Abbildung 22: EEG-Frequenzbänder

8–13 Hz, das im entspannten Wachzustand auftritt. Das Beta-Band mit kleineren und schnelleren Beta-Wellen (14–30 Hz), das im aktivierten Wachzustand vorherrscht. Das Gamma-Band mit sehr kleinen und hochfrequenten Gamma-Wellen (30–50 Hz), das vor allem beim Lernen und der Gedächtnisbildung auftritt, das Delta-Band, die mit den extrem großen und langsamen Delta-Wellen (0,5–3 Hz), das im Wachzustand fast nie auftritt aber im Tiefschlaf dominiert und das Theta-Band mit langsamen und großen Theta-Wellen (3–7 Hz), die bei tiefer Entspannung (z. B. Meditation) aber auch höchster Konzentration auftreten. Die Theta- und Delta-Wellen kommen vor allem im Tiefschlaf vor und sind das wesentliche EEG-Merkmal des Tiefschlafs.

Schon bald nach der Entdeckung des EEGs und der Beschreibung der EEG-Muster beim wachen Menschen wurde auch das EEG von schlafenden Personen abgeleitet. Dabei hat man festgestellt, dass sich im Schlaf die EEG-Aktivität in bestimmter, regelmäßiger Weise ändert. Beim Übergang vom Wachsein in den Schlaf geht die langsame und großamplitudige Alpha-Aktivität des entspannten Wachzustands in niederamplitudige schnelle EEG-Wellen über, die der Beta-Aktivität im Wachzustand entsprechen. Das wird als das Schlafstadium 1 bezeichnet. Wenn der Schläfer weiter schläft, wird das EEG gleichmäßiger, die EEG-Wellen werden allmählich wieder größer und es treten bestimmte Merkmale im EEG auf, die nur im Schlaf vorkommen. Das sind die sogenannten Schlafspindeln, eine etwa eine Sekunde andauernde Aktivität im Alpha-Bereich und die K-Komplexe, große, biphasische Wellen im EEG. Sind diese Merkmale

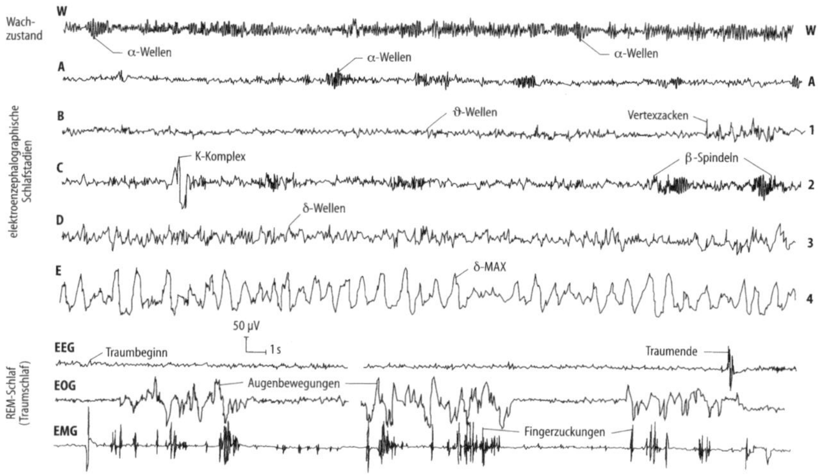

Abbildung 23: Non-REM- und REM-Schlafstadien mit charakteristischen Wellen

des Schlafs gegeben, befindet sich der Schläfer im Schlafstadium 2. Wenn ein gesunder, junger Mensch weiterschläft, verändert sich das Schlaf-EEG dahin gehend, dass die EEG-Aktivität immer langsamer und die Wellen immer größer werden, es kommt zum Auftreten von Theta- und Delta-Wellen. Dies charakterisiert den Übergang in den Tiefschlaf. Wenn die Delta-Wellen mehr als 20 % des gesamten Schlaf-EEGs ausmachen, befindet sich der Schläfer im Schlafstadium 3, wenn die Delta-Wellen sogar mehr als 50 % des Schlaf-EEGs beherrschen, liegt das Schlafstadium 4 vor (Abb. 23). Die beiden Schlafstadien 3 und 4 werden auch als Tiefschlaf oder Slow-Wave-Sleep (SWS) bezeichnet, weil sie durch die Dominanz der langsamen Theta- und Delta-Wellen charakterisiert sind. In jüngster Zeit ist man dazu übergegangen, nicht mehr zwischen den Schlafstadien 3 und 4 zu unterscheiden, sondern diese beiden Stadien zum Tiefschlafstadium (oder SWS) zusammenzufassen.

Würden wir das Schlaf-EEG eines Schläfers nach dem Erreichen des Tiefschlafs weiter beobachten, würden wir feststellen, dass die Tiefschlafphase nach etwa einer dreiviertel Stunde bis Stunde relativ abrupt aufhört und in den REM-Schlaf übergeht, der neben den schnellen Augenbewegungen auch durch ein sehr schnelles und niedrigamplitudiges (also desynchronisiertes) EEG gekennzeichnet ist, wie wir das vom aktivierten Wachzustand kennen. Dies charakterisiert den REM-Schlaf und unser Schläfer ist dann in die erste REM-Schlafphase der Nacht gekommen. Nach dieser ersten noch kurzen REM-Phase wiederholt sich das Muster der Abfolge der einzelnen Schlafstadien und der Schläfer kommt erneut in das Schlafstadium 1, dann in das Schlafstadium 2 und dann in den Tiefschlaf, um daraufhin wieder in den REM-Schlaf zu kommen. Eine solche Sequenz, bestehend aus dem Durchlaufen der Schlafstadien 1 und 2, dem Tiefschlaf und dem nachfolgenden REM-Schlaf wird als Schlafzyklus bezeichnet.

Es ist inzwischen bekannt, dass ein Mensch während des nächtlichen Schlafs immer wieder mehrere solcher Schlafzyklen durchläuft (etwa fünf, um genau zu sein). Jeder dieser Schlafzyklen dauert in der Regel etwa 90 Minuten. Allerdings ändern sich im Verlauf der Nacht die Anteile der einzelnen Schlafstadien eines solchen Schlafzyklus, auch wenn die Zykluslänge dabei immer mehr oder weniger konstant bleibt. Während zu Beginn der Nacht in den ersten beiden Schlafzyklen die Tiefschlafphasen noch sehr lange dauern (45 bis 60 Minuten), werden sie mit zunehmender Schlafdauer, also gegen Morgen, immer kürzer und treten in den letzten Schlafzyklen einer Nacht in der Regel gar nicht mehr auf. Dafür werden die REM-Schlaf-Phasen, die in den ersten Schlafzyklen sehr kurz sind (manchmal treten sie da auch noch gar nicht auf) immer länger und können in den letzten Schlafzyklen einer Nacht bis zu einer Stunde betragen. Im Verlauf einer Nacht findet also eine Verschiebung vom Tiefschlaf zum REM-Schlaf statt.

Die Anteile des „leichteren" Schlafs (Schlafstadien 1 und 2) bleiben etwa über die ganze Nacht hinweg konstant. Die Verteilung der einzelnen Schlafstadien innerhalb der Schlafzyklen einer Nacht wird auch als Schlafarchitektur bezeichnet und lässt sich grafisch sehr anschaulich anhand eines sogenannten Hypnogramms (Abbildung 24) darstellen.

5.2 REM-Schlaf und Träume

Da der REM-Schlaf so vollkommen anders ist als die restlichen Schlafstadien (er gleicht in seinem EEG-Muster ja eher der Wachheit), wird in der Schlafforschung grundsätzlich zwischen dem REM-Schlaf und allen anderen Schlafstadien unterschieden. Die anderen Schlafstadien (also Schlafstadium 1, Schlafstadium 2 und der Tiefschlaf) werden deshalb auch zusammenfassend als Non-REM-Schlaf (NREM-Schlaf oder orthodoxer Schlaf) bezeichnet. Entsprechend wird der REM-Schlaf auch als paradoxer Schlaf bezeichnet. Paradox heißt er deshalb, weil das EEG-Muster dieses Schlafstadiums dem von aufmerksamer Wachheit entspricht und es deshalb paradox erscheint, dass hierbei trotzdem geschlafen wird. Es ist wichtig zu wissen, dass die von der Schädeloberfläche ableitbaren EEG-Wellen in der Großhirnrinde (Neocortex) erzeugt werden und damit die für die jeweiligen Schlafstadien typischen Aktivierungsmuster auch

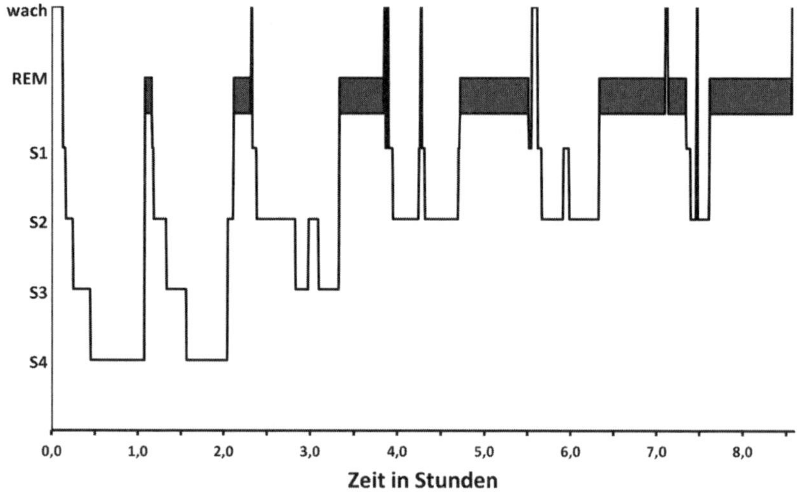

Abbildung 24: Hypnogramm

die Aktivierung des Großhirns widerspiegeln. Allerdings werden die unterschiedlichen Aktivitätsmuster des Großhirns während des Schlafs nicht im Großhirn erzeugt, sondern in tiefer liegenden Strukturen des Hirnstamms. Diese Strukturen werden als aufsteigendes retikuläres Aktivierungssystem (ARAS) bezeichnet und sind die eigentliche Quelle des Schlaf-Wach-Rhythmus und der unterschiedlichen Schlafstadien. Kurzfristige Aktivierungen des Großhirns, die auch als „Arousals" bezeichnet werden, und die, neben der tonischen Aktivierung des Gehirns, die sich in den EEG-Frequenzbändern ausdrückt, die Aktivität des Gehirns bestimmt, werden ebenfalls durch die Nervenzellen des ARAS erzeugt. Der Begriff „Arousal", der für das Träumen und den Schlaf wichtig ist und auf den wir immer wieder stoßen, meint also kurzfristige Aktivierungssteigerungen des Gehirns, die von Nervenzellen des Hirnstamms ausgelöst werden.

REM-Schlaf und Non-REM-Schlaf unterscheiden sich nicht nur hinsichtlich der auftretenden Gehirnaktivität, wie sie sich mit dem Schlaf-EEG abbilden lässt. Die beiden Schlafarten weisen auch sonst eine Vielzahl von Unterschieden auf, sodass man von zwei ganz unterschiedlichen biologischen und zentralnervösen Schlafarten sprechen kann. REM- und Non-REM-Schlaf sind jeweils mit der Freisetzung bestimmter körpereigener Hormone verbunden, im Non-REM-Schlaf (und nur da) wird z. B. das Wachstumshormon freigesetzt, im REM-Schlaf das Cortisol (Pietrowsky, Meyrer, Kern, Fehm & Born, 1994), während die Freisetzung des Cortisols im Non-REM-Schlaf unterdrückt wird. Auch werden die beiden Schlafarten durch unterschiedliche Neurotransmitter des Gehirns ausgelöst bzw. charakterisiert. So sind das Einschlafen und der Non-REM-Schlaf durch eine vermehrte Aktivität der Neurotransmitter Noradrenalin und Serotonin gekennzeichnet, der REM-Schlaf durch eine vermehrte Aktivität des Neurotransmitters Acetylcholin. Der REM-Schlaf wird durch Nervenzellen im Hirnstamm erzeugt (Jouvet, 1967). Regelmäßig während eines Schlafzyklus werden bestimmte Zellgebiete im Hirnstamm, die Acetylcholin als Transmitter haben, aktiv und produzieren ein Aktivitätsmuster der übergeordneten Hirnstrukturen, das dann als REM-Schlaf in Erscheinung tritt und als solcher im Schlaf-EEG aufgezeichnet werden kann. Eine vermehrte Aktivität dieser cholinergen Zellen geht jeweils dem REM-Schlaf voraus und ist während des REM-Schlafs vorhanden, sodass der REM-Schlaf als ein cholinerg verursachtes Phänomen angesehen wird. Durch die Aktivierung noradrenerger und serotonerger Neurone im Hirnstamm wird diese cholinerge Aktivierung wieder beendet und der REM-Schlaf wird durch Non-REM-Schlaf abgelöst. Diese Annahme wird als „reziprokes Interaktionsmodell" bezeichnet.

Während im Non-REM-Schlaf die Muskulatur des Körpers nur geringfügig entspannt, ist sie im REM-Schlaf vollständig gehemmt, weshalb auch in der Regel bei den intensiven Träumen der REM-Phase keine Körperbewegungen auftreten. Entsprechend ist das Schlafwandeln, das ja eine aktive und funktionsfähige Muskulatur voraussetzt, ein Phänomen des Non-REM-Schlafs, vornehmlich des Tiefschlafs.

Schließlich ist der REM-Schlaf auch noch durch physiologische Merkmale gekennzeichnet, die für bestimmte Merkmale des Träumens verantwortlich sein können oder diese erzeugen. So sind im REM-Schlaf die Genitalien stark durchblutet. Bei Männern kommt es während des REM-Schlafs zur Erektion des Penis und bei Frauen zu einer verstärkten Durchblutung der Schamlippen und der Klitoris und zur Absonderung von Vaginalsekret. Diese Phänomene können möglicherweise auch die häufig sexuelle Tönung von Träumen erklären. Ein weiteres Merkmal des REM-Schlafs ist das Auftreten von sogenannten Myokloni, das sind kurze Muskelzuckungen, wie sie auch beim Einschlafen auftreten können. Diese Myokloni können ebenfalls für ein Phänomen in Träumen verantwortlich sein, nämlich dem Fallen oder Stürzen, was oft Gegenstand von Albträumen ist. Die Hemmung der Muskulatur kann zu dem Erleben führen, dass sich der Träumende wie gelähmt fühlt oder sich fortbewegen möchte und nicht von der Stelle kommt. Schließlich sind ein weiteres Merkmal des REM-Schlafs die sogenannten ponto-geniculo-occipitalen Spitzenpotenziale (PGO-spikes). Das bezeichnet kurze Aktivitätsmuster (daher spikes), die von der Brücke (Pons) des Hirnstamms über das Geniculum laterale des Thalamus hin zum occipitalen Cortex wandern (daher PGO als Abkürzung dieser drei Hirnstrukturen). Diese PGO-Potenziale beschreiben einen Weg der Aktivierung, der für den REM-Schlaf und vor allem für die Träume wichtig ist: vom Hirnstamm (Pons), wo der REM-Schlaf ausgelöst wird, zum Geniculum laterale des Thalamus, in dem visuelle Eindrücke erstmalig bewusst registriert werden. Dann hin zum occipitalen Cortex (der Sehrinde), in dem die visuellen Eindrücke verarbeitet werden. Damit reflektieren die PGO-Wellen möglicherweise die mit dem REM-Schlaf verbundene Aktivierung von visuellen Eindrücken und visuellen Erinnerungen, wie sie ja gerade für die Träume charakteristisch sind. Denn es ist ein Kennzeichen der Träume im REM-Schlaf, dass bei ihnen gleichzeitig die Strukturen, die den REM-Schlaf auslösen und die Hirnstrukturen, die für die visuelle Verarbeitung zuständig sind, aktiviert sind. Für die Verarbeitung von visuellen Bildern im Gehirn spielt es übrigens keine Rolle, ob diese visuellen Eindrücke tatsächlich gerade wahrgenommen oder aus der Erinnerung abgerufen oder halluziniert werden. Die Aktivität der beteiligten Hirnstrukturen ist immer dieselbe.

Der REM-Schlaf wird auch deshalb häufig mit dem Träumen in Zusammenhang gebracht, weil Personen, wenn sie aus dem REM-Schlaf geweckt werden, fast immer über intensive, lebendige, gut erinnerbare und teils bizarrere Träume berichten; im Gegensatz dazu, wenn sie aus dem Non-REM-Schlaf geweckt werden (was im Schlaflabor ja gut möglich ist, da aufgrund der EEG-Ableitung man genau feststellen kann, in welchem Schlafstadium sich der Schläfer gerade befindet). Auch wenn man morgens erwacht und sich an seine Träume erinnert, tut man dies meist aus einer REM-Schlafphase heraus, weshalb die Träume dann oft gut in Erinnerung sind. (Personen, die sich nie an Träume erinnern und angeblich nie träumen, träumen mit großer Wahrscheinlichkeit auch jede Nacht, allerdings können sie sich an ihre Träume nicht erinnern, weil sie vermutlich zu wenig schlafen und deshalb aus einer Non-REM-Schlafphase erwachen, weshalb keine Traumerinnerung besteht). Für die Annahme, dass vor allem im REM-Schlaf geträumt wird, sprechen auch die schnellen Augenbewegungen während dieser Schlafphase, die möglicherweise Ausdruck dafür sind, dass der Schläfer seine Traumbilder betrachtet, bzw. über diese Augenbewegungen die Traumbilder erzeugt. Trotzdem wird auch im Non-REM-Schlaf geträumt. Allerdings sind die Träume des Non-REM-Schlafs weniger intensiv, lebendig, weniger bizarr und oft auch deutlich weniger emotional gefärbt, wenngleich auch manche Autoren annehmen, dass – abgesehen von der Häufigkeit – kein Unterschied zwischen REM- und Non-REM-Träumen besteht.

Man kann daher mit gutem Grund behaupten, dass der REM-Schlaf ein Korrelat des Träumens ist. Es ist somit nicht verwunderlich, dass Albträume, die ja eine besonders intensive und emotionale Form der Träume darstellen, nahezu ausschließlich im REM-Schlaf und damit vor allem in der zweiten Nachthälfte, in der ja besonders viel REM-Schlaf auftritt, vorkommen.

5.3 Physiologische Prozesse während des Träumens

Wir haben gesehen, welche physiologischen Prozesse den REM-Schlaf, der ja eng mit dem Träumen verbunden ist, kennzeichnen. Wir wollen uns jetzt der Frage zuwenden, ob es noch weitere spezifische physiologische Prozesse gibt, die mit dem Träumen verbunden sind. So naheliegend diese Frage ist, so schwer ist sie zu untersuchen. Denn es gibt bislang keine Möglichkeit, objektiv festzustellen, ob eine Person träumt. Alle Traumberichte und Traumerinnerungen können ja nur subjektiv berichtet werden, wenn der Schläfer erwacht ist. Und es gibt die Annahme, dass die Traumerinnerungen erst nach dem Erwachen in Sekundenschnelle entstehen und der vermeintliche Traum damit erst mit dem Aufwachen stattgefunden hat, wenngleich diese Annahme wissenschaftlich kaum haltbar ist.

In einer sehr einflussreichen Theorie vermuteten Hobson und McCarley (1977), dass der REM-Schlaf nichts anderes reflektiere, als die ungeordnete oder ungerichtete Aktivität von Nervenzellen des Hirnstamms. Sie meinten auch, dass deshalb Träume nicht zielgerichtet durch Gefühle, Ängste oder sonstige gedankliche Prozesse entstehen, sondern zufällig davon abhängig seien, welche Nervenzellen im Hirnstamm gerade aktiviert sind. Je nachdem würden dann die entsprechenden Traumbilder und Traumgeschichten entstehen. Träume wären dementsprechend ein Nebenprodukt (oder Epiphänomen) der regelmäßigen zyklischen Aktivität von Neuronen im Hirnstamm während eines Schlafzyklus.

Da Träume aber auch im Non-REM-Schlaf auftreten, müssen neben der Aktivierung des REM-Schlafs durch die Zellen des Hirnstamms noch andere Faktoren und Hirnprozesse an der Generierung der Träume beteiligt sein. So treten auch bei epileptischen Anfällen, die häufig im Non-REM-Schlaf auftreten, oft Albträume auf. Schädigungen in zwei Bereichen des Großhirns (der Übergangszone zwischen occipitalem, temporalem und parietalem Cortex und der limbischen weiße Substanz des ventromesialen Frontallappens) führen zum Verlust des Träumens (Solms & Turnbull, 2010). Der Cortex oder das Großhirn besteht aus vier Lappen: dem Stirnlappen (frontaler Cortex, dem Scheitellappen (parietaler Cortex), dem Schläfenlappen (temporaler Cortex) und dem Hinterhauptlappen (occipitaler Cortex). Die Übergangszone zwischen occipitalem, temporalem und parietalem Cortex bezeichnet also das Gebiet, in dem diese Lappen aneinandergrenzen. Das limbische System ist eine Struktur des Gehirns, die um die Hohlräume (Ventrikel) des Gehirns angeordnet ist. Wie der Cortex besteht das limbische System (zu dem es teilweise auch gehört) aus sogenannter grauer und weißer Substanz. Die beiden genannten Bereiche scheinen also für die Generierung von Träumen und Albträumen, neben dem Hirnstamm, von großer Wichtigkeit zu sein. Aus Studien mit bildgebenden Verfahren ist allerdings auch bekannt, dass das gesamte limbische System sowie große Teile des visuellen Cortex (der im occipitalen Cortex lokalisiert ist und für die Verarbeitung von visuellen Sinneseindrücken zuständig ist) beim Träumen aktiviert sind.

Während des Träumens sind auch die Gehirnareale aktiv, die dem jeweils geträumten Inhalt entsprechen, also visuelle Areale beim Betrachten von Objekten oder Situationen, motorische Areale bei Bewegungen, oder das Sprachzentrum beim Sprechen oder Zuhören. Zudem führen Schädigungen des visuellen Assoziationsareals (also dem Teil der Sehrinde, der einzelne visuelle Eindrücke zu Bildern verbindet) zum Verlust des Träumens, während eine Schädigung der primären Sehrinde (was mit Blindheit einhergeht) keinerlei Auswirkungen auf das Träumen hat. Daher kann vermutet werden, dass die Areale, die die Bilder generieren (Assoziationscortex) für die Generierung der Traumbilder notwendig sind. Hingegen ist die tatsächliche Wahrnehmung von visuellen Eindrücken für das Traumgeschehen irrelevant.

Wir haben schon erfahren, dass ein gewisser Aktivierungsgrad für das Träumen wichtig ist. Dies gilt erst recht für die Albträume, bei denen eine direkte Beziehung zwischen körperlicher Erregung und Albtrauminhalten nachgewiesen werden konnte. Bei Albträumen steigt die Herzfrequenz an, die Atmung wird schneller und flacher. Und auch der Zusammenhang zwischen erotischen Trauminhalten und der Peniserektion ist bei Albträumen besonders deutlich.

6. Wodurch können Albträume entstehen?

Historische vorwissenschaftliche Annahmen über die Ursachen von Albträumen haben wir bereits in Kapitel 3 kennengelernt und wollen hier nicht mehr auf sie eingehen. Aber selbst in der wissenschaftlichen Literatur herrschte bis noch vor wenigen Jahrzehnten die Auffassung, Albträume entstünden durch ungünstige körperliche Faktoren, wie z. B. ein zu reichhaltiges Essen kurz vor dem Schlafengehen oder falsche Ernährung. Falsche Schlafpositionen oder Atemnot während des Schlafens wurden ebenfalls lange als Ursache für Albträume angesehen. Heute wissen wir, dass auch diese Faktoren nicht wesentlich zu Albträumen führen.

6.1 Akute Belastungen

Dass akute Belastungen zu Albträumen führen können, scheint eine allgemein bekannte Tatsache zu sein. Kindern sagt man, sie sollten keine grausamen Filme schauen, um davon nicht schlecht zu träumen. Und auch als Erwachsene kennen wir das Phänomen, dass wir bei belastenden Ereignissen (z. B. Konflikten am Arbeitsplatz oder in der Familie, Prüfungsstress), schlecht träumen oder davon im Traum heimgesucht werden können. Doch führen akute, also kurzfristige und aktuelle Belastungen tatsächlich zu Albträumen?

Auch wenn es augenscheinlich und nach subjektiven Erfahrungen so sein mag, ist der Forschungsstand hier weniger eindeutig. Zwar ist es unbestritten, dass akute Belastungen zu Albträumen führen können, jedoch sind diese Belastungen oft nicht das Thema der Albträume, sondern sie führen in der Regel zu Albträumen mit ganz anderen Albtrauminhalten. So gehen Stressbelastungen tatsächlich oft mit dem Auftreten von Albträumen einher. In einer Untersuchung von Kales, Soldatos, Caldwell, Charney, Kales, Markel, und Cadieux (1980) gaben 90 % der befragten Personen, die Albträume hatten, an, dass akuter Stress bei ihnen die Häufigkeit von Abträumen erhöht. Und bei 60 % dieser Personen gingen auch tatsächlich belastende und aufwühlende Ereignisse den Albträumen voraus. Ebenso konnten Krakow, Kellner, Neidhardt, Pathak und Lambert (1993) nachweisen, dass die meisten Menschen mit häufigen Albträumen vor dem tatsächlichen Auftreten der Albträume eine für sie belastende Zeit hinter sich hatten. In zahlreichen Untersuchungen konnte weiterhin gezeigt werden, dass das Ausmaß des erlebten Stresses mit der Häufigkeit von Albträumen in Zusammenhang steht.

Jedoch ist es so, dass die stresshaften Ereignisse eines Tages nur einen schwachen Einfluss auf das Auftreten von Albträumen in der darauffolgenden Nacht haben. Perlis und Nielsen (1993) haben mit einer Tagebuchstudie versucht, den Einfluss der Belastungen eines Tages auf Albträume in der folgenden Nacht aufzuzeigen, konnten jedoch nur einen sehr geringen Zusammenhang zeigen. In ihrer Studie nahm unmittelbar nach einem stressreichen Ereignis oder einer akuten Belastung die Häufigkeit von Albträumen nicht wesentlich zu. Auch wir konnten in einer Studie an Personen mit einer Spinnenangst zeigen, dass das Betrachten eines Dokumentarfilms über Spinnen wenige Stunden vor dem Einschlafen (was für diese Personen eine extreme Belastung darstellte) nicht zu einer Zunahme von Albträumen oder Träumen über Spinnen in der folgenden Nacht geführt hat. Es scheint also eher so zu sein, dass belastende oder stressreiche Ereignisse das Auftreten von Albträumen nicht sofort, sondern mit einer Verzögerung von mehreren Tagen bewirkt. Zudem führen belastende Ereignisse, wenn sie Albträume auslösen, oft zu Albträumen, in denen gar nicht das ursprüngliche belastende Ereignis vorkommt, sondern andere angsterzeugende Inhalte. Das heißt aber nicht, dass nicht doch in manchen Fällen auch von einem vor kurzer Zeit tatsächlich stattgefundenen belastenden Ereignis in einem Albtraum geträumt werden kann. Wir können also festhalten, dass stresshafte und akut belastende Ereignisse tatsächlich zum Auftreten von Albträumen führen können, dass in diesen Albträumen aber nicht unbedingt von dem tatsächlich belastenden Ereignis geträumt wird, sondern oft ganz andere Albtrauminhalte vorkommen. Möglicherweise wird der Einfluss der akuten Belastungen auf Albträume auch aufgrund unserer subjektiven Erfahrung überschätzt, weil wir diese Albträume mit bestimmten Ereignissen in unserem Leben in Verbindung bringen können, bleiben sie uns besser in Erinnerung. Und schließlich müssen noch andere Faktoren, nämlich bestimmte Persönlichkeitsfaktoren hinzukommen, die uns anfällig dafür machen, dass wir nach oder während akuten Belastungen Albträume haben. So konnte gezeigt werden, dass der Einfluss von akuten Stressbelastungen auf das Auftreten von Albträumen verschwindet, wenn solche Persönlichkeitsfaktoren mit Hilfe von statistischen Verfahren kontrolliert werden (Schredl, 2003). Was diese Persönlichkeitsfaktoren sein können, wollen wir im nächsten Kapitel näher betrachten.

6.2 Persönlichkeitsfaktoren

Es gibt eine Vielzahl von psychologischen Studien, die zeigen konnten, dass bestimmte Persönlichkeitseigenschaften, also zeitlich stabile, lang überdauernde

Persönlichkeitsfaktoren (sogenannte Traits), die Wahrscheinlichkeit für das Auftreten von Albträumen erhöhen. Die wichtigsten Persönlichkeitsfaktoren sind Neurotizismus, Ängstlichkeit, Kreativität und die sogenannten dünnen Grenzen. Das Wesen dieser Persönlichkeitsfaktoren ist, dass sie bei allen Menschen vorkommen, jedoch in unterschiedlich starkem Ausmaß. Die meisten Personen zeigen diese Persönlichkeitseigenschaften in mittlerem Ausmaß, es gibt aber auch Menschen, die eine oder mehrere dieser Eigenschaften in sehr geringem oder in sehr hohem Ausmaß aufweisen. Entsprechend lassen sich Menschen also danach beurteilen, ob sie einen sehr hohen oder sehr niedrigen Neurotizismus aufweisen oder eine sehr hohe oder sehr niedrige Ängstlichkeit.

Neurotizismus

Unter Neurotizismus (auch emotionale Labilität genannt) versteht man eine Persönlichkeitseigenschaft, die durch die Intensität und Kontrolle emotionaler Reaktionen und Abläufe gekennzeichnet ist. Personen mit hohem Neurotizismus neigen dazu, emotionale Erfahrungen intensiv zu verarbeiten, sie werden oft von ihren Gefühlen überrollt und haben Schwierigkeiten, ihre Gefühle zu kontrollieren oder adäquat zu verarbeiten. Das äußert sich darin, dass sie schon durch relativ banale und im Grunde harmlose Ereignisse in starke emotionale Turbulenzen gestürzt werden (daher die emotionale Labilität). Menschen mit hohem Neurotizismus leiden entsprechend oft auch unter psychosomatischen Krankheitssymptomen (z. B. Kopfschmerzen, Bauchschmerzen). Im Gegensatz dazu sind Menschen mit sehr niedrigem Neurotizismus „durch nichts aus der Ruhe zu bringen“, sie kennen quasi kaum emotionale Belastungen und wirken in ihrer Gefühlswelt stabil, aber auch kaum variabel und leiden selten unter psychosomatischen Erkrankungen.

Ein hoher oder ausgeprägter Neurotizismus scheint eine der wichtigsten Persönlichkeitseigenschaften zu sein, die mit dem vermehrten Auftreten von Albträumen in Verbindung steht. In einer Vielzahl von Studien konnte gezeigt werden, dass Menschen mit hohen Neurotizismuswerten zum einen mehr Albträume haben als Menschen mit niedrigen oder mittleren Neurotizismuswerten und zum anderen auch viel mehr unter ihren Albträumen leiden als Menschen mit niedrigem Neurotizismus. Dass Personen mit hohem Neurotizismus mehr Albträume haben, überrascht nicht, verarbeiten diese Menschen doch ihre Gefühle, Erfahrungen und Eindrücke viel intensiver und mehr auf sich selbst bezogen als Personen mit niedrigem Neurotizismus. Diese Menschen leiden also viel mehr unter ihren alltäglichen Belastungen und Gefühlen. Die oben angesprochenen akuten Belastungen stellen für diese Menschen daher auch eine viel stärkere Herausforderung und Belastung dar. Daher wird es verständlich, dass akute

Belastungsereignisse vor allem bei Personen mit hohem Neurotizismus eine besondere Herausforderung darstellen und vor allem im Zusammenwirken dieser Belastungen mit hohem Neurotizismus zu einem vermehrten Auftreten von Albträumen führen. Zudem ist es auch so, dass Menschen mit hohen Neurotizismuswerten im Allgemeinen auch tatsächlich über mehr Belastungen, mehr Stress klagen. Das kann sowohl daran liegen, dass sie aufgrund ihres erhöhten Neurotizismus mehr in belastende Situationen geraten, aber auch, dass sie Belastungen aufgrund des Neurotizismus intensiver erleben und mehr darunter leiden.

Personen mit hohem Neurotizismus haben also nicht nur mehr Albträume als Personen mit niedrigem Neurotizismus, sondern aufgrund ihrer emotionalen Labilität machen ihnen ihre Albträume auch mehr zu schaffen (Köthe & Pietrowsky, 2001). Ein Albtraum stellt für jeden Menschen ein ungewöhnliches und oft belastendes Ereignis dar. Bei einer hohen Neurotizismusausprägung stellt aber der Albtraum selbst wieder ein besonders belastendes Ereignis dar, das diese Menschen oft überfordert. Sie werden durch den Albtraum extrem verunsichert, in ihren Gefühlen erschüttert, zweifeln an sich und fragen sich, was bei ihnen nicht in Ordnung sei, warum sie diese Albträume haben. Oft grübeln und denken sie noch Tage nach einem Albtraum an diesen, hadern mit sich selbst und ihrem Schicksal und haben Probleme, ihre Gefühlswelt wieder in Ordnung zu bringen. Es ist daher nicht überraschend, dass gerade bei Menschen mit hohem Neurotizismus ein Aufschaukelungsprozess stattfindet, dergestalt, dass die Beeinträchtigung durch einen erlebten Albtraum selbst zu einer emotionalen Belastung wird, die ihre Gefühlsregulation überfordert und damit wieder Ursache für weitere Albträume sein kann.

Ängstlichkeit

Auch eine erhöhte *Ängstlichkeit* im Sinne einer überdauernden Persönlichkeitseigenschaft geht mit einem vermehrten Auftreten von Albträumen einher. Personen mit einer erhöhten Ängstlichkeit machen sich vielmehr Sorgen, sie nehmen eine Vielzahl von objektiv wenig gefährlichen Situationen als Bedrohung wahr und sind insgesamt vorsichtiger und gehemmter in ihrem Umgang. Im Gegensatz zu dieser stabilen Ängstlichkeit als Persönlichkeitseigenschaft (Trait) unterscheidet man noch die sogenannte Zustandsangst (State), also die Angst in bestimmten Situationen. Personen können also trotz niedriger Trait-Ängstlichkeit in bestimmten angstvollen Situationen mit hoher Angst reagieren, wie auch Menschen mit hoher Trait-Ängstlichkeit in bestimmten Situationen wenig Angst zeigen können. Im Allgemeinen reagieren aber Menschen mit einer hohen Trait-Ängstlichkeit auch in tatsächlichen Angstsituationen mit einer erhöhten Zustandsangst so, dass sie nicht nur viel häufiger vermeintliche Gefahren erleben und erwarten, sondern in tatsächlichen Angstsituationen diese auch als viel bedrohlicher erleben als Menschen mit einer geringen Trait-Ängstlichkeit. Es ist daher auch nicht verwunderlich, dass Personen mit erhöhter Trait-Ängstlichkeit mehr über Albträume berichten, leben sie doch in einer Welt, die in ihrer Wahrnehmung gefährlich und bedrohlich ist und diese vermeintlich gefährliche Welt spiegelt sich in ihren vermehrten Albträumen wider. In den Albträumen von Menschen mit erhöhter Ängstlichkeit tauchen auch übermäßig oft die Themen Krankheit und Tod auf, was auch als Hinweis darauf gesehen werden kann, dass sich diese Menschen sehr viel Sorgen um ihre Gesundheit und das Leben von ihnen und ihren Angehörigen machen (Berquier & Ashton, 1992).

Kreativität

Auch die Kreativität kann als eine Persönlichkeitseigenschaft gesehen werden, die relativ zeitstabil bei Menschen unterschiedlich stark ausgeprägt ist, auch wenn sie – wie etwa die Intelligenz – durch entsprechende Förderung geübt und verbessert werden kann. Unter der Kreativität versteht man die Fähigkeit, neue und ungewöhnliche Assoziationen herzustellen und damit neue Ideen und Sichtweisen zu generieren und letztlich neue und schöpferische Lösungen für bestimmte Aufgaben oder Probleme zu finden. Menschen mit erhöhter Kreativität erinnern sich insgesamt besser an ihre Träume und sie berichten auch mehr über Albträume als Menschen mit geringer oder mittlerer Kreativität. Ihre Träume werden als insgesamt fantasievoller und ihre Albträume als bizarrer berichtet als jene von weniger kreativen Menschen. Allerdings berichten kreative Menschen mit vielen Albträumen auch mehr über angenehme Träume als weniger kreative Menschen. Der Grund, warum kreative Menschen mehr Träume erinnern und mehr Albträume haben, ist vermutlich der, dass diese Personen aufgrund ihrer Kreativität auch im Traum eher ungewöhnliche Assoziationen bilden. Ihre Träume sind daher fantastischer und bizarrer, weshalb sie besser erinnert werden. Zudem sind Menschen mit hoher Kreativität vermutlich offener für neue Erfahrungen und Gedanken, was sich auch darin niederschlägt, dass neben angenehmen Assoziationen auch negative und bedrohliche Gedanken und Assoziationen bei ihnen eher gebildet werden und auftreten.

Dünne Grenzen

Unter dem psychologischen Konzept der „dünnen Grenzen“ versteht man eine hohe Durchlässigkeit zwischen verschiedenen psychischen Bereichen, also z. B. zwischen Wirklichkeit, Fantasie, Tagtraum oder Träumen. Personen mit dünnen Grenzen sind sensibel, ungewöhnlich offen und haben intensive, konfliktreiche Beziehungen. Ihnen fällt es oft schwer, zwischen Traum und Realität zu unterscheiden. Man kann also sagen, dass Menschen mit dünnen Grenzen ihren Fantasien und Träumen mehr Bedeutung beimessen, sie damit auch als einen Teil ihrer Wirklichkeit ansehen, so wie sie zugleich ihre wirklichen Erfahrungen und Erlebnisse oft unter dem Aspekt des Fantastischen und Irrealen betrachten. Damit verschwimmen bei ihnen die Grenzen zwischen Realität und Fantasiertem oder Geträumtem. Im Gegensatz dazu unterscheiden Menschen mit dicken Grenzen klar und deutlich zwischen Wirklichkeit, Traum und Fantasie. Es ist nicht überraschend, dass Menschen mit dünnen Grenzen auch kreativer und künstlerischer sind, was möglicherweise auch die vermehrten Albträume bei künstlerisch tätigen Personen erklären kann. Das Konzept der dünnen Grenzen stammt von dem amerikanischen Psychologen Ernest Hartmann, der es 1989 zum ersten Mal beschrieben hat. Nach Hartmann lassen Menschen mit dünnen Grenzen angsterregende Erinnerungen in ihren Träumen oder Fantasien eher zu. Personen mit dünnen Grenzen schreiben ihren Träumen mehr Bedeutung zu und können Träume generell besser erinnern (Pietrowsky & Köthe, 2003). Hartmann hat einen Fragebogen entwickelt (das sogenannte Boundary Questionnaire), mit dem sich messen lässt, wie dünn oder dick die psychischen Grenzen eines Menschen sind.

Neben den genannten Persönlichkeitseigenschaften, die sehr wichtig für das Auftreten und Erleben von Albträumen sind, gibt es noch weitere Persönlichkeitseigenschaften, die nach gegenwärtigem Wissensstand eine eher untergeordnete Rolle für Albträume spielen. Hierzu zählt der Chronotyp eines Menschen, also ob jemand eher ein Morgen- oder ein Abendmensch ist. Morgentypen stehen früher auf, sind morgens gleich sehr fit und leistungsfähig, während sie abends dann auch schnell müde werden. Im Gegensatz dazu stehen Abendmenschen spät auf und erreichen ihre beste Leistungsfähigkeit erst gegen Abend, weshalb sie dann in der Regel auch wieder spät zu Bett gehen. Der Unterschied zwischen diesen beiden Typen liegt nicht einfach nur darin, dass die einen spät aufstehen und abends deshalb fit sind, sondern ist in unterschiedlichen chronobiologischen Prozessen (Biorhythmus) begründet. Es konnte nun gezeigt werden, dass bei den Frauen die Abendtypen deutlich mehr und deutlich schlimmere Albträume haben als die Morgentypen. Für Männer wurde ein solcher Zusammenhang nicht gefunden (Nielsen, 2010).

6.3. Psychische Störungen

Wie wir in Kapitel 2.3 schon gesehen haben, gehen psychische Störungen, wie z. B. die Depression, Schizophrenie oder Angststörungen häufig mit vermehrten

Albträumen einher. Ganz besonders oft treten Albträume bei der Posttraumatischen Belastungsstörung (PTBS) auf, wo sie sogar ein wichtiges Definitionskriterium für diese Störung sind. Da die Albträume bei der PTBS so zentral sind und sich auch in gewisser Weise von den anderen Albträumen unterscheiden, wie wir ja bereits in Kapitel 1 gesehen haben, werden die Albträume bei der PTBS gesondert im nächsten Kapitel behandelt.

Die Depression ist eine sehr weit verbreitete psychische Erkrankung, von der in Deutschland bis zu 10 % der Männer und sogar bis zu 20% der Frauen, zumindest einmal im Leben, betroffen sind. Eine Depression geht einher mit einer gedrückten bis tieftraurigen Stimmung, einem ausgeprägten Gefühl der Hoffnungslosigkeit, Selbstmordgedanken, einem Verlust der Freude an vielen Dingen und Aktivitäten, Konzentrationsschwierigkeiten, einem sozialen Rückzug und auch körperlichen Symptomen wie Schlaf- und Appetitstörungen.

Da depressive Menschen sich sehr viele Sorgen machen, vor allem um ihre eigene Zukunft oder die ihrer Angehörigen, oft an den Tod und das Sterben denken und sich mit immerwährenden Schuldvorwürfen plagen, tauchen diese Themen auch gehäuft in ihren Albträumen auf. So träumen Depressive oft von schweren Erkrankungen, dem eigenen Sterben oder dem Tod von Angehörigen, von Vereinsamung oder Verarmung und erleben sich in ihren Träumen schuldbeladen. Obgleich das depressive Erleben schon sehr belastend ist, können diese Albträume zusätzlich zu einer weiteren Quelle der Belastung führen und die Schwermut, Hoffnungslosigkeit und Aussichtslosigkeit der Betroffenen steigern. Für die Erkrankten ist es besonders belastend, dass sie nicht einmal im Schlaf ihren Sorgen und Nöten entkommen können, nicht einmal im Schlaf endlich Ruhe finden, was dazu führen kann, dass sie sich regelrecht davor fürchten, einzuschlafen, da dann in Träumen und Albträumen die Tortur ihrer quälenden Gedanken und Befürchtungen sich fortsetzt. Interessanterweise ist es so, dass bei vielen depressiven Personen diese sehr belastenden Albträume sogar noch anhalten, auch wenn die Depression selbst wieder abgeklungen ist.

Die Gründe dafür, warum depressive Menschen vermehrt unter Albträumen leiden, sind mannigfaltig. Zum einen ist es so, dass die Sorgen und Schuldgefühle, die die Depressiven plagen, als akute Belastungen in das Traumgeschehen hineinwirken können, so wie das in Kapitel 6.1 beschrieben ist. Darüber hinaus ist die Depression aber auch durch bestimmte Veränderungen in der Schlafarchitektur gekennzeichnet (siehe Kapitel 5), die vor allem in einem vermehrten und frühen Auftreten von REM-Schlaf und dem Fehlen von Tiefschlaf besteht. Das bedeutet, dass bei depressiven Menschen, im Gegensatz zu Gesunden, schon sehr bald nach dem Einschlafen (anstelle des Tiefschlafs) die ersten REM-Schlaf-Phasen auftreten. Da der REM-Schlaf aber, wie beschrieben, mit dem Auftreten von Träumen und vor allem auch von Albträumen, verbunden ist, ist damit bei Depressiven die Wahrscheinlichkeit erhöht, dass sie mehr Albträume haben und diese auch bereits kurz nach dem Einschlafen auftreten können.

Die Schizophrenie ist eine andere schwerwiegende psychische Störung, die mit vielfältigen Symptomen einhergehen kann, die von kurzzeitigen Wahnphänomenen und Halluzinationen bis hin zu chronischen Defiziten geistiger und

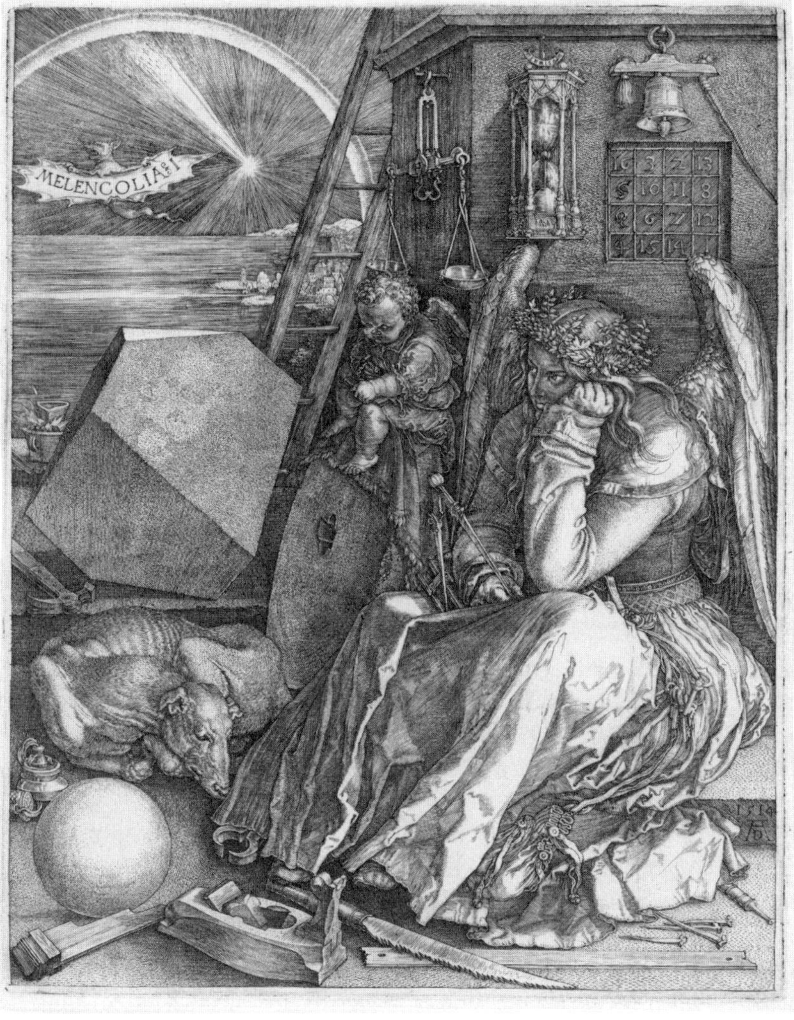

Abbildung 25: Albrecht Dürer: Melencolia

intellektueller Fähigkeiten und sozialem Rückzug reichen können. Wie bei der Depression ist auch bei der Schizophrenie die Schlafarchitektur verändert im Sinne eines verkürzten Tiefschlafs und einem verfrühten Auftreten von REM-Schlaf (Sartory, 2007). Vor allem schizophrene Patienten mit Wahnvorstellungen und Halluzinationen haben mehr REM-Schlaf, während solche, die unter einer Verarmung ihrer geistigen Fähigkeiten und Gefühle leiden, eher eine Reduktion des Tiefschlafs aufweisen. Der vermehrte REM-Schlaf, zusammen mit dem beängstigenden Erleben während der Halluzinationen oder Wahnvorstellungen, mag dazu beitragen, dass schizophrene Personen häufiger unter Albträumen leiden. Es sei an dieser Stelle darauf hingewiesen, dass von manchen Forschern das Traumerleben mit schizophrenem Erleben verglichen wird. In beiden Fällen kommt es zu bizarren Vorstellungen und einem ungewöhnlichen Erleben, das rational nicht nachvollziehbar ist und gerade durch seine unlogische Andersartigkeit, intensive Bildhaftigkeit und tief gehende Emotionalität gekennzeichnet ist.

Wie wir schon in Kapitel 2.3 gesehen haben, gibt es viele Störungsbilder, die zu den Angststörungen gerechnet werden. Bei Menschen mit Angststörungen treten die Themen ihrer Ängste auch vermehrt in Albträumen auf. So träumen Menschen mit einer Agoraphobie öfters von Situationen, in denen sie in der Öffentlichkeit beispielsweise plötzlich nackt dastehen. Oder Personen mit einer sozialen Phobie träumen gehäuft von Prüfungssituationen, in denen sie sich hilflos ausgeliefert fühlen und Scham dabei empfinden, weil sie sich als inkompetent oder dumm in dieser sozialen Situation erleben. Personen mit einer Generalisierten Angststörung träumen gehäuft von den befürchteten Situation wie Unfällen, Krankheiten oder finanzielle oder berufliche Katastrophen. Generell lässt sich sagen, dass vermutlich die erhöhte Erregung und Anspannung der Angstpatienten, zusammen mit dem beständigen Denken an die gefürchteten angstbesetzten Situationen, Albträume auszulösen vermag. Es wäre also nicht die Angsterkrankung, sondern das gedankliche Beschäftigen mit dem, wovor sie Angst haben, was ihre Albträume auslöst, ganz im Sinne der Kontinuitätshypothese, dass im Traum das den Menschen beschäftigt, was ihn im Wachzustand auch schon beschäftigt hat.

Daneben findet sich, ähnlich wie bei der Depression, wo ja mehr und früher einsetzender REM-Schlaf als eine mögliche Ursache für die vermehrten Albträume infrage kommt, auch bei den Angststörungen eine vermehrte REM-Schlaf-Aktivität. So bewirken viele Medikamente gegen Angststörungen (insbesondere die sogenannten Benzodiazepine) eine Reduktion des REM-Schlafs und nach dem Absetzen dieser Medikamente kann es wieder zu einer deutlichen Zunahme des REM-Schlafs, verbunden mit einer Zunahme von Albträumen, kommen.

6.4 Medikamente und Drogen

Albträume können auch durch Medikamente und Drogen ausgelöst werden. Medikamente, die zu Albträumen führen können, sind vor allem Psychopharmaka, also jene Medikamente, die zur Behandlung psychischer Störungen eingesetzt werden und auf das Gehirn wirken. Hierzu gehören Medikamente zur Behandlung der Depression (Antidepressiva), zur Behandlung von Angststörungen (Anxiolytika) und zur Behandlung der Parkinson-Krankheit (Dopamin-Agonisten). Aber auch Medikamente, die nicht primär auf das Gehirn wirken sollen, können zu Albträumen führen, wie z. B. blutdrucksenkende Medikamente.

Warum Antidepressiva – und hier vor allem die Stoffgruppe der selektiven Serotonin-Wiederaufnahmehemmer (SSRI) – zu Albträumen führen können, ist unklar. Sie erhöhen die Aktivität des serotonergen Systems im Gehirn, die vorrangig mit dem Non-REM-Schlaf verknüpft ist, in dem Albträume nicht auftreten. Zugleich wirken alle antidepressiven Medikamente, ganz gleich, welcher pharmakologischen Stoffgruppe sie angehören, auch auf den REM-Schlaf, indem sie die REM-Latenz erhöhen, also die Zeit nach dem Einschlafen bis die erste REM-Episode auftritt. Jedoch wird der REM-Anteil des Schlafs durch Antidepressiva in der Regel nicht verändert. Es wird vermutet, dass die Antidepressiva auch das Gleichgewicht zwischen den Transmittern Serotonin und Dopamin beeinflussen, was letztlich dann in einer dopaminergen Wirkung resultiert, die sich auf vermehrte Albträume niederschlägt.

Zur Behandlung der Parkinson-Krankheit werden Medikamente gegeben, die den Dopaminspiegel im Gehirn erhöhen (Dopamin-Agonisten). Diese steigern ebenfalls die Albtraumhäufigkeit, vermutlich darüber, dass sie halluzinatorische Zustände im Schlaf auslösen. Passend dazu findet sich eine vermehrte Aktivität des Neurotransmitters Dopamin bei Patienten mit Schizophrenie und ist mit dem Auftreten von Halluzinationen und Wahnvorstellungen verbunden. Es gibt auch schwache Hinweise dafür, dass die Medikamente zur Behandlung der Schizophrenie, die sogenannten Neuroleptika, ebenfalls Albträume auslösen.

Anxiolytika, und hier vor allem die Stoffgruppe der Benzodiazepine, führen zu einer Reduktion des REM-Schlafs, was mit einem Rückgang der Albtraumhäufigkeit bei Angstpatienten verbunden ist. Vermehrte Albträume treten aber nach Absetzen der Medikamente auf (die aufgrund ihres großen Suchtpotenzials auch nie über einen längeren Zeitraum eingenommen werden sollten), wobei es dann zu einer deutlichen Zunahme des REM-Schlafs kommt (REM-Rebound). Dies ist die Ursache für die vermehrten Albträume beim Absetzen dieser Medikamente.

Über welchen Mechanismus blutdrucksenkende Mittel vermehrt Albträume auslösen können, ist unbekannt. Es muss aber angenommen werden, dass diese Medikamente nicht nur auf den Blutdruck, sondern auch auf das Gehirn wirken, da weitere zentralnervöse Effekte dieser Substanzen beschrieben sind. Eine Stoffgruppe dieser Medikamente wirken über die Beta-Rezeptoren des noradrenergen Systems (Beta-Blocker) und sie könnten somit auch zentralnervös auf das noradrenerge System Einfluss nehmen. Auf der anderen Seite gehört ein blutdrucksenkendes Mittel, das Prazosin (Minipress®), zu den wenigen Medikamenten, die nachweislich die Albtraumhäufigkeit senken können.

Die wichtigsten Drogen, die Albträume auslösen können, sind Amphetamine, Kokain und Haschisch. Amphetamine und Kokain wirken auf das dopaminerge Transmittersystem des Gehirns und können, wie für die Dopamin-Agonisten beschrieben, zu psychoseähnlichen Zuständen und Albträumen führen. Tetrahydrocannabinol (THC), der Wirkstoff von Haschisch und Marihuana wirkt anticholinerg, hemmt also die Freisetzung von Acetylcholin. Damit wirkt es dem Auftreten von REM-Schlaf entgegen, es kann aber nach Absetzen bzw. bei Nachlassen der Wirkung zu dem oben beschriebenen REM-Rebound kommen, der mit vermehrten Albträumen einhergeht.

7. Albträume bei Posttraumatischen Belastungsstörungen

Die Posttraumatische Belastungsstörung (PTBS) ist ein Störungsbild, das in der Regel mit wiederkehrenden Albträumen einhergeht, in denen die traumatische Situation, die zu dieser Störung geführt hat, immer wieder geträumt wird (posttraumatische Albträume oder posttraumatische Wiederholungen genannt). Die traumatische Situation wird bei der PTBS nicht nur im Traum wieder erlebt, sondern sie kehrt auch in plötzlich einschießenden Bildern und Erinnerungen (sogenannte Flashbacks) immer wieder. Diese Flashbacks können spontan und plötzlich auftreten, sie können aber auch durch bestimmte Reize oder Situationen, die mit dem traumatisierenden Ereignis in irgendeiner Weise verknüpft sind, hervorgerufen werden. Ein weiteres wichtiges Merkmal der PTBS ist die Tatsache, dass die betroffene Person Situationen oder Reize vermeidet, die an das Trauma erinnern, also z. B. den Ort des Geschehens nicht mehr aufsuchen kann. Gedanken und Gefühle, die mit dem Trauma in Verbindung stehen, vermeidet oder mit niemandem über die traumatisierende Erfahrung sprechen kann. Schließlich äußert sich eine PTBS auch in körperlichen Veränderungen, wie z. B. Ein- und Durchschlafstörungen, einer vermehrten Reizbarkeit, Konzentrationsstörungen, einer übermäßigen Schreckhaftigkeit oder einer übermäßigen Wachsamkeit.

Was sind nun solche traumatisierenden Ereignisse, die zur Ausbildung einer PTBS führen können? Grundsätzlich muss ein traumatisierendes Ereignis das direkte Erleben einer Situation beinhalten, die mit dem Tod oder der Androhung des Todes, einer schweren Verletzung oder einer anderen Bedrohung der körperlichen Unversehrtheit verbunden ist. Es ist auch hinreichend, wenn dies dem Betroffenen nicht selbst widerfährt, sondern er ein solches Ereignis beobachtet, das einer anderen Person geschieht oder miterlebt, wie ein Familienmitglied oder eine andere nahestehende Person einen unerwarteten oder gewaltsamen Tod, schweres Leid oder die Androhung des Todes oder einer Verletzung erleiden muss. Typische Situationen, die solche stark traumatisierenden Ereignisse darstellen, sind gewalttätige Angriffe auf die eigene Person (Vergewaltigung, körperlicher Angriff, Raubüberfall), Entführung, Geiselnahme, Folterung, Gefangenschaft, Naturkatastrophen, schwere Unfälle oder die Diagnose einer lebensbedrohlichen Krankheit. Auch der (unerwartete) Anblick eines toten Körpers oder abgetrennten Körperteils können sehr stark traumatisierend sein. Bei Kindern können das auch ihrem Entwicklungsstand unangemessene sexuelle Erfahrungen oder angedrohte oder tatsächliche Gewalt oder Verletzung sein.

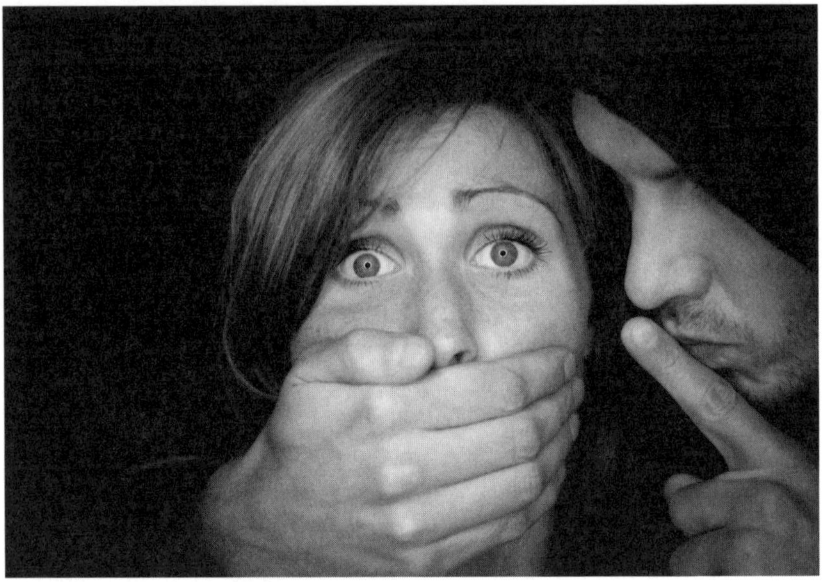

Abbildung 26: Traumatisierende Situation

Die Tatsache einer Traumatisierung ist noch nicht mit der Ausbildung einer PTBS gleichzusetzen. Daher ist eine erlebte Traumatisierung auch noch keine psychische Störung. Viele Menschen können ein solches schreckliches Ereignis verarbeiten, ohne eine PTBS zu entwickeln und nach der anfänglichen normalen psychischen Belastung entwickeln sich nicht die oben genannten Symptome. Bei manchen Menschen bleiben diese Symptome aber bestehen oder entwickeln sich sogar erst nach mehreren Wochen oder Monaten, dann spricht man von der PTBS. Warum manche Menschen nach einem traumatisierenden Ereignis eine PTBS entwickeln und andere nicht, hängt von vielen Faktoren ab. Zum Beispiel von der vor der Traumatisierung bestehenden psychischen Stabilität, aber auch davon, ob das Trauma nur einmal vorkam oder wiederholt stattfand (jahrelanger sexueller Missbrauch, lang währende Folter). Im letztgenannten Fall ist die Wahrscheinlichkeit für die Entwicklung einer PTBS generell höher. Auch die soziale Unterstützung nach dem Trauma spielt eine wichtige Rolle, so entwickelt sich eine PTBS auch eher, wenn die Betroffenen in ihrem sozialen Umfeld wenig Unterstützung erfahren, etwa wenn Frauen den Vorwurf bekommen, dass sie eine Vergewaltigung ja provoziert hätten oder Soldaten nach einem traumatisierenden Kriegseinsatz hören müssen, dass der Einsatz moralisch sowieso nicht gerechtfertigt sei.

Definitionsgemäß gehen also Traumatisierungen und vor allem das Störungsbild der PTBS mit vermehrten Albträumen (den posttraumatischen Albträumen) einher. Diese posttraumatischen Albträume unterscheiden sich in einigen Merkmalen von den anderen Albträumen, die wir bislang kennengelernt haben, den sogenannten idiopathischen Albträumen, die bei Menschen auftreten, die sonst keine psychische Störung oder eine psychische Störung haben (etwa Depressionen oder Angststörungen), bei denen die Albträume aber kein notwendiges Symptom darstellen. Der wesentliche Unterschied ist, dass sich die idiopathischen Albträume auf fiktive Situationen beziehen, während in den posttraumatischen Albträumen ein tatsächlich stattgefundenes Ereignis geträumt wird, eben das erlebte Trauma. Dieses Trauma kehrt in den posttraumatischen Albträumen immer wieder und wird entweder in der gleichen, sehr realitätsnahen Form geträumt oder findet sich in gering abgewandelter Form in den Albträumen wieder, wobei der Traum sich eindeutig auf die Traumatisierung bezieht. Mit zunehmender Besserung der PTBS kann es aber vorkommen, dass sich die Inhalte der Albträume vom tatsächlich stattgefundenen Trauma mehr und mehr auf andere Inhalte verschieben (z. B. von der stattgefundenen Vergewaltigung hin zu nicht erlebten Naturkatastrophen). Vor allem bei kleinen Kindern kann das Trauma häufig in abgewandelter Form in den posttraumatischen Albträumen auftreten. So können sich deren Albträume von dem tatsächlichen traumatischen Ereignis in Albträume von Monstern oder Albträume über die generelle Bedrohung der eigenen Person oder anderer Personen ändern. Da die posttraumatischen Albträume Symptom der PTBS sind, stellen sie auch keine eigene Störung dar, sondern werden als Ausdruck der PTBS gesehen.

Weitere Unterschiede zwischen idiopathischen und posttraumatischen Albträumen bestehen im Aufwachzeitpunkt und dem damit verbundenen Schlafstadium und der körperlichen Angstreaktion. Während der Aufwachzeitpunkt der idiopathischen Albträume vorwiegend in der zweiten Nachthälfte liegt und damit häufig in einen REM-Schlafstadium, kann der Aufwachzeitpunkt aus den posttraumatischen Albträumen sowohl in der ersten, als auch in der zweiten Nachthälfte liegen. Somit können Personen mit posttraumatischen Albträumen sowohl aus dem REM-Schlaf, als auch aus dem Non-REM-Schlaf aufwachen. Während die körperliche Reaktion (z. B. Herzrasen, Schweißausbrüche) bei idiopathischen Albträumen in der Regel mittelmäßig stark ausgeprägt ist, ist sie bei posttraumatischen Albträumen stark bis sehr stark vorhanden. Das heißt, ein Schläfer, der aus einem posttraumatischen Albtraum erwacht, zeigt eine sehr starke körperliche (vegetative) Erregung, bestehend aus Schweißausbrüchen, Herzrasen und schnellem und weniger tiefem Atmen. Es versteht sich fast von selbst, dass die häufig und oft regelmäßig jede Nacht wiederkehrenden posttraumatischen Albträume eine zusätzliche Belastung für die Betroffenen darstellen, insofern sie jede Nacht mit ihrer schrecklichen traumatisierenden Erfahrung konfrontiert werden und durch die starke körperliche Angstreaktion, diese Angst, die ja oft eine Todesangst ist, erneut durchleben müssen.

Da die posttraumatischen Albträume definitionsgemäß ein Symptom der PTBS sind, kommen diese bei nahezu allen Patienten mit dieser schwerwiegenden Störung vor. Auch bei Kindern, die ja generell mehr Albträume haben, hat eine erlebte Traumatisierung einen deutlichen Einfluss auf deren Albtraumhäufigkeit und die Intensität der erlebten Albträume. So haben traumatisierte Kinder und Jugendliche deutlich mehr Albträume als nicht traumatisierte Kinder und Jugendliche. Deren posttraumatische Albträume werden als viel schlimmer beschrieben als die Albträume nicht traumatisierter Kinder (Ossa, Bering & Pietrowsky, 2013). Die Behandlung der posttraumatischen Albträume spielt eine zentrale Rolle in der Behandlung der PTBS, sowohl bei Erwachsenen wie bei Kindern und Jugendlichen. Auf die Behandlung der Albträume und auch der posttraumatischen Albträume kommen wir im Kapitel 9 zu sprechen. Hier sei nochmals festgehalten, dass die posttraumatischen Albträume sich zwar dadurch von den anderen (idiopathischen) Albträumen unterscheiden, dass sie eine eindeutige Ursache haben, nämlich die real stattgefundene Traumatisierung, dass sie aber dennoch Albträume sind, die mit denselben Methoden behandelt werden können wie die idiopathischen Albträume.

8. Warum träumen wir? Theorien über die Funktion von Träumen und Albträumen

Obwohl die Träume seit Jahrtausenden die Menschheit beschäftigen und verschiedene Vorstellungen und Theorien über den Sinn und Zweck von Träumen und auch Albträumen entwickelt wurden, wissen wir zum gegenwärtigen Zeitpunkt immer noch nicht genau, warum wir eigentlich träumen und was der Sinn und Zweck von Träumen ist. Während in der Vergangenheit, wie wir in Kapitel 3 gesehen haben, Träume als eine Eingebung der Götter oder des Teufels angesehen wurden oder den Träumen eine schicksalshafte Vorhersagekraft beigemessen wurden, gehen neuere, wissenschaftliche Theorien davon aus, dass Träume eine adaptive Funktion haben, also dem Träumenden helfen, bestimmte Probleme zu bewältigen. Diese Auffassung findet sich in den psychoanalytischen Traumtheorien von Sigmund Freud und Carl Gustav Jung, aber auch in neueren psychoanalytischen und kognitionspsychologischen Theorien. Daneben gibt es auch die Auffassung, dass Träume gar keinen Sinn hätten, sondern nur ein Zufallsprodukt des Gehirns seien.

Die Traumtheorie von Freud

Die Veröffentlichung des Buchs „Die Traumdeutung" von Sigmund Freud im Jahr 1900 stellt einen Meilenstein in der theoretischen Begründung der Funktion der Träume dar. In diesem Werk wurde zum ersten Mal eine wissenschaftliche Theorie über die Funktion der Träume beschrieben. Das Buch ist eigentlich schon Ende 1899 erschienen, Freud hat es aber auf 1900 vordatiert, weil er davon überzeugt war, dass dieses Werk das neue Jahrhundert deutlich prägen würde (was es ja auch getan hat). Grob gesagt geht Freud davon aus, dass Träume die Funktion haben, Inhalte des Unbewussten, die im Schlaf leichter den Zugang zum Bewusstsein finden und damit den Schlaf stören würden, so umzuarbeiten, dass diese Inhalte als weniger bedrohlich erscheinen und damit den Schläfer nicht erschrecken oder verunsichern. Freud bezeichnete daher die Träume als den „Hüter des Schlafs". Träume dienen also dazu, bedrohliche Inhalte aus dem Unbewussten, also z. B. nicht verarbeitete oder akzeptierte sexuelle Wünsche oder aggressive Impulse, in weniger bedrohliche umzuarbeiten. Dadurch wird der Traum oft sehr absurd und die dahinter stehenden sexuellen oder aggressiven Wünsche und Impulse können nicht mehr erkannt werden, sodass sie für das Ich, also das Bewusstsein, nicht mehr bedrohlich sind.

Diesen Mechanismus der Umwandlung des unbewussten in einen bewussten und akzeptierbaren Inhalt bezeichnete Freud als „Traumarbeit". Die Traumarbeit wandelt also den sogenannten latenten Trauminhalt in einen manifesten Trauminhalt. Dieser Prozess der Traumarbeit erfolgt im Wesentlichen mithilfe von vier Mechanismen: der Verdichtung, der Verschiebung, der Darstellung durch Symbole und der sekundären Bearbeitung durch das normale (bewusste) Denken. Unter der Verdichtung versteht man, wenn mehrere Figuren oder Ereignisse zusammengefasst werden, etwa weil sie Gemeinsamkeiten oder aber Gegensätzlichkeiten aufweisen. Unter der Verschiebung versteht man, dass stark emotional besetzte Triebregungen auf scheinbar nebensächliche oder sinnlose Objekte verschoben werden. Die Darstellung durch Symbole meint die Umsetzung abstrakter oder bedrohlicher Begriffe in bildliche Darstellungen. Mit der sekundären Verarbeitung ist gemeint, dass das Bewusstsein den rudimentären manifesten Trauminhalt weiter bearbeitet, zensiert und ihm damit einen Zusammenhang gibt. Die sekundäre Verarbeitung „kittet" quasi die einzelnen Traumbilder und Traumaspekte des manifesten Trauminhalts zu einer Geschichte zusammen.

Als Beispiel für eine Verdichtung will ich aus einem Traum von mir berichten. Mir träumte, ich sei im Jahr 1938, als ich noch gar nicht auf der Welt war, in einen Zug auf der Fahrt nach Zürich. Mit mir im Abteil saß ein älterer, distinguierter und sehr gut gekleideter Herr mit seiner Frau. Ich erkannte in ihm Thomas Mann mit seiner Ehefrau Katia. Im Traum war mir klar, dass die beiden auf der Flucht vor dem Nazi-Regime in die Schweiz waren. Als wir an die deutsch-schweizerische Grenze kamen, betrat Zollpersonal den Zug und wollte potenzielle Flüchtlinge aussondern, um deren Ausreise aus Deutschland zu verhindern. Das Ehepaar Mann reiste unter falschem Namen und ich wurde als ihr Mitreisender zu ihnen befragt (offensichtlich gab es mit meiner Ausreise keine Probleme). Ich bestätigte unter großer Angst deren falsche Identität und so gelang Thomas Mann und seiner Frau die Flucht in die Schweiz. Die Verdichtung in diesem Traum zeigt sich darin, dass die Situation, bei der ich mit dem Ehepaar Mann in einem Zug saß, der in die Schweiz fuhr, zu einem zeitlich unmöglichen Ereignis wurde.

Ein Beispiel für eine Verschiebung wäre etwa der Traum, in dem ein Mann davon träumt, dass er einen Stadtbummel macht und sich verschiedene Schaufensterauslagen anschaut. Bei einem Juwelier schaut er sich die ausgestellten Uhren an und wird von einem dort als Dekoration ausgelegten Plüschhasen in Bann gezogen. Er betrachtet den Hasen genau, die Uhren interessieren ihn im Moment nicht mehr, und stellt fest, dass dem Hasen ein Knopfauge fehlt. Er überlegt sich noch, ob das Auge erst im Schaufenster abgegangen ist und sucht die Auslage nach dem Auge des Hasen ab, das er aber nicht finden kann. Als er erwachte, wunderte er sich noch, dass er sich so genau an den Plüschhasen und sein fehlendes Auge erinnern kann. Die Verschiebung durch die Traumarbeit könnte in diesem Fall sein, dass der Mann in seiner Kindheit während der Sommerferien eine Woche zu Verwandten verreist war und vergessen hat (und seine Eltern leider auch), seine beiden Meerschweinchen jemandem in Pflege zu geben. Als er von der Reise zurückkam, waren die beiden Tiere verdurstet und lagen tot in ihrem Käfig. Die Verschiebung war also in diesem Fall, dass die Traumarbeit den Trauminhalt von der sehr stark schuldbesetzten Tötung seiner Tiere auf den scheinbar nebensächlichen Plüschhasen in der Schaufensterauslage verschoben hat, der vordergründig nicht bedrohlich und bis auf das fehlende Auge unversehrt ist.

Die Darstellung in Symbolen kann sich z. B. darin äußern, dass eine schon etwas ältere Frau davon träumt, dass sie eine Wanderung in einem abgelegenen Wüstengebiet im Südwesten der USA macht. Bei dieser Wanderung kommt sie in immer einsamere und trockenere Gegenden. Schließlich ist sie in einem dürren und fast wüstenartigen Gebiet. Es gibt keine Vegetation mehr. Da entdeckt sie in einer Talsenke einen kleinen, prächtig blühenden Rosenstrauch. Dieser blühende Rosenstrauch inmitten der Dürre erweckt ihre ganze Aufmerksamkeit und Zuwendung. Sie geht hin und riecht an den Blüten und streichelt die Blätter. Dabei wird ihr ganz wehmütig ums Herz und sie fängt an zu weinen. Am nächsten Morgen ist ihr dieser Traum noch sehr lebhaft in Erinnerung und sie wundert sich, dass dieser Traum so starke Gefühle ausgelöst hat. Die Darstellung in Symbolen in diesem Traum kann darin gesehen werden, dass dieser scheinbar auffällige, nicht in die Situation passende blühende Rosenstrauch von der Traumarbeit als Symbol für das eigene Gefühl der Einsamkeit und der Angst vor dem Altern und dem Verblühen ihrer körperlichen Schönheit gewählt wurde. Somit ist nicht ihre eigene Angst im Traum präsent, die vermutlich noch viel intensiver und belastender wäre, sondern der blühende Rosenstrauch, der, inmitten der Ödnis ringsum, ein Symbol für diese Angst – und zugleich ein Bild der Hoffnung gegen diese Angst – darstellt.

Die sekundäre Verarbeitung findet dergestalt statt, dass eine steuernde, bewusst und eher logisch denkende Instanz aus den einzelnen Traumbildern und Traumelementen versucht, eine in sich stimmige Geschichte zu machen, sodass der Traum seine Absurdität und Zusammenhangslosigkeit verliert. Dieses gelingt der sekundären Verarbeitung natürlich mehr oder weniger gut, sodass Träume manchmal trotzdem sehr bizarr und absurd erscheinen. Nach Freud wirkt dieser Mechanismus so, als wolle er aus dem dargebotenen Material so etwas wie einen Tagtraum gestalten, also eine an sich fantastische und unreale Handlung, die aber doch noch eine gewisse Logik in sich trägt. Die sekundäre Verarbeitung kann sich zum Beispiel darin äußern, dass ein Mann davon träumt, dass er mit seiner Freundin einen Ausflug in den Wald macht, um dort mit ihr Sex zu haben (libidinöser Impuls), und unterwegs begegnet ihm seine schon verstorbene Mutter. Die sekundäre Verarbeitung macht daraus die Geschichte, dass er seine Freundin der Mutter vorstellt und sie sich dann zu dritt auf eine Ruhebank setzen. Die Mutter teilt ein mitgebrachtes Vesper aus, das sie dann gemeinsam verzehren. Dadurch wird aus den an sich nicht zusammenpassenden Teilen eine neue Geschichte konstruiert, die nicht mehr abstrus wirkt.

Selbstverständlich kommen diese Mechanismen der Traumarbeit in der Regel zusammen vor und ergänzen einander, sodass einzelne Traumelemente durchaus Merkmale der Verdichtung, Verschiebung, Symbolbildung und sekundären Verarbeitung zugleich zeigen können, so wie im genannten Beispiel für die Verschiebung auch Elemente der sekundären Verarbeitung zu finden sind.

In der psychoanalytischen Behandlung wird die Traumdeutung genutzt, um den umgekehrten Weg zu gehen, also vom manifesten Trauminhalt auf den latenten Trauminhalt zu schließen. Somit lassen sich die unbewussten Triebe und Wünsche erschließen und in der Therapie bewusst machen, um sie zu bearbeiten. Die Traumdeutung von Freud ist seit über 100 Jahren eine wichtige und außerordentliche Theorie über die Funktion und das Zustandekommen der Träume. Allerdings eignet sich diese Annahme nicht sehr gut dazu, Albträume zu erklären, da diese zu einem Erwachen führen und daher kein Hüter des Schlafs sind. Freud hat die Albträume dadurch zu erklären versucht, dass bei Albträumen die im Traum versuchte Wunscherfüllung so stark am Vorbewussten „rüttelt", dass dieses (Vorbewusstsein) „seine Ruhe nicht mehr bewahren kann" (Freud, 1900; S. 569). Deshalb würde der Traum abgebrochen und durch das Erwachen ersetzt.

Freud hat angenommen, dass Albträume eine masochistische Variation (im Sinne einer Selbstbestrafung wegen der libidinösen oder aggressiven Impulse) des Bestrebens nach Wunscherfüllung der Träume seinen, weshalb diese in so starker und selbstquälerischer Art auftreten würden. Damit würden die Albträume zwar auch – wie die anderen Träume – der Wunscherfüllung dienen, aber der Erfüllung strafender Wünsche aus dem Über-Ich. Und schließlich nahm er an, dass in Albträumen (er sprach immer nur von „Angstträumen") sich die neurotischen Konflikte, die sich in den anderen Träumen in durch die Traumarbeit entstellter Form zeigen, direkt und unverblümt zeigen, weshalb sie „in die Neurosenpsychologie" gehören, weshalb man, im Sinne einer Deutung, „weiter nichts mit ihnen zu schaffen habe" (Freud, 1900, S. 572). Und da die „neurotische Angst aus sexuellen Quellen stammt, kann ich Angstträume der Analyse unterziehen, um das sexuelle Material in deren Traumgedanken nachzuweisen" (Freud, 1900; S. 572).

Die Traumtheorie von Jung

Carl Gustav Jung, ein Schüler Sigmund Freuds, der sich später von ihm abgewandt und ein eigenes sehr einflussreiches und vor allem ein sehr wesentliches psychoanalytisches Gedankengebäude entwickelt hat, hat sich ebenfalls sehr viel mit Träumen beschäftigt. Er hat den Träumen eine wichtige Funktion für die psychische Entwicklung und psychische Stabilität des Menschen zugeschrieben. Nach seiner Auffassung bilden Träume nicht nur unbewusste Konflikte und Wünsche aus dem Es ab (wie dies Freud annahm), sondern Träume haben vor allem die Funktion, diejenigen Seiten der Persönlichkeit, die im realen Leben zu wenig beachtet oder zu wenig ausgelebt werden, zu beleuchten und damit zu einer Kompensation und Vervollständigung der Persönlichkeit beizutragen. Man bezeichnet diese Theorie daher auch als „Kompensationstheorie" des Träumens.

Nach Jung besteht die Persönlichkeit eines Menschen aus Gegensatzpaaren, wie z. B. der Anima und dem Animus oder der Introversion und der Extraversion. Die Anima beschreibt die weibliche Seite der Person, der Animus die männliche Seite. Nach Jung hat jeder Mensch, egal ob Mann oder Frau, weibliche und männliche Eigenschaften und Wesenszüge. Oft werden diese aber nicht gelebt oder sind nicht bewusst. So will z. B. ein Geschäftsmann, der von sich das Bild hat, hart und durchsetzungsfähig sein zu müssen, um erfolgreich zu sein, weibliche Anteile von Mitgefühl oder Verständnis nicht ausleben. Diese würden sich dann aber in seinen Träumen äußern, um diese unterrepräsentierten Persönlichkeitsanteile wieder zu vervollständigen. Damit hat der Traum ganz klar die Funktion der Vervollständigung der Persönlichkeit. Diese Funktion ist auch unter dem Aspekt der „Selbstverwirklichung" zu sehen – einem Begriff, der von Jung stammt – und ist das oberste Ziel eines würdevollen menschlichen Lebens, der Individuation. Nach Jung sind Anima und Animus sogenannte Archetypen, das sind universelle Bilder (Ideen) von Personen oder Menschentypen, die sich im Lauf der Entwicklungsgeschichte herausgebildet haben. So gibt es neben den Archetypen der Anima und des Animus die der Mutter, des Alten Weisen, des Helden, etc. Diese Archetypen sind nach Jung in jedem Menschen angelegt. Mythen, Rituale, Kunstwerke und eben auch Träume enthalten oft einen großen Anteil dieser urbildlichen Archetypen. In den Träumen würden sich dann entsprechend der Kompensationstheorie oft jene Archetypen zeigen, nach denen sich der träumende Mensch sehnt, die er in seinem wirklichen Leben in gewisser Weise vermisst. Entsprechend unterschied Jung auch zwischen „großen" Träumen, in denen sehr viel archetypische Metaphorik auftaucht und „kleinen" Träumen, die sich enger auf die bewussten Interessen und aktuellen Ereignisse des Träumers beziehen.

Gemäß der Kompensationstheorie des Träumens von Jung würden sich in Albträumen solche Gefühle, Ideen oder Gedanken äußern, die der Träumer im Wachzustand nicht zulässt oder die er ungenügend auslebt. Das heißt also nicht, dass sich jemand wünscht, beispielsweise verfolgt oder angegriffen zu werden. Aber dass dieser Mensch sich möglicherweise im realen Leben zu wenig mit seinen Ängsten (vor anderen Menschen) auseinandersetzt, sich zu wenig dieser schwachen, hilflosen, schutzbedürftigen Seite seiner Person bewusst ist, sodass diese als Albtraum wiederkehrt und ihm diese seine Ängste offenlegt.

Die Traumtheorie von Greenberg

Greenberg geht davon aus, dass Albträume dann entstehen, wenn die Träume es nicht mehr schaffen, ein stark belastendes traumatisches Ereignis zu bewältigen. Hintergrund dieser Annahme ist die Auffassung, dass Träume generell dazu dienen, Belastungen zu bewältigen, eine Auffassung, die wir ja bei vielen Theorien zur Funktion des Träumens antreffen. Die Theorie gilt aber nur für die Entstehung von posttraumatischen Albträumen, bei denen tatsächlich ein Trauma stattgefunden hat. Sie kann nicht die Entstehung von idiopathischen Albträumen erklären.

Die Traumtheorie von Solms

Eine neuere Traumtheorie stammt von Solms (Solms & Turnbull, 2010). Er versucht in dieser Theorie, die klassische Auffassung von Freud über die Entstehung von Träumen mithilfe von neurophysiologischer Evidenz zu belegen. Er konnte zeigen, dass Träume affektive Belastungen ausdrücken und die Unterbrechung dieses Ausdrucks mit Albträumen einhergeht. Auf der Grundlage neurophysiologischer Untersuchungen, dass während des REM-Schlafs – und damit während des Träumens – das Vorderhirn nur gering aktiviert ist, geht er davon aus, dass Träume durch hochspezifische Mechanismen im Vorderhirn verursacht werden. Die Teile des Vorderhirns, die an der Traumentstehung beteiligt sind, umfassen das gesamte limbische System, aber nicht die Regionen, die für höhere kognitive Funktionen zuständig sind und große Teile des visuellen Cortex. Träume werden nach seiner Auffassung durch die Aktivierung des Belohnungssystems (SUCH-System) des Gehirns eingeleitet. Normalerweise führt die Aktivierung dieses Systems zur Aktivität, zum Suchen und Explorieren von z. B. Nahrung oder Drogen oder Sexualpartnern. Da dies im Schlaf nicht möglich sei, würden wir träumen. So tritt der Traum an die Stelle einer motivierten Aktion. Im Traum würde sich dann die geistige Aktivität von der planerischen Handlungsebene (die im Vorderhirn lokalisiert und im Traum weitgehend inaktiv ist) auf die imaginative Wahrnehmungsebene verschieben, die – im Gegensatz zum

Wachzustand – nicht gehemmt wird. Daher verschiebt sich die geistige Verarbeitung in den Träumen von zielgerichteten Handlungen auf vornehmlich visuelle Wahrnehmungen. Damit sieht er eine neurophysiologische Bestätigung der Traumtheorie Freuds insofern, dass beim Träumen evozierte Wünsche und Bedürfnisse (durch das SUCH-System) vorliegen (Freuds unbewusste Triebregungen) und diese wegen der weitgehenden Inaktivität des hemmenden Vorderhirns nicht gehemmt werden. Allerdings ist diese Hemmung nicht vollständig, sodass doch noch eine Zensur des Trauminhalts stattfinden kann.

Kognitionspsychologische Traumtheorien

Kognitionspsychologische Traumtheorien legen ihren Schwerpunkt auf die adaptive Funktion des Träumens im Hinblick auf eine Anpassung an die alltäglichen Anforderungen und Gegebenheiten der Umwelt. Auch die zuvor beschriebenen psychoanalytischen Traumtheorien gehen davon aus, dass das Träumen eine adaptive Funktion hat, also dem Träumer hilft, mit emotionalen Belastungen besser zurechtzukommen. Im Gegensatz zu den psychoanalytischen Theorien kommen bei den kognitionspsychologischen Theorien die emotionalen Belastungen weniger aus den inneren Trieben oder Wünschen, sondern aus der Umwelt und der Anpassung an Probleme und Herausforderungen aus dem alltäglichen Leben. Entsprechend gehen diese Theorien davon aus, dass die kognitive Tätigkeit während des Träumens die gleiche Funktion hat wie die kognitive Tätigkeit während des Wachseins, vor allem also die Lösung von Problemen und damit die Anpassung an das Leben.

Die einfachste Annahme über die Träume – und zugleich eine sehr alte, wie Freud schon in seiner Traumdeutung (1900) ausführlich dargestellt hat – ist die Annahme, dass Träume einfach eine Fortsetzung des Wachlebens seien. Diese Annahme wird auch als Kontinuitätshypothese bezeichnet, weil sie von einer kontinuierlichen Fortsetzung des Inhalts des Wachgeschehens im Traumgeschehen ausgeht. Die Kontinuitätshypothese macht keine spezifische Annahme über die Funktion des Träumens, da sie von der simplen Annahme ausgeht, dass das, was einen Menschen am Tag beschäftigt, auch Gegenstand seiner Träume ist. Träume sind diesbezüglich die kontinuierliche Fortsetzung der Gedanken, Sorgen und Gefühle, die man am Tag hat. Auch wenn sich in vielen Fällen Tagesinhalte im Traum der darauffolgenden Nacht wiederfinden, ist es doch so, dass diese Hypothese zu kurz greift, um die inhaltliche und emotionale Vielfalt der Träume zu erklären. Gerade auch im Fall der Albträume ist es zudem so, dass Albträume nicht unmittelbar in einer Nacht nach einem furchterregenden Ereignis (z. B. dem Betrachten eines Horrorfilms) auftreten, sondern oft erst Tage später, sodass die Kontinuitätshypothese in ihrer einfachen Fassung das Auftreten der Albträume nicht zufriedenstellend zu erklären vermag. Und ebenso treten Albträume oft „aus heiterem Himmel“ auf, also auch, wenn am Vortag kein besonders schauerliches Erlebnis war.

Die gegensätzliche Annahme zur Kontinuitätshypothese ist die Kompensationshypothese. Diese geht davon aus, dass Träume dazu dienen, Belastungen des Wachzustands zu kompensieren. Dieser Theorie zufolge zeigt sich in Träumen das emotionale Gegenstück des Wachzustands. Wir haben die psychoanalytische Formulierung der Kontinuitätshypothese bereits in der Traumtheorie von C. G. Jung kennengelernt. Gemäß dieser Hypothese erlebt eine Person, die etwa tagsüber von vielen Ängsten und Sorgen geplagt wird, im Traum ein beschwingendes Glück und das Gefühl von Gelassenheit und Sorglosigkeit. Im Traum werden also die Gedanken und Gefühle ausgelebt, die im realen Leben nicht ausgelebt werden können oder zu kurz kommen. Bei dieser Annahme geht es um eine Vervollständigung der Gedanken und Gefühle durch den Traum, sie geht aber nicht davon aus, dass die Träume dazu dienen, die tagsüber vorherrschenden Gedanken und Gefühle zu bewältigen. Albträume sind gemäß dieser Hypothese schwer zu erklären, sie könnten allerdings die Auseinandersetzung mit Ängsten widerspiegeln, denen man sich im Alltag eher entzieht.

Die Mastery-Hypothese (Wright & Koulack, 1987) macht die Annahme, dass, von belastenden Ereignissen geträumt wird, um diese besser verarbeiten zu können. Der Traum, wie auch der Albtraum, hat gemäß dieser Hypothese die Funktion, ein gedankliches Probehandeln zu ermöglichen, eine geistige Auseinandersetzung mit einem belastenden Ereignis oder einem Problem zu gewährleisten. Wie beim Denken im Wachzustand geht es dieser Hypothese gemäß im Traum auch um das Finden von Lösungen und Handlungsmöglichkeiten für ein Problem oder ein belastendes Ereignis. Da die Problemlösung ein Sammeln von Informationen notwendig macht, bevor die richtige Lösung gefunden und gewählt werden kann, kann der Traum dazu dienen, viele und vor allem auch neue Lösungswege zu finden. Hier scheint der Traum gegenüber dem Wachzustand sogar begünstigt, da im Traum Assoziationen gelockert sind und Ideen und Einfälle gefunden werden können, die im Wachzustand möglicherweise wegen einer zu strengen rationalen Kontrolle nicht in Betracht gezogen werden. Da in Träumen im Allgemeinen auch alte Informationen aus der eigenen Lebensgeschichte auftauchen, kann dies als weiterer Hinweis dafür gesehen werden, dass im Traum auf frühere Erfahrungen zurückgegriffen wird. Diese werden mit den aktuellen Gegebenheiten verknüpft, um neue Lösungsansätze zu finden. Ein bei vielen Menschen vorkommender Prüfungstraum, in dem man z. B. durch eine Prüfung fällt oder es erst gar nicht schafft, zum Prüfungstermin zu erscheinen, hätte die Funktion, sich an die Gefühle zu gewöhnen und sie zu beherrschen und sich damit gedanklich auseinanderzusetzen. Wie kann man damit umgehen, wenn man tatsächlich durch eine Prüfung fiele? Damit kommt dem Traum eine eindeutig adaptive Funktion zu. Gemäß der Mastery-Hypothese dienen Albträume dazu, mit bestehenden Ängsten besser umzugehen oder Lösungsmöglichkeiten für bedrohliche Situationen zu durchleben, zu durchdenken und im Traum durchzuspielen.

Ernest Hartmann und sein Konzept der psychischen Grenzen als ein wichtiges Persönlichkeitsmerkmal für die Albtraumentstehung haben wir bereits kennengelernt (Kapitel 6.2). Er hat zudem eine Theorie über die Funktion von Träumen und Albträumen vorgelegt. Nach dieser Theorie, die als Kontextualisierungstheorie bezeichnet wird, (Hartmann, 1996) haben Albträume die Funktion, einen Kontext, im Sinne einer bildhaften Geschichte, für eine belastende Emotion zu schaffen. Im Albtraum kommt es gemäß dieser Theorie dazu, dass eine belastende Emotion, z. B. die Angst vor einer schweren Krankheit, mit neuen Assoziationen verknüpft und damit quasi in eine neue Geschichte eingewickelt wird. Diese Geschichte könnte z. B. der Albtraum davon sein, dass man eine Geschwulst an sich feststellt und im Traum „weiß“, dass man Krebs hat. Damit wird das belastende Gefühl (unklare Angst vor schweren Krankheiten) in einen neuen Kontext eingebunden, der hilfreich ist, um das Gefühl eher bewältigen zu können (aufgrund der Geschwulst zum Arzt zu gehen). Die Kontextualisierung schafft also aus einem eher diffusen, bedrohlichen Gefühl ein zwar weiterhin bedrohliches Gefühl, aber in einer konkreten Situation. Dazu bedient sie sich bestimmter Bilder, eben der Albtraumgeschichte. Nach dieser Theorie hätten die Albträume also auch eine hilfreiche Aufgabe bei der Bewältigung ansonsten schwer zu fassender und schwer zu ertragender belastender Gefühle. Die Kontextualisierungstheorie wird auch gestützt durch Beobachtungen, dass der REM-Schlaf, in dem ja vornehmlich Albträume auftreten, die Entstehung kontextueller Gedächtnisinhalte fördert.

Eine weitere Theorie über die adaptive Funktion der Träume und der Albträume kann als Theorie der Bedrohungssimulation bezeichnet werden und stammt von Revonsuo (2000). Diese evolutionäre Theorie geht davon aus, dass in der Menschheitsentwicklung die Träume eine wichtige Rolle gespielt haben (und noch immer spielen), um mit Bedrohung und Gefahr umzugehen. Nach dieser Theorie sind Albträume eine Art virtuelle Darstellung der eigenen Person in der Auseinandersetzung mit bedrohlichen Ereignissen. Die wiederholte Auseinandersetzung mit solchen simulierten Bedrohungen soll die Fähigkeit verbessern, im Leben mit diesen oder ähnlichen Gefahren und Belastungen besser umgehen zu können. Daher stellt es einen evolutionären Vorteil dar, wenn Menschen Albträume haben, weil sie sich durch diese simulierten Bedrohungssituationen auf tatsächliche Bedrohungssituationen vorbereiten und diese besser bewältigen können. Mit anderen Worten: jemand, der häufig Albträume hat, sollte gemäß dieser Theorie im realen Leben besser mit bedrohlichen Situationen zurechtkommen, als jemand der selten Albträume hat. Diese Hypothese wird auch in gewisser Weise durch Befunde gestützt, die zeigten, dass geschiedene Frauen, die nach der Scheidung viel von ihrem Ex-Ehemann geträumt haben, dieses belastende Lebensereignis besser bewältigen als die geschiedenen Frauen, die nicht oder nur sehr wenig von ihren Ex-Ehemännern geträumt haben (Cartwright, Lloyd, Knight, & Trenholme; 1984). In diesen Träumen (die natürlich nicht unbedingt immer Albträume gewesen sein müssen) haben die Frauen vermutlich gelernt, neue Sichtweisen zu finden für den Umgang mit den Erinnerungen an ihre Ehe und ihren geschiedenen Mann Diese Theorie kann auch gut erklären, warum Kinder und Jugendliche besonders häufig Albträume haben: Kinder und Jugendliche haben noch besonders viele Ängste und müssen erst lernen, sich auf die verschiedenen Gefahren und Bedrohungen des Lebens einzustellen. Dabei helfen ihnen die Albträume in der gedanklichen Auseinandersetzung mit ihren Ängsten im Traum.

Eine andere Theorie über die Funktion der Albträume sieht diese im Sinne der Gefühlsregulation. Diese Theorie (Kramer, 1991) geht davon aus, dass im REM-Schlaf die affektive und körperliche Erregung besonders ansteigt und dass Träume dazu dienen, diese affektive Erregung zu regulieren bzw. herunterzufahren. Albträume entstehen dann, wenn die Kapazität des Träumens nicht mehr ausreicht, um diese emotionale Aufwallung während des REM-Schlafs herunter zu regulieren. Damit wären Albträume der Ausdruck einer überforderten Funktion des REM-Schlafs zur Regulation von Gefühlen. Auch diese Theorie nimmt an, dass Träume generell eine wichtige adaptive Funktion für die Gefühlsregulation und damit für die Bewältigung von Problemen haben. Albträume wären demnach Ausdruck dafür, dass das zu bewältigende Problem so groß sei (oder die regulatorische Kraft des REM-Schlafs zu gering), sodass dieser helfende Mechanismus der Träume nicht vollständig wirken kann. Eine eigenständige Funktion hätten Albträume gemäß dieser Theorie aber nicht.

Ein neurokognitives Modell zur Funktion und Entstehung von Albträumen haben Nielsen und Levin (2007) vorgestellt. Diese Autoren gehen in ihrem „Affective-Network-Dysfunction Modell“ (AND-Modell) davon aus, dass Albträume ein Problem bei der Löschung von Furcht durch das Träumen anzeigen. Grundlage ihres Modells ist die Annahme, dass Träume dazu dienen, Furcht zu löschen, also einen adaptiven Zweck im Umgang mit Gefühlen haben, wie wir das bereits schon bei den Theorien von Revonsuo und Kramer gesehen haben. Das AND-Modell nimmt an, dass ein bestimmter Regelkreis im Gehirn, bestehend aus dem Mandelkern (Amygdala), dem medialen präfrontalen Cortex, dem Hippocampus und dem anterioren cingulären Cortex für die Löschung von Furcht während des Träumens wichtig ist. Eine Störung in diesem Regelkreis führt zu Albträumen. Es ist aus der neuropsychologischen Forschung hinlänglich bekannt, dass die genannten Hirnstrukturen dieses Regelkreises für das Erleben von Furcht wichtig sind. Durch das wiederholte Aktivieren dieser Strukturen im Traum und der Verknüpfung mit neuen, furchtreduzierenden Assoziationen kommt es im Traum zu einer Löschung der Furcht. Das ist ganz ähnlich wie das in der Verhaltenstherapie der Phobien geschieht, wo furchterregende Situationen (z. B. in einem Aufzug zu sein) mit angstmindernden Erfahrungen (z. B. man bekommt Angst, aber es passiert nichts Schlimmes) verknüpft werden und damit zu einer Löschung der Angst führen. Nach diesem Modell ist es wichtig, wie hoch die affektive Belastung durch die Furcht ist. Ist diese sehr hoch, kann die Wirkung der Furchtlöschung im Traum durch das Verknüpfen mit furchtreduzierenden Gedanken oder Bildern nicht mehr oder nicht vollständig gelingen und es resultiert statt eines „normalen" Traums ein Albtraum.

Nachdem wir bislang eine Reihe von Theorien kennengelernt haben, die Träumen und Albträumen eine Funktion, vornehmlich bei der Regulation von Gefühlen, zuschreiben, gibt es auch Annahmen, die davon ausgehen, dass Träume und Albträume gar keine Funktion haben, sondern lediglich ein Zufallsprodukt des Gehirns seien. Die wichtigste Theorie hierzu haben wir bereits kennengelernt (Kapitel 5). Sie stammt von den amerikanischen Schlafforschern Hobson und McCarley (1977). Diese haben in der Aktvierungs-Synthese-Theorie vorgeschlagen, dass während des REM-Schlafs Träume durch die Aktivierung von Vorderhirnstrukturen durch den Hirnstamm entstehen. Durch diese Aktivierung würden zufällig bestimmte Erinnerungen, Bilder oder Gefühle aktiviert, je nachdem welche Zellen oder Zellverbände aktiviert werden und welche gespeicherten Erinnerungen und Bilder mit diesen verknüpft sind. Das Vorderhirn würde dann in einem zweiten Schritt versuchen, diese mehr oder weniger bedeutungslosen und zufälligen Bilder, Gedanken und Gefühle zu einer Geschichte (eben der Traumgeschichte) zusammenzusetzen (zu synthetisieren). Albträume wären dann – wie andere Träume – auch nur ein Zufallsprodukt, wenn das Vorderhirn eben aus den stimulierten Erinnerungsbildern eine besonders schlimme Geschichte „konstruieren" würde.

Diese Theorie ist heftig umstritten, da sie die Bedeutungslosigkeit von Träumen besagt, was für viele Menschen schwer zu akzeptieren ist. Es sei aber betont, dass das Synthetisieren einer Traumgeschichte aus zufällig stimulierten Bildern und Erinnerungen nicht grundsätzlich gegen die Annahme einer Bedeutung oder Sinnhaftigkeit der Träume spricht. Es bleibt ja immer noch die Frage offen, warum konstruiert das Gehirn gerade diese Traumgeschichte und keine andere? Auch über den Prozess der Synthese könnten somit persönlich bedeutsame Aspekte in einen Traum einfließen, auch wenn das ursprüngliche Traummaterial zufällig entstanden ist. Es sei ferner angemerkt, dass Hobson auch seine Auffassung, dass Träume gar keine Bedeutung hätten, etwas revidiert hat.

Ebenfalls eine Theorie, die den Träumen keinen eigenen Zweck zugesteht, sondern sie als Nebenprodukt (Epiphänomen) eines anderen Prozesses ansieht, stammt von Crick und Mitchinson (1983). Diese Theorie nimmt an, dass Träume die Folge eines Entrümpelungsprozesses von Gedächtnisinhalten im Gehirn sind („wir träumen, um zu vergessen"). Crick und Mitchinson nehmen in dieser Theorie an, dass beim Lernen zusätzlich zu den richtig gelernten Verknüpfungen auch eine Vielzahl unerwünschter Verknüpfungen von Einzelinformationen entsteht. Diese Annahme beruht auf dem Modell des menschlichen Gedächtnisses als neuronales Netz, ein Modell, das in jener Zeit sehr populär war. Würden diese unerwünschten und überflüssigen Gedächtnisinhalte nicht gelöscht werden, käme es bald zu einer Überflutung des Gehirns mit irrelevanten Informationen und es könnten keine wichtigen neuen Informationen mehr aufgenommen bzw. gespeichert werden. Basierend auf der Aktivierungs-Synthese-Hypothese von Hobson und McCarley, der zufolge die Großhirnrinde im REM-Schlaf durch zufällige Impulse aus dem Hirnstamm aktiviert wird, vermuteten Crick und Mitchinson, dass durch diese zufällige Aktivierung gerade solche unnötigen Gedächtnisinhalte aktiviert werden, um sie im nächsten Schritt zu löschen (Schredl, 2007). Diese Theorie ist jedoch empirisch nicht belegt und stellt eher ein interessantes Gedankenexperiment eines Nobelpreisträgers vor (Crick ist der Entdecker der Doppelhelixstruktur der DNA, wofür er den Nobelpreis erhielt).

Zusammengefasst lässt sich festhalten, dass die Vielzahl der Theorien und Modelle zur Funktion der Träume und der Albträume diesen mehrheitlich (bis auf die Theorie von Hobson) eine adaptive Funktion zuschreibt. Träume (und Albträume) hätten demnach die Aufgabe, uns bei der Bewältigung von Problemen und emotionalen Belastungen zu helfen oder schlicht Tagesereignisse zu vergessen. Dies gilt sowohl für die psychoanalytisch orientierten Theorien, die die emotionale Belastung vor allem durch in der Person liegende, vornehmlich unbewusste, Probleme und Konflikte verursacht sehen. Das gilt auch für die kognitionspsychologischen Modelle, die die emotionale Belastung vornehmlich in aktuellen Problemen und Herausforderungen sehen, für die die Träume eine Bewältigungsmöglichkeit darstellen. Dies kann geschehen im Sinne einer vorweggenommenen Probehandlung für das Lösen des Problems oder der Neuverknüpfung der emotionalen Belastungssituation mit weniger angsterzeugenden

Assoziationen. Albträume wären dann entweder der Ausdruck eines Versagens dieses hilfreichen adaptiven Mechanismus oder der Ausdruck der Bewältigung besonders hoch emotionaler negativer Erlebnisse. Dass tatsächlich im Schlaf (und damit auch im Traum) eine Neuorganisation von Gedächtnisinhalten und damit ein kreativer und schöpferischer Umgang mit Gedächtnisinhalten im Sinne einer Anpassung und Problemlösung stattfindet, wird durch die moderne Schlafforschung hinlänglich belegt (z. B. Diekelmann & Born, 2010; Wagner et al., 2004). Während der Non-REM-Schlaf vor allem für die Speicherung von Wissen wichtig und essenziell ist, scheint der REM-Schlaf für die Abspeicherung emotionaler Gedächtnisinhalte und die Emotionsregulation wichtig zu sein.

Damit sind wir bei der Frage, ob Träume nicht sogar so etwas wie eine Psychotherapie darstellen? Die in diesem Kapitel vorgestellten Theorien vermitteln größtenteils den Eindruck, als würden Träume und sogar Albträume dazu dienen, mit starken emotionalen Belastungen fertig zu werden. Bevor wir im Kapitel 12 uns mit der Frage beschäftigen, ob Albträume auch etwas Positives, etwas Hilfreiches haben können, wollen wir uns im nächsten Kapitel damit beschäftigen, ob und wie Albträume behandelt werden können.

9. Wie können Albträume behandelt werden?

Die Frage, ob Albträume behandelt werden können, galt lange Zeit als nicht klar zu beantworten, bzw. stellte sich in früheren Zeitaltern gar nicht. Da bis in die jüngere Neuzeit, Albträume keine Krankheit oder ein Störungssymptom waren, sondern als ein Zeichen einer höheren Gewalt oder als Folge von Dämonen angesehen wurden, gab es auch damals keinen Anlass, an den Albträumen etwas zu ändern. Wenn, dann war es angezeigt, diesem Fingerzeig der höheren Macht zu folgen oder seine Lebensweise zu ändern oder dafür zu sorgen, dass man nicht mehr von Dämonen heimgesucht wird. In der Zeit als Albträume als die Folge schlechter Ernährung oder unbequemer oder gar schmerzhafter Schlafposition angesehen wurden, war die naheliegende Behandlungsmaßnahme die Umstellung der Ernährung bzw. das Vermeiden großer Nahrungsmengen am Abend oder die Veränderung der Ruhestätte oder Schlafposition.

Erst mit dem Aufkommen der modernen Psychologie, seit der Albträume als Ausdruck einer psychischen Störung oder selbst als psychische Störung angesehen werden, wuchs der Gedanke, diese oder die ihnen zugrunde liegende psychische Störung zu behandeln. Heute können wir sagen, dass die Klinische Psychologie über eine ganze Reihe von wirkungsvollen Möglichkeiten zur Behandlung von Albträumen verfügt. Diese werden wir gleich in diesem Kapitel kennenlernen. Zuvor wollen wir uns jedoch noch mit der Diagnostik von Albträumen befassen.

9.1 Die klinische Diagnostik von Albträumen

Der Behandlung von Albträumen hat selbstverständlich eine klinische Diagnostik vorauszugehen. Diese dient dazu, zu erfassen, ob es sich bei der geschilderten Symptomatik tatsächlich um Albträume oder nicht doch eine andere, ähnliche Störung (siehe Kapitel 11) handelt, die dann auch einer anderen Behandlung bedarf.

Bei der Diagnose von Albträumen ist zu beachten, dass das Kriterium des Erwachens durch den Albtraum umstritten ist. Manche Autoren vertreten die Ansicht, dass Albträume nicht zwangsläufig zum Erwachen führen müssen und definieren sehr angsterregende Träume, von denen der Träumende nicht erwacht, aber am nächsten Morgen eine sehr detaillierte Traumerinnerung hat, ebenfalls als Albträume. Und tatsächlich wird in der neuesten Auflage des Diagnostischen und Statistischen Manuals Psychischer Störungen (DSM) aus dem Jahr 2013, dem DSM-5, das Erwachen aus einem Albtraum nicht mehr als Definitionskriterium genannt. Daher empfiehlt es sich, Angstträume, die nicht zum Erwachen geführt haben, sofern sie zu starker Angst führen, diagnostisch ebenfalls als Albträume zu betrachten.

Die Diagnostik der Albträume ist in der Regel ein mehrstufiger Prozess. Im Allgemeinen wird zuerst durch ein klinisches Interview das Vorhandensein der Symptome erfasst. Für die genaue Diagnosestellung ist dann die Verifikation durch die in der ICD-10 oder dem DSM-5 genannten Kriterien notwendig. Des Weiteren können Schlaftagebücher zum Einsatz kommen, die zur Erfassung des Schlafverhaltens und belastender Ereignisse während des Tages dienen. Zum Ausschluss eines medizinischen Krankheitsfaktors oder der Wirkung einer Substanz (Drogen- oder Medikamentenkonsum) sind gegebenenfalls eine körperliche Anamnese und Laborbefunde notwendig.

Das klinische Gespräch wird in der Regel mit den Betroffenen geführt, bei Kindern kann es aber auch zusätzlich mit den Eltern oder Erziehungsberechtigten geführt werden. Neben der genauen Erfassung der spezifischen Symptomatik nach den Kriterien des ICD-10 oder DSM-5 sollten im klinischen Gespräch auch frühere Schlafstörungen, körperliche oder psychische Erkrankungen, erfragt werden. Dies ist für die Differenzialdiagnose wichtig und hilft, darüber zu entscheiden, ob die Albträume als eigenständige Störung oder als Folge einer anderen Störung (z. B. PTBS) zu werten sind. Auch das Vorliegen einer anderen psychischen Störung (z. B. einer Angststörung oder Abhängigkeitserkrankung) ist relevant für die Entscheidung, ob die Albträume ein eigenständiges Störungsbild sind oder nicht besser durch die andere Störung erklärt werden können, die dann vordergründig behandelt werden soll. In letzter Zeit hat sich aber die Auffassung durchgesetzt, dass beim Vorliegen von Parasomnien diese in der Regel als eigenständige Störung klassifiziert werden, auch wenn andere psychische Störungsbilder gegeben sind.

Schlaffragebögen und Schlaftagebücher stellen ein wichtiges diagnostisches Hilfsmittel dar, mit denen die Schlafqualität und das Schlafverhalten retrospektiv erhoben werden. Unter dem Schlafverhalten werden in diesem Zusammenhang Faktoren verstanden, die mittelbar oder unmittelbar auf den Schlaf Einfluss nehmen können, wie etwa die Gestaltung der physikalischen Schlafumgebung, der Genuss von Koffein oder Alkohol oder der Medienkonsum. Des Weiteren dienen Schlaffragebögen und Schlaftagebücher auch dazu, psychische Belastungsfaktoren zu erfassen, die sich auf die Schlafqualität und das Auftreten von Parasomnien auswirken können, wie etwa emotionale Belastungen während des Tages, Arbeitsdruck, Sorgen, etc. Zur Erfassung der Schlafqualität werden die Schlaftagebücher am Morgen nach dem Erwachen ausgefüllt, die Erfassung der das Schlafverhalten bedingenden Faktoren erfolgt in der Regel am Abend vor dem Einschlafen. Mithilfe von Fragebögen zur Schlafqualität kann indirekt ein Rückschluss auf die Beeinträchtigung des Schlafes durch Albträume erfolgen. Allerdings sind Schlaffragebögen ein nur wenig aussagekräftiges Instrument bei der Diagnose von Albträumen und Schlaftagebücher oder spezifische Albtraumtagebücher (siehe unten) sind vorzuziehen.

Albtraumprotokoll

Bitte morgens kurz nach dem Aufstehen beantworten

1. Können Sie sich erinnern, ob Sie letzte Nacht geträumt haben? Ja ☐ Nein ☐

2. Wenn ja, welche Gefühle hatten Sie während des Träumens?
   sehr angenehme ☐ angenehme ☐ neutrale ☐ unangenehme ☐ sehr unangenehme ☐

3. Wenn ja, waren Sie sich während des Träumens darüber bewusst, dass es sich um einen Traum handelte? Ja ☐ Nein ☐

4. Hatten Sie einen Albtraum? Ja ☐ Nein ☐

5. Wenn ja, wie lebhaft empfanden Sie diesen Traum?
   sehr lebhaft ☐ lebhaft ☐ mittel ☐ wenig lebhaft ☐ sehr wenig lebhaft ☐

6. Wenn Sie einen Albtraum hatten, handelt es sich dabei um einen Traum, den Sie so oder in ähnlicher Form bereits öfter geträumt haben? Ja ☐ Nein ☐

7. Sind Sie wegen des Albtraums aufgewacht? Ja ☐ Nein ☐

8. Wenn ja, bestanden Schwierigkeiten wieder einzuschlafen? Ja ☐ Nein ☐

9. Haben Sie in der Nacht geschrien oder geschwitzt? Schreien Ja ☐ Nein ☐
   Schwitzen Ja ☐ Nein ☐

Abbildung 27: Albtraumtagebuch

Die quantitative Erfassung der Albträume kann auf mehrere Arten erfolgen. Am einfachsten ist es, die Zahl der Albträume innerhalb eines bestimmten Zeitraums von den Betroffenen retrospektiv schätzen zu lassen. Diese Methode wird häufig verwendet und es hat sich gezeigt, dass trotz möglicher Rückschaufehler (Überschätzen der Häufigkeit bei rückwirkender Einschätzung) die Schätzung recht zuverlässig ist. Im Allgemeinen wird dabei die Anzahl der Albträume während der letzten vier Wochen oder während des letzten Jahres erfragt. Zuverlässiger, aber auch aufwendiger, ist die Erfassung der Albträume mithilfe von Protokollen oder Tagebüchern, die jeden Morgen ausgefüllt werden. Dazu müssen die Personen jeden Morgen in ein solches Albtraumtagebuch eintragen, ob in der vorangegangenen Nacht ein Albtraum aufgetreten ist oder nicht. Wenn ein Albtraum stattgefunden hat, können zusätzliche Angaben erfragt werden, wie z. B. die Stärke der während des Traums erlebten Angst oder die Albtrauminhalte, das Befinden am Morgen. Ein Beispiel für ein Albtraumtagebuch findet sich in Abb. 27.

Für die weitere Beurteilung der Albtraumhäufigkeit ist es zudem hilfreich zu wissen, ob diese gelegentlich oder häufig auftreten und akut oder chronisch sind (siehe Kapitel 1).

Eine körperliche Anamnese oder das Einholen von Laborbefunden sind dann angezeigt, wenn der Verdacht nahe liegt, dass neurologische Erkrankungen (z. B. Epilepsie) vorliegen oder ein Drogenkonsum die Albtraumsymptomatik auslöst. In diesen Fällen muss gegebenenfalls ein Facharzt hinzugezogen werden. Liegen entsprechende medizinische Krankheitsfaktoren vor, kann das Auftreten der Albträume durch diese verursacht sein und die Albtraumdiagnose würde dann nicht vergeben.

Der Gebrauch von Medikamenten, die zum Auftreten von Parasomnien führen können, ist im klinischen Gespräch relativ einfach zu erfassen. Liegt dieser Fall vor und ist das Absetzen der Medikamente medizinisch zu vertreten (in Absprache mit dem behandelnden Arzt!), kann durch das Absetzen der Medikation versucht werden, diese Ursache auszuschließen. In den meisten Fällen dürfte es jedoch nicht möglich sein, die Medikation abzusetzen. Ist es wahrscheinlich, dass die Albträume durch Medikamente verursacht sind, und sind diese nicht abzusetzen, so kann es trotzdem angezeigt sein, die entsprechenden Behandlungsmaßnahmen zur Behandlung der Albträume anzuwenden.

Zur Frage, ob eine Albtraumbehandlung indiziert ist, ist zunächst zu erfassen, ob die Albträume Leiden oder Beeinträchtigungen verursachen. Die Beeinträchtigungen können z. B. darin liegen, dass die Patienten aus Angst vor Albträumen schlecht einschlafen, dass sie nach einem Albtraum bedrückt oder ängstlich und nicht voll belastbar sind („Albtraumkater"). Das Kriterium des subjektiven Leidens oder der Beeinträchtigung ist beim Vorliegen von Albträumen von besonderer Relevanz, weil bei Albträumen kein objektivierbares, von außen beobachtbares Verhalten (wie etwa das Vermeidungsverhalten bei Angststörungen) oder eine objektivierbare Gefährdung (wie etwa die Selbstgefährdung bei der Depression) auszumachen sind. Als Nächstes ist dann zu differenzieren, ob die Albträume als alleiniges psychopathologisches Störungsmerkmal auftreten, oder ob sie zusammen (komorbid) mit einer anderen Störung auftreten. Wenn die Albträume allein auftreten, aber einen entsprechenden Leidensdruck verursachen, ist ihre Behandlung indiziert. Wenn zusätzlich eine weitere, komorbide Störung diagnostiziert wird (die oft auch im Vordergrund stehen kann), ist deren Behandlungsindikation ebenfalls zu prüfen. In der Regel ist es dann angezeigt, sowohl die Albträume als auch die komorbide Störung zu behandeln. In der Regel geschieht das dadurch, dass die Behandlung der Albträume als ein separater Behandlungsbaustein in der, im Allgemeinen länger dauernden Behandlung der komorbiden Störung, eingefügt wird.

Eine Besonderheit stellen die posttraumatischen Albträume beim Vorliegen einer PTBS dar. Hier hängt es von dem gewählten Behandlungsansatz der PTBS ab, ob die Albträume explizit behandelt werden können (bei Bearbeitung des traumatischen Ereignisses) oder nicht (bei Nichtbearbeitung des traumatischen Ereignisses). Vor allem bei einer Bearbeitung des traumatischen Ereignisses kann die gesonderte Albtraumtherapie sinnvoll sein, und zwar entweder im Vorfeld des konfrontativen Verfahrens oder im Anschluss an dieses, wenn die Albträume trotz der Traumatherapie weiterhin bestehen bleiben. Aufgrund der bislang vorliegenden empirischen Evidenz ist aber in vielen Fällen von einer Verbesserung der Albtraumsymptomatik und auch der restlichen PTBS-Symptomatik durch die Behandlung der Albträume auszugehen, sodass grundsätzlich bei PTBS-Patienten von einer Indikation zur Albtraumbehandlung auszugehen ist. Darüber hinaus gibt es Hinweise dafür, dass traumatisierte Personen mit einer geringeren Wahrscheinlichkeit eine PTBS entwickeln, wenn sich ihre Träume über die Zeit hinweg ändern (Rothbaum & Mellman, 2001).

9.2 Verbesserung der Schlafhygiene

Unter dem Begriff der „Schlafhygiene" versteht man alle die Bedingungen, die für einen ruhigen, erholsamen und gesunden Schlaf notwendig sind. Dazu zählen äußere Faktoren wie beispielsweise ein ruhiges, abgedunkeltes Schlafzimmer oder Ernährungsgewohnheiten (beispielsweise keine schweren Mahlzeiten unmittelbar vor dem Schlafengehen) und innere Faktoren wie etwa eine ruhige, ausgeglichene Haltung und eine hinreichende Müdigkeit. Aus vielen Untersuchungen wissen wir, dass eine gute Schlafhygiene eine wichtige und notwendige Voraussetzung für erholsamen Schlaf und die Reduktion von Parasomnien darstellt. Allerdings wissen wir auch, dass eine gute Schlafhygiene allein nicht ausreichend ist, um Albträume und andere Parasomnien ganz zu verhindern.

Wie lässt sich eine gute Schlafhygiene erreichen? Auf den ersten Blick scheint dies sehr einfach und trivial. Dennoch machen viele Menschen oft ganz simple Fehler und verhindern damit eine optimale Schlafhygiene. Die äußeren Faktoren, also eine ruhiges und abgedunkeltes Schlafzimmer, sind relativ einfach zu erreichen (sofern die Wohnlage dies zulässt). Auch sind ungünstige Ernährungsgewohnheiten, z. B. größere Nahrungsmengen spätabends oder anregende Getränke, leicht zu vermeiden. Schwieriger ist es aber bei den inneren Faktoren. Die ruhige, ausgeglichene Stimmung, die für das Einschlafen und entspannte Durchschlafen notwendig ist, kann durch viele Faktoren verhindert oder erschwert werden. Häufig geschieht dies dadurch, dass Menschen kurz vor dem Einschlafen noch etwas Aufregendes, Aktivierendes tun, z. B. einen spannenden Film anschauen, eine längere Autofahrt hinter sich gebracht haben oder sich auf eine Prüfung oder ein Meeting am nächsten Tag vorbereiten. Hier ist es im Sinne einer verbesserten Schlafhygiene wichtig, dass solche aktivierenden Tätigkeiten unterlassen oder reduziert werden. Das Lesen im Bett (auch von einem langweiligen oder uninteressanten Buch) stellt eine gute Möglichkeit dar, sich „herunter zu regulieren“, also in eine entspannte Haltung zu kommen. Wenn man sich Sorgen macht wegen Aufgaben oder Ereignissen am kommenden Tag, kann es sehr hilfreich sein, sich einen Block und einen Stift neben das Bett zu legen, um diese Aufgaben, oder das, was zu erledigen ist, aufzuschreiben. So muss man es nicht mehr im Kopf behalten und darf vergessen.

Generell ist es im Sinne einer Verbesserung der Schlafhygiene wichtig, Druck und Anforderungen an sich zu reduzieren. So sollte man, auch wenn man schon länger wach liegt, sich nicht unter Druck setzen, einschlafen zu müssen. Dann klappt es ganz bestimmt nicht. Besser ist, sich zu sagen, dass es auch keine Katastrophe ist, wenn man mal in einer Nacht wenig geschlafen hat oder sich sogar vorzunehmen, jetzt wach zu bleiben (paradoxe Intention). Wenn man gar nicht einschlafen kann, ist es auch besser, wieder aufzustehen und irgendeine langweilige Tätigkeit zu tun, die einen zur Ruhe kommen lässt, als sich im Bett hin und her zu wälzen und sich immer mehr aufzuregen.

Auch wenn es trivial erscheinen mag, so ist eine fehlende Müdigkeit ein häufiger Grund für ein Nichteinschlafen oder einen gestörten Schlaf. Dies kommt oft daher, weil Menschen in einer Nacht schlecht schlafen und dann fälschlicherweise am folgenden Tag tagsüber schlafen. Das hat aber die fatale Folge, dass in der kommenden Nacht, wieder eine zu geringe Müdigkeit besteht und die Person wieder schlecht schläft. Daher folgt, dass die Beschränkung des Schlafs eine wichtige Maßnahme im Sinne einer guten Schlafhygiene ist. Hierfür gibt es auch sehr gute psychologische Behandlungsprogramme, die als Schlafrestriktionstraining bekannt sind (z. B. Müller & Paterok, 2010).

Es gibt eine Vielzahl von wirkungsvollen psychologischen Möglichkeiten, das Ein- und Durchschlafen zu verbessern (Spiegelhalder, Backhaus & Riemann, 2011). Diese Maßnahmen verbessern damit auch die Erholsamkeit und Qualität des Schlafs und können damit zur Reduktion von Albträumen beitragen. Allerdings sind solche unspezifischen Maßnahmen allein nicht hinreichend, um Albträume oder das Leiden unter Albträumen wirkungsvoll zu behandeln.

9.3 Entspannungsverfahren

Wie die Verbesserung der Schlafhygiene, so sind auch Entspannungsverfahren eine notwendige aber nicht hinreichende Maßnahme zur Reduktion der Albträume. Unter Entspannungsverfahren versteht man in der Psychologie Methoden wie das Autogene Training oder die Progressive Muskelrelaxation, die dazu dienen, eine körperliche und geistige Entspannung zu erreichen. Beim Autogenen Training, das von dem Berliner Nervenarzt Schultz 1932 vorgestellt wurde, geht es darum, in einer sogenannten Grundstufe sechs Übungen zur konzentrativen Selbstentspannung durchzuführen. Diese Übungen umfassen eine Schwere-, Wärme-, Herz-, Atem-, Bauch- und Stirnkühleübung. Konzentrative Selbstentspannung meint, in Anlehnung an die Hypnose, von der das Autogene Training abgeleitet ist (Schultz bezeichnete es als „die legitime Tochter der Hypnose"), dass sich die Person auf einen bestimmten Körperteil, die Schwere oder Wärme konzentriert und durch dieses konzentrierte Vorstellen in einen tiefen Entspannungszustand und eine vegetative Umschaltung kommt. Unter der vegetativen Umschaltung versteht man die Umschaltung des vegetativen Nervensystems von der auf Leistung ausgerichteten Dominanz des sympathischen Nervensystems hin zu der auf Erholung und Restauration ausgerichteten Dominanz des parasympathischen Nervensystems. Auch wenn es vordergründig als Widerspruch erscheinen mag, dass durch konzentriertes Vorstellen eine Entspannung erreicht wird, so ist das keiner. Denn durch die mentale Konzentration bleiben ablenkende Gedanken aus oder können schnell wieder ausgeblendet werden, sodass die vorgestellten körperlichen Veränderungen, die alle in einer vermehrten körperlichen Entspannung resultieren (bis auf die Stirnkühleübung, die zur Wachheit und weiteren Konzentration notwendig ist) optimal stattfinden können.

Den gleichen Effekt wie das Autogene Training hat die Progressive Muskelrelaxation (PMR), die von dem US-amerikanischen Physiologen Jacobson 1929 in Chicago vorgestellt wurde. Bei der PMR werden sukzessive einzelne Muskelgruppen angespannt und entspannt. Ziel ist es ebenfalls, eine körperliche Entspannung, vegetative Umschaltung und mentale Gelassenheit zu induzieren. Über die anfängliche Anspannung und nachfolgende Entspannung fällt es leichter, ein Gefühl für den Unterschied zwischen der Anspannung und der Entspannung zu entwickeln und damit leichter in den Zustand der Entspannung zu kommen bzw. diesen wahrzunehmen. Während bei dem „deutschen" Autogenen Training der Körper der Vorstellung (der Idee) folgt, folgt beim „amerikanischen" Verfahren der Geist der Praxis, also der motorischen Veränderungen. Wenn auch beide Verfahren in gleichem Maß effektiv zu einer Entspannung (und damit ist neben der körperlichen Entspannung immer auch eine mentale Gelassenheit gemeint) führen, so ist die PMR von vielen Patienten leichter zu erlernen, da sie sich an den körperlichen Übungen „entlanghangeln" können, um die Entspannung zu erreichen.

In den letzten Jahren sind sogenannte Achtsamkeitsübungen und Achtsamkeitstherapien sehr populär geworden. Bei ihnen handelt es sich um Verfahren, in denen die Menschen lernen sollen, bewusst auf ihren Körper und ihre Gedanken zu achten, ihre momentane Befindlichkeit wahrzunehmen und vor allem diese Wahrnehmungen nicht zu bewerten. Ziel der Achtsamkeitsübungen ist es vor allem, mit den Gedanken im Hier und Jetzt zu bleiben und sich nicht durch Vergangenes in Beschlag nehmen zu lassen. Diese Methoden sind ebenfalls sehr gut geeignet, in einen ruhigen und entspannten Zustand zu kommen, wenn auch die Entspannung kein wesentliches Ziel solcher Achtsamkeitsübungen ist. Es sei aber auch darauf hingewiesen, dass bei einer fachkompetenten Anleitung und guten Durchführung von PMR und AT auch sehr viele Achtsamkeitselemente enthalten sind und die mentale Gelassenheit im Sinne der Achtsamkeit erreicht wird.

Die durch die Entspannungsmethoden erreichte körperliche Entspannung ist wichtig, um ruhig zu werden und in einen vegetativen Erholungszustand zu kommen. Für das Schlafen wichtiger noch ist aber die geistige Entspannung, die sich in einer mentalen und emotionalen Gelassenheit ausdrückt und zugleich sehr stark von einer hohen Achtsamkeit gegenüber körperlichen und mentalen Prozessen begleitet ist. Sie stellt zum einen eine wichtige Voraussetzung dar, um entspannt einschlafen zu können (weshalb Entspannungsverfahren auch sehr gute Einschlafhilfen sein können). Mehr noch führt der Zustand der Entspannung aufgrund der dadurch induzierten mentalen und emotionalen Gelassenheit zu einer gelassenen Sicht auf viele (Alltags-)Probleme und momentanen

Belastungen. Wie wir in Kapitel 6.1 gesehen haben, stellen akute Belastungen eine häufige Ursache von Albträumen dar. Daher überrascht es nicht, wenn die Reduktion dieser Belastungen durch Entspannungsverfahren zur Verbesserung der Albtraumsymptomatik führt. Allerdings sind Entspannungsverfahren auf der anderen Seite eine relativ unspezifische Maßnahme, die zwar zu weniger Belastung und einen gelassenen Umgang mit belastenden Ereignissen führen, aber auch wiederum keine konkrete Bewältigung solche Belastungssituationen bieten.

9.4 Luzides Träumen

Eine sehr interessante – und man möchte sagen, die eleganteste – Methode, um Albträume zu behandeln, stellt das luzide Träumen dar. Unter luziden Träumen, auch Klarträume genannt, versteht man die Fähigkeit, im Traum zu wissen, dass man träumt. Darüber hinaus können Menschen mit luziden Träumen häufig auch Einfluss auf ihre Träume nehmen, sodass sie diese verändern können. Das luzide Träumen kann somit als Behandlungsmethode angewandt werden, um während des Schlafens auf seine Albträume einzuwirken und diese zu beenden oder sogar so zu verändern, dass sie weniger Angst einflößend sind. Dazu gibt es die Möglichkeit, dass sich die Betroffenen schon im Wachzustand vornehmen, wie sie ihre Träume verändern wollen, um sie weniger angstvoll zu machen; welchen Verlauf oder welche Wendung also die Albträume nehmen sollen. Dies geht natürlich nur bei wiederkehrenden Albträumen oder Albträumen mit ähnlichem Inhalt. Es ist aber auch möglich, dass man, ohne dass man sich dies vornimmt, spontan aus dem Traum heraus diesen verändert oder ihn beendet, wenn er zu bedrohlich wird.

Die Fähigkeit zum luziden Träumen scheint gar nicht so selten zu sein. In verschiedenen Untersuchungen konnte gezeigt werden, dass etwa 50 % der befragten Personen zumindest gelegentlich über luzide Träume berichten. Und immerhin bis zu 30 % der Befragten berichteten über häufiger auftretende luzide Träume (Schredl & Erlacher, 2011, Zink & Pietrowsky, 2013). Allerdings kann nicht ausgeschlossen werden, dass manche der Befragten luzide Träume mit den sogenannten hypnagogen oder hypnopompen Zuständen verwechselt haben, also den Übergängen zwischen Schlaf und Wachheit beim Aufwachen oder Einschlafen, in denen auch sehr plastische "Traumbilder" unwillkürlich auftreten, obwohl man schon oder noch wach ist und dieses auch weiß. Es scheint grundsätzlich möglich, luzides Träumen zu erlernen und mit dieser Methode dann seine Träume hilfreich zu beeinflussen. Das Erlernen des luziden Träumens scheint aber nicht einfach zu sein, wobei es manchen Menschen leichter und anderen schwerer fällt, dies zu können. Vielversprechende Ansätze über die Wirksamkeit und den Einsatz von luziden Träumen in der Behandlung von Albträumen kommen aus einer österreichischen Arbeitsgruppe um Brigitte Holzinger und einer niederländischen Arbeitsgruppe um Victor Spoormaker.

Der niederländische Schlaf- und Traumforscher Victor Spoormaker konnte in vielen Untersuchungen zeigen, dass das luzide Träumen eine sehr effektive Methode zur Behandlung der Albträume ist. In seinen Studien war es möglich, dass alle Teilnehmer, die zuvor keine Erfahrung mit luziden Träumen hatten, diese Technik durch seine gründliche und behutsame Instruktion erlernen und anwenden konnten. Dadurch war es den Patienten möglich, innerhalb von zwei Monaten ihre Albtraumhäufigkeit und die Albtraumbelastung deutlich zu senken. Die Effekte wirkten spezifisch auf die Behandlung der Albträume und kamen nicht etwa durch eine generelle Besserung der Schlafqualität zustande (Spoormaker, van den Bout & Meijer, 2003). Des Weiteren konnte Spoormaker zeigen, dass die Technik des luziden Träumens sowohl wirkt, wenn sie einzeln den Teilnehmer vermittelt wird, als auch, wenn sie in einer Gruppensitzung vermittelt wird. Interessanterweise ist es für die Wirksamkeit dieser Methode nicht notwendig, dass die Patienten tatsächlich luzide Träume haben. Sie ist auch wirksam, wenn die Patienten nur über luzide Träume und die Technik der Albtraumbeeinflussung durch luzides Träumen Bescheid wissen (Spoormaker & van den Bout, 2006).

9.5 Hypnotherapie

Die Hypnotherapie oder klinische Hypnose ist ein gut etabliertes und sehr erfolgreiches Verfahren in der Psychotherapie. Die klinische Hypnose, wie sie in der Psychotherapie, aber auch der Zahnheilkunde in großem Stil eingesetzt wird, darf nicht verwechselt werden mit der Bühnenhypnose, die zur Unterhaltung oder Effekthascherei, oft auf Kosten der Hypnotisierten, praktiziert wird. Hypnotherapie wird seit Langem in der Behandlung von Albträumen eingesetzt. Das ist auch nicht überraschend, da ein Zusammenhang zwischen Hypnose und Träumen insofern besteht, dass beide veränderte Bewusstseinszustände sind. Diese Bewusstseinszustände sind auch dadurch gekennzeichnet, dass in ihnen eine andere als die alltägliche Logik gilt, in der bestimmte Inhalte aus dem Bewusstsein abgespalten sein können. Einander widersprechende Tatsachen können als problemlos akzeptiert und als normal angesehen werden. Da unter Hypnose Gefühle leichter zugänglich sind, wird bei der Behandlung von Albträumen mit Hypnose davon ausgegangen, dass die durch die Albträume ausgelösten Gefühle ebenfalls leichter zugänglich sind und damit auch leichter verändert werden können. Bei der Hypnosetherapie der Albträume werden die Albträume unter Hypnose noch einmal durchlebt und es wird versucht, in diesem hypnotischen Zustand die Albtrauminhalte oder den Albtraumverlauf so zu verändern, dass ein positiver Ausgang und keine ängstigenden Gefühle mehr durch den Traum auftreten. Zudem kann davon ausgegangen werden, dass unter Hypnose auch ein erleichterter Zugang zu anderen emotional besetzten Bereichen im Gedächtnis möglich ist, die möglicherweise mit den Albträumen in Zusammenhang stehen, also etwa bestehende emotionale Probleme oder sonstige Belastungsfaktoren. Bisherige Studien, die allerdings überwiegend Fallberichte sind, haben gezeigt, dass die klinische Hypnose eine effektive Behandlungsmöglichkeit für Albträume, auch für posttraumatische Albträume, sein kann (Kennedy, 2002).

Die Fähigkeit zur Hypnose und damit zur Hypnotherapie setzt eine gewisse Suggestibilität voraus. Diese ist aber bei fast allen Menschen in ausreichendem Maße gegeben, um sich einer klinischen Hypnose zu unterziehen. Das Erlernen der Hypnose gilt als einfacher als das Erlernen des luziden Träumens. In mehreren Fallberichten konnte die erfolgreiche Albtraumbehandlung mithilfe der Hypnose beschrieben werden. Allerdings sollte beachtet werden, dass bei Personen mit einer Posttraumatischen Belastungsstörung eine hypnotherapeutische Behandlung zur Therapie der Albträume kontraindiziert sein kann, weil durch die Hypnose möglicherweise die Erinnerung an das Trauma zu intensiv erlebt oder nicht mehr kontrolliert werden kann und es zu starken Belastungen der Betroffenen kommt.

9.6 Expositionstherapie

Unter einer Expositionstherapie versteht man, dass eine Person unter therapeutischer Anleitung sich einer Situation oder einem Objekt stellt (sich exponiert), vor der oder dem sie extreme (aber unangemessene) Angst hat und die deshalb normalerweise vermieden werden. Die Expositionstherapie wird sehr erfolgreich angewendet bei der Behandlung verschiedener Ängste, wie etwa der Platzangst (Agoraphobie), der sozialen Phobie oder bei spezifischen Phobien (z. B. der Angst vor Spinnen, Hunden, Höhen oder engen Räumen). Der Behandlung der Albträume mithilfe der Expositionstherapie liegt die Annahme zugrunde, dass die Albträume auch einen angstauslösenden Reiz darstellen (so wie die große Menschenansammlung bei der Platzangst oder der Anblick einer Spinne bei der Spinnenangst), dem sich die Person stellen muss und an den sie sich gewöhnen kann. Mit der Gewöhnung an die angstauslösende Situation oder das angstauslösende Objekt wird die Angst im Lauf der Zeit immer schwächer, es tritt eine Gewöhnung (Habituation) der Angstreaktion ein und die Betroffenen lernen, dass die Situation oder das Objekt gar nicht so schlimm ist, wie sie befürchtet haben.

Konkret stellen sich die Betroffenen bei der Expositionstherapie den Albtraum immer wieder und so lange vor, bis dieser keine Angst mehr auslöst. Das ist erst nach einer gewissen Zeit der Fall und anfänglich kommt es, wie es bei der Expositionstherapie der Regelfall ist, zu einem Anstieg der erlebten Angst. Entscheidend für den Behandlungserfolg ist aber, dass die Patienten spüren, wie nach dem anfänglichen Anstieg der Angst die weitere Konfrontation mit dem Albtraum zu einem Rückgang und irgendwann sogar zu einem Verschwinden der erlebten Angst führt.

Es gibt mehrere Untersuchungen, die die Wirksamkeit von Expositionsbehandlungen bei der Therapie von Albträumen nachgewiesen haben. Da dieses Therapieverfahren wegen der anfänglichen Zunahme der Angst von manchen Personen als belastend erlebt wird, ist die Zahl derjenigen Patienten, die eine solche Therapie abbrechen oder erst gar nicht erst beginnen, relativ hoch. Die Personen, die eine Expositionsbehandlung erfolgreich abschließen, berichten von einer sehr guten und dauerhaften Verbesserung ihrer Albtraumsymptomatik, die auch jahrelang anhält (Grandi, Fabri, Panattoni, Gonnella & Marks, 2006). Obwohl die Expositionstherapie auch erfolgreich bei Personen mit Posttraumatischen Belastungsstörungen eingesetzt wurde, gilt auch hier – wie bei der Hypnotherapie – ,dass die Methode bei diesen Personen unter Umständen kontraindiziert ist, wenn die Gefahr eines starken und unkontrollierbaren Wiedererlebens des Traumas besteht.

9.7 Imagery-Rehearsal-Therapie

Die Imagery-Rehearsal-Therapie (IRT), was etwa so viel bedeutet wie Therapie durch Wiederholung unter Imagination, ist das zurzeit erfolgreichste und am meisten verbreitete Therapieverfahren zur Behandlung von Albträumen (Hansen, Höfling, Kröner-Borowik, Stangier & Steil, 2013; Lancee, Spoormaker, Krakow & van den Bout, 2008; Spoormaker & Lancee, 2012). Die IRT wurde in den 90er-Jahren des letzten Jahrhunderts in den USA von der Arbeitsgruppe um Barry Krakow in Albuquerque, New Mexico, entwickelt. Der Grundgedanke dieses imaginativen Verfahrens ist, dass sich die Albtraumpatienten einen weniger ängstigenden Verlauf ihres Albtraums ausdenken und diesen „neuen“ Traum dann wiederholt intensiv vorstellen (imaginieren). In der Folge soll dieser neue Traumverlauf durch die Wiederholung unter Imagination sich im Gedächtnis festsetzen und den bisherigen Albtraum ersetzen. Das Verfahren wurde anfänglich als Gruppentherapie bei Personen mit Albträumen in Folge von Traumatisierungen (z. B. Kriegsveteranen, Vergewaltigungsopfer) eingesetzt. Inzwischen gibt es auch klare Hinweise, dass die IRT auch bei Personen mit Albträumen, die nicht durch Traumata verursacht wurden (idiopathische Albträume), erfolgreich eingesetzt werden kann.

Die Wirksamkeit der IRT für die Behandlung von Albträumen ist hinlänglich nachgewiesen. Das gilt sowohl für die ursprünglich entwickelten Gruppentherapien mit IRT, als auch für Weiterentwicklungen, wie die ERRT (Exposure, Relaxation and Rescripting Treatment; Davis & Wright, 2006). Dieses Therapieverfahren enthält neben der IRT auch Entspannung und eine Exposition an das Traumgeschehen sowie eine Änderung der Schlafgewohnheiten. In vielen Therapiestudien konnte gezeigt werden, dass die positiven Effekte auf die Reduktion der Anzahl und der Intensität von Albträumen auch nach Ende der Behandlung anhalten und viele Monate stabil bleiben.

Ein Behandlungskonzept auf der Basis der Imagery-Rehearsal-Therapie

Für den deutschen Sprachraum gibt es ein Behandlungskonzept zur Behandlung von Albträumen auf der Basis der IRT. Dieses Behandlungskonzept sieht die Durchführung der IRT in acht Therapiesitzungen vor und ist sehr strukturiert als Manual, also als Handanweisung für Psychotherapeuten konzipiert (Thünker & Pietrowsky, 2011). Es soll im Folgenden beschrieben werden, da sich daran die Grundannahmen und die Methode der IRT gut darstellen lassen. Dieses Therapiemanual eignet sich sowohl für die Behandlung von idiopathischen Albträumen als auch von posttraumatischen Albträumen. Es kann auch bei Patienten eingesetzt werden, die neben ihren Albträumen unter Depressionen oder Angststörungen leiden. Daher kann es zusätzlich zu einer Psychotherapie (z. B. aufgrund einer Depression, Angst oder PTBS) durchgeführt werden, wie auch als alleinige Therapiemaßnahme bei Personen, die außer ihren Albträumen kein weiteres psychisches Leiden haben. Im Folgenden soll das Therapiekonzept dieses Verfahrens kurz beschrieben werden.[11]

Der Kern dieses Behandlungsmanuals bildet – wie für die IRT typisch – die Modifikation des Albtraums. Dazu besprechen Therapeut und Patient einen ty-

[11] Diese Darstellung ist eine kurzgefasste Darstellung aus Pietrowsky (2011).

pischen oder häufig wiederkehrenden Albtraum des Patienten und identifizieren diejenigen Elemente des Albtraums, die Angst machen, um sie dann durch alternative Elemente zu ersetzen. Diese lassen sich sinnvoll in den Traum integrieren, erzeugen aber keine Angst. Diese sogenannte Albtraummodifikation umfasst vier Therapiesitzungen. Der Albtraummodifikation gehen drei Therapiesitzungen voraus. Die erste Sitzung ist eine Einführungssitzung, in der das Behandlungskonzept vorgestellt und der typische Albtraum, der später modifiziert werden soll, erfasst (rekonstruiert) wird. In der zweiten Sitzung erfolgt die Vorstellung und Einübung in ein Entspannungsverfahren und in der dritten Sitzung das Einüben von Imaginationstechniken. Nach den vier Therapiesitzungen zur Albtraummodifikation gibt es noch eine Abschlusssitzung.

Die Einführungssitzung

In der ersten Therapiesitzung werden drei inhaltliche Themen behandelt: die Vorstellung des Behandlungskonzepts, allgemeine Informationen über Albträume und Schlafhygiene und die Rekonstruktion eines typischen Albtraums. In der kognitiven Verhaltenstherapie, zu der auch die IRT gehört, ist es üblich, dass zu Beginn der Therapie den Patienten der Therapieablauf und das Behandlungskonzept genau erklärt wird. Daher wird in dieser Therapiestunde erläutert, dass mit dem Therapieverfahren die Häufigkeit und Intensität von Albträumen verringert werden kann. Es wird dem Patienten aber auch gesagt, dass es nicht um die Deutung der Albträume geht, was viele Patienten ursprünglich bei einer Albtraumtherapie erwarten. Es sei angemerkt, dass es durchaus sehr hilfreich sein kann, sich mit den Inhalten der Albträume auseinanderzusetzen und dies wertvolle Hinweise für eine Psychotherapie geben kann. Das ist jedoch nicht das vorrangige Ziel der Albtraumbehandlung im Sinne der IRT und kann, wenn es von den Patienten gewünscht wird, im Anschluss an die Albtraumbehandlung erfolgen.

Allgemeine Informationen zu Albträumen und zur Schlafhygiene werden in dieser ersten Stunde ebenfalls vermittelt, weil viele Patienten oft falsche Vorstellungen davon haben, wie häufig Albträume sind. Allein das Wissen darum, dass Albträume gar nicht so selten sind, dass man sich wegen seiner Albträume nicht zu schämen braucht und dass Albträume aber auch kein böses Omen sind oder auf einen schlechten Charakter oder eine problematische Persönlichkeit schließen lassen, kann bei vielen Patienten schon eine wichtige Erleichterung und Entlastung bewirken. Da ein guter und ruhiger Schlaf eine wichtige Voraussetzung für die Reduktion der Albträume ist, werden auch Informationen zu einer richtigen Schlafhygiene in dieser Therapiestunde gegeben, sodass die Patienten gegebenenfalls ab dieser Sitzung damit beginnen können, ihr Schlafverhalten zu ändern und eine bessere Schlafhygiene (siehe oben) zu realisieren.

Die Rekonstruktion eines Albtraums nimmt den größten Umfang in der ersten Therapiestunde ein. Bei der Albtraumrekonstruktion geht es darum, dass der Patient die Gelegenheit bekommt, einen seiner Albträume zu berichten. Für viele Patienten ist es wichtig, bereits zu Beginn der Therapie ihren Albtraum schildern zu können, auch wenn die eigentliche Beschäftigung mit dem Albtraum erst ab der vierten Therapiesitzung erfolgt. Personen, die verschiedene Albträume haben, sollten dazu den Albtraum, den sie als am meisten belastend erleben, oder den Albtraum, der ihnen am besten in Erinnerung ist, wählen. Personen mit in ähnlicher Form wiederkehrenden Albträumen oder posttraumatischen Albträumen wählen diesen Albtraum für die Rekonstruktion. Bei der Albtraumrekonstruktion schildert der Patient den Albtraum, während der Therapeut versucht, diesen Traum möglichst genau zu erfassen. Er wird also immer wieder nachfragen, wenn etwas unklar geblieben ist und den Patienten nach seinen erlebten Sinneseindrücken und Gefühlen während des Traums befragen. Der Therapeut protokolliert die Schilderung des Albtraums sehr genau mit, weil das die Grundlage für die spätere Albtraummodifikation ist.

Nach dieser Sitzung wird der Patient aufgefordert, die im Laufe der Therapie auftretenden Albträume aufzuzeichnen. Dazu erhält er spezielle Protokollbögen. Er kann seine Träume aber auch in ein Traumtagebuch schreiben oder mithilfe eines Diktiergerätes aufzeichnen. Die Aufzeichnung der Albträume sollte möglichst unmittelbar nach dem Aufwachen erfolgen, weil die Erinnerung an die Trauminhalte mit fortdauernder Wachheit abnimmt und verblasst.

Das Erlernen eines Entspannungsverfahrens

In der zweiten Therapiesitzung wird dem Patienten ein Entspannungsverfahren vermittelt. Ein Entspannungsverfahren zu beherrschen, stellt eine notwendige, aber nicht hinreichende Maßnahme bei der Behandlung von Albträumen dar. Viele Patienten mit Albträumen leiden unter einem erhöhten Angst- oder Anspannungsniveau, sodass die Durchführung von regelmäßigen Entspannungsübungen einen hilfreichen Therapiebestandteil darstellt. Es gibt verschiedene Entspannungsverfahren, die je nach persönlicher Vorliebe von den Patienten bevorzugt werden. In der Praxis hat sich aber gezeigt, dass die Progressive Muskelentspannung nach Jacobson und das Autogene Training nach Schultz die Entspannungsverfahren sind, die von den meisten Menschen leicht erlernt werden können. Daher empfiehlt sich die Anwendung eines der beiden Verfahren. Wenn ein Patient bereits ein Entspannungsverfahren beherrscht, kann selbstverständlich diese Sitzung übersprungen und gleich mit dem nächsten Therapiebestandteil, der Übung von Imaginationstechniken, begonnen werden.

Das Erlernen eines Entspannungsverfahrens im Rahmen der Albtraumtherapie hat zwei Funktionen. Zum einen ermöglicht es den Patienten, generell entspannter und gelassener zu werden (deshalb werden diese Entspannungsverfahren ja auch in der Psychotherapie gern und häufig eingesetzt), was zu einem Rückgang der psychischen Belastung und des erlebten Stresses führt. Zum anderen sind die weiteren Therapiebausteine (Imagination, Modifikation des Albtraums) stark an die Fähigkeit zur körperlichen Entspannung und geistigen Gelassenheit geknüpft. Beides wird durch die regelmäßige Anwendung eines Entspannungstrainings gefördert.

In dieser Therapiesitzung wird das Grundprinzip der Entspannung erläutert und es erfolgt die Durchführung von basalen Entspannungsübungen der jeweils gewählten Technik (Progressive Muskelentspannung oder Autogenes Training). Es ist klar, dass in einer Sitzung das Entspannungsverfahren nicht erschöpfend vermittelt und gelernt werden kann. Den Patienten gelingt es aber trotzdem, das Wesen der Entspannung zu verstehen und einfache Übungen zu erlernen und durchzuführen. Wichtig ist daher auch, dass die gelernten Techniken immer wieder selbstständig von den Patienten zuhause geübt und angewandt werden, was am besten regelmäßig jeden Tag zu einer festen Uhrzeit erfolgen sollte. Dafür erhalten die Patienten eine CD mit den jeweiligen Entspannungsinstruktionen und Entspannungsübungen.

Imaginationsübungen

Die dritte Therapiesitzung ist den Imaginationsübungen vorbehalten. Dies dient der Förderung der Imaginationsfähigkeit, dem Herausarbeiten der in der Imagination vorherrschenden Sinnesmodalitäten und vor allem dem Umgang mit Veränderungen der Vorstellung während der Imaginationsübungen. Das ist wichtig für die nachfolgende Albtraummodifikation, bei der die Patienten ihren Albtraum in der Vorstellung verändern sollen. Die bildliche Vorstellung (Imagination) bildet die Grundlage für das weitere Vorgehen in der Albtraumbehandlung. Darum sind die Imaginationsübungen wichtiger und notwendiger Bestandteil der Albtraumtherapie. Ziel dieser Therapiesitzung ist es herauszuarbeiten, mit welchen Sinnen die Vorstellung am besten klappt, damit diese Sinneskanäle in der nachfolgenden Albtraummodifikation gezielt angesprochen werden können. Zweck der Imaginationsübungen ist es, dass der Patient mithilfe seiner Vorstellungskraft gezielt Szenen hervorrufen und verändern kann. Eine Verbesserung der Imaginationsfähigkeit wird sich nur einstellen, wenn der Patient außerhalb der Therapiesitzungen regelmäßig selbstständig übt. Deshalb sollten die Patienten auch nach dieser Sitzung weiterhin regelmäßig Imaginationsübungen – so wie die Entspannungsübungen – durchführen.

In dieser Therapiesitzung wird zunächst eine „Fantasiereise“ durchgeführt. Anhand dieser ersten Imaginationsübung wird anschließend mit dem Patienten erarbeitet, welche Sinnesmodalitäten vorherrschten. Im weiteren Verlauf der Sitzung wird dann noch eine weitere, vertiefende Übung durchgeführt. Ziel dieser vertiefenden Übung ist es, das vorgestellte Szenario dank der Vorstellungskraft zu verändern. Eine typische Fantasiereise ist zum Beispiel ein Spaziergang am Strand bei sonnigem Wetter. Hierbei stellen sich die Patienten den Anblick des Meeres und des Strandes vor, sie spüren den Sand unter ihren Füßen und den Wind in ihrem Haar, sie hören das rhythmische Schlagen der Wellen oder das Kreischen von Möwen. Möglicherweise können sie sich sogar den salzigen Geschmack der Luft vorstellen. In der vertiefenden Übung wird den Patienten dann gesagt, dass sich der Himmel, ohne dass sie es gemerkt hätten, zugezogen habe, dicke Wolken seien aufgezogen und plötzlich beginne es zu regnen. Die Patienten sollen dann mit dieser Information ihre Fantasiereise fortsetzen und verändern. Hier zeigen sich deutlich die imaginativen Fähigkeiten der Patienten. Manche stellen sich vor, sie suchen einen Unterstand, um sich vor dem Regen zu schützen, andere stellen sich vor, dass sie ins Wasser gehen. Wieder andere aber stellen sich vor, dass sie die Wolken, vielleicht mit einem Zauberstab, einfach vertreiben können und die Sonne wieder scheint. Das Üben solcher (fantastischer) Lösungsmöglichkeiten stellt eine wichtige Hilfe für die spätere Albtraummodifikation dar, bei der die Patienten auch – mit realistischen oder fantastischen – Möglichkeiten ihren Traum verändern sollen.

Bei der Behandlung von Patienten mit traumatischen Erfahrungen (meist also Patienten mit einer Posttraumatischen Belastungsstörung) ist bei den Imaginationsübungen besondere Vorsicht geboten. Diese Patienten haben oft Schwierigkeiten, sich solchen Fantasiereisen hinzugeben, da diese sehr schnell Erinnerungen an das Trauma auslösen und zur Dekompensation (Dissoziation) führen können. Daher sollten diese Patienten zuerst eine Übung durchführen (z. B. die „Übung vom sicheren Ort“), die ihnen die Sicherheit und Kontrolle gibt, jederzeit von belastenden Bildern und Imaginationen gut an einen sicheren Ort zurückkehren zu können.

Albtraummodifikation

Mit der Albtraummodifikation wird in der Regel in der vierten Therapiesitzung begonnen. Sie ist der spezifischste Aspekt der Albtraumbehandlung im Sinne der IRT. Bei Patienten, die mehrere verschiedene Albträume haben, ist es nicht das Ziel, alle Albträume zu bearbeiten. Vielmehr soll dem Patienten die Fähigkeit vermittelt werden, seine Albträume selbstständig zu verändern. Bei Patienten mit mehreren Albträumen werden daher in der Regel während der Therapie

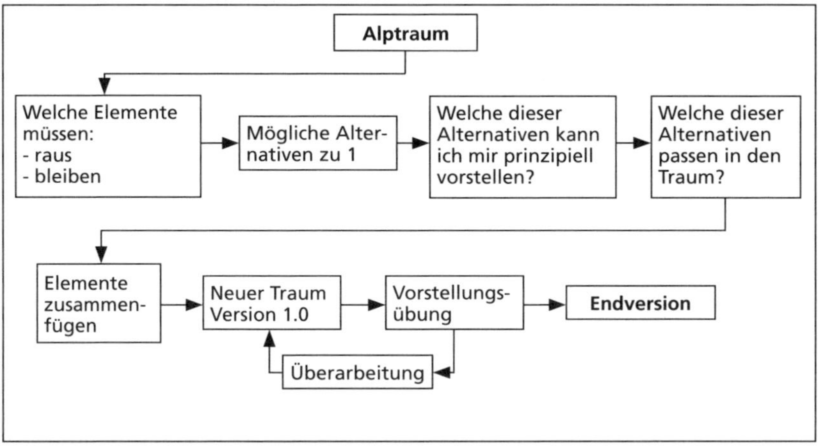

Abbildung 28: Ablauf einer Albtraummodifikation

zwei Albträume bearbeitet (modifiziert). Beim ersten finden große Teile der Albtraummodifikation in den Sitzungen mit der Unterstützung des Therapeuten statt. Die Modifikation des zweiten Albtraums erfolgt mehr in Form von Hausaufgaben. Hat ein Patient nur einen (immer wiederkehrenden) Albtraum, erfolgt die Modifikation dieses Traums ausführlich und gründlich.

Die Albtraummodifikation folgt einem schrittweisen Vorgehen. In der Regel besteht ein Albtraum nicht nur aus angstvollen Inhalten, sondern beginnt oft harmlos und wird erst mit dem Auftauchen bestimmter bedrohlicher Situationen zu einem Albtraum. Daher geht es in der Albtraummodifikation darum, diese bedrohlichen und ängstigenden Elemente zu identifizieren und zu ersetzen, um damit dann ein neues Traumskript zu erstellen. Dabei gilt als Prinzip, dass das neue Traumskript dem ursprünglichen Albtraum so ähnlich wie möglich sein sollte und nur so viele Elemente wie nötig ersetzt oder modifiziert werden sollen. Denn je ähnlicher das neue Traumskript dem ursprünglichen Albtraum ist, desto größer ist die Wahrscheinlichkeit, dass es sich im Gedächtnis an die Stelle des ursprünglichen Albtraums setzt, diesen verdrängt und dessen Platz einnimmt. Daher ergeben sich für die Albtraummodifikation folgende Schritte:

1. Die Entscheidung darüber, welche Elemente aus dem Albtraum entfernt werden müssen und welche bleiben sollen.
2. Das Finden von Alternativen zu den zu entfernenden Elementen.
3. Das Einfügen dieser Alternativen in den ursprünglichen Albtraum und die Erstellung des neuen Traumskripts.
4. Die Imagination diese neuen Traumskripts.

5. Die Entscheidung darüber, ob dieses neue Traumskript angemessen ist (d. h., individuell passend, gut vorstellbar und angstfrei).
6. Gegebenenfalls die Wiederholung der Schritte 1 bis 5, bis eine passende Endversion des neuen Traumskripts gefunden ist.

Diese Schritte werden von Therapeut und Patient zusammen durchgeführt. Zunächst sollte der Patient nach Möglichkeit selbst herausfinden, welche Elemente aus dem Traum entfernt werden sollen, weil sie zu bedrohlich sind und welche weniger angstbesetzten Alternativen stattdessen in den Traum eingefügt werden können. Oft fällt das den Patienten anfangs schwer und sie können sich keine Alternativen ausdenken. Daher unterstützt der Therapeut den Patienten bei der Auswahl der Elemente, die aus dem Traum sollen, und bei der Suche nach Alternativen sowie dem Imaginieren des neuen Traumskripts. Aber letztlich kann natürlich nur der Patient entscheiden, ob ein Traumelement so bedrohlich ist, dass es herausgenommen werden sollte oder ob eine Alternative zu solch einem Element für ihn wirklich passend ist oder nicht. Da gerade am Anfang Patienten oft Schwierigkeiten haben, Alternativen zu den zu entfernenden Traumelementen zu finden, ist es sehr hilfreich, wenn vom Therapeuten dazu konkrete Anregungen kommen. Später brauchen die Patienten diese Anregungen oft nicht mehr.

Für den ersten Schritt, die Entscheidung darüber, welche Elemente aus dem Albtraum entfernt werden sollen, ist es hilfreich, wenn der Patient den Traum möglichst detailreich rekonstruiert hat (nach Möglichkeit bereits in der ersten Sitzung) und sich gut an die durch den Traum ausgelösten Gefühle erinnern kann. Es ist nicht wichtig, dass viele Elemente gefunden werden, die entfernt werden sollen, sondern wichtig sind die Schlüsselszenen des Traums, also die Stellen, an der der Traum von einem neutralen oder sogar angenehmen Traum zum Albtraum wird. Die modifizierte Traumfassung sollte bei dem Patienten keine starken negativen Emotionen hervorrufen, zugleich aber auch noch sehr nahe am ursprünglichen Albtraum sein. Deshalb ist es wichtig, diejenigen Elemente zu identifizieren, die auf jeden Fall in dem Traum bleiben sollen, die sein Gerüst und für die Traumhandlung bestimmend sind.

Für das Finden von Alternativen zu den zu entfernenden Elementen gilt grundsätzlich, dass der Patient möglichst eigenständig Veränderungsvorschläge machen soll. Gelingt es ihm nicht, eigene Ideen zu generieren, kann der Therapeut unterstützen und auch Vorschläge machen. Dabei sollte immer darauf hingewiesen werden, dass es individuell sehr unterschiedlich ist, welche Traumelemente sich eignen und welche Elemente der Patient sich vorstellen kann oder nicht. Wenn der Therapeut Vorschläge für Alternativen macht, sollte er zudem nicht nur einen Vorschlag oder mehrere Vorschläge aus einer Kategorie wählen, sondern möglichst breit gestreut verschiedene Kategorien abdecken. Wenn also beispielsweise aus einem Verfolgungsalbtraum das Element „der Verfolger hat ein Messer und läuft hinter mir her“ ersetzt werden soll, ist es nicht empfehlenswert, nur Alternativen der gleichen kategorialen Art wie „der Verfolger hat eine Trinkflasche in der Hand“ oder „der Verfolger hat eine Taschenlampe in der Hand“ dem Patienten anzubieten. Möglicherweise ist für den Patienten eine ganz andere kategoriale Variante nützlich, sodass auch Alternativvarianten, wie „der Verfolger stolpert und bleibt liegen“, „der Verfolger verwandelt sich in eine Katze“ oder „der Verfolger wird von der Polizei aufgehalten“, vorgeschlagen werden sollten. Grundsätzlich sind der Fantasie bei der Erstellung dieser Handlungsalternativen für den modifizierten Traum keine Grenzen gesetzt und da der Traum sich nicht an die Realität und Naturgesetze hält, müssen das die Traumalternativen auch nicht. Erfahrungsgemäß ist es so, dass je mehr unterschiedliche Alternativvarianten vorgeschlagen werden, desto eher finden die Patienten die für sie passende und beste Lösung.

Bei der Entwicklung des neuen Traumskripts geht es primär darum, aus der Liste von möglichen Alternativen diejenigen auszuwählen, die am besten zusammen passen und daraus eine zusammenhängende und in sich schlüssige Geschichte zu entwickeln. Das neue Traumskript kann ähnlich lang sein wie der ursprüngliche Albtraum, es kann aber auch sehr viel kürzer oder sehr viel länger sein. Ein kürzeres Traumskript entsteht in der Regel dann, wenn eine lange bedrohliche Episode zu einem frühen Zeitpunkt aufgelöst oder verhindert wird. Eine längere Traumversion kann dann entstehen, wenn der ursprüngliche Albtraum sehr wenig Handlung hatte und für den neuen Traum praktisch eine neue Rahmenhandlung entwickelt werden muss. Die Länge des neuen Traumskripts ist nicht von Bedeutung. Wichtig ist vielmehr, dass der Patient in der Lage ist, dieses sich gut vorzustellen. Das wird dadurch erleichtert, dass das neue Traumskript sehr detailliert beschrieben wird. Schreibt der Patient die Geschichte auf, sollte er diese immer in der ersten Person Präsens aufschreiben, um eine möglichst lebhafte Geschichte zu gestalten. Die Verwendung von wörtlicher Rede und der wörtlichen Wiedergabe von Gedanken ist ebenfalls hilfreich.

Nachdem ein (vorläufiges) neues Traumskript gefunden wurde, wird dieses imaginiert (Schritt 4). Das heißt, der Patient stellt sich im Wachzustand, aber mit geschlossenen Augen, dieses neue Traumskript intensiv vor. Dafür liest der Therapeut das zuvor entwickelte und mitnotierte Traumskript langsam vor, ähnlich wie bei der Fantasiereise in der Sitzung zu den Imaginationsübungen. Der Patient achtet dabei darauf, sich dieses Traumskript genau und den Ablauf mit möglichst vielen Sinnesmodalitäten vorzustellen (was sieht er?, was hört er?, was spürt er?, was riecht oder schmeckt er?). Am Ende der Imagination wird nochmals geprüft, ob das neue Traumskript inhaltlich stimmig ist und vor allem, ob es keine Angst oder andere unangenehme Gefühle hervorruft. Wenn es immer noch Angst erzeugt, wird wieder damit begonnen, die Stellen zu identifizieren, an denen die Angst auftritt und diese werden in dem Traumskript durch neue Alternativen ersetzt (Schritte 1 bis 3). Erst wenn der modifizierte Traum keine Angst mehr auslöst, ist dieser Prozess beendet und es liegt ein neues Traumskript vor. Der Patient erhält dann die Aufgabe, diese Imagination mit dem neuen Traumskript zu Hause regelmäßig, am besten täglich, durchzuführen. Besonders günstig sind diese Imaginationen vor dem zu Bett gehen. Treten bei der Imagination Probleme auf, können diese in der nächsten Therapiesitzung besprochen werden. Sind weitere Änderungen an dem Traumskript nötig, die der Patient eigenständig durchführen kann, sollte er dies tun.

Es gibt verschiedene Möglichkeiten für die Patienten, diese Imaginationsaufgaben zuhause durchzuführen. Bei kurzen Traumgeschichten können sich die Patienten den Inhalt oft nach kurzer Zeit merken und gehen die Geschichte im Kopf durch. Ist die Geschichte länger, ist es möglich, eine Tonaufnahme zu erstellen oder sich die Geschichte von einem Angehörigen vorlesen zu lassen. Wenn dies alles nicht möglich ist, kann der Text abschnittsweise gelesen und die jeweilige Textstelle anschließend imaginiert werden.

Bereits bei der ersten Imagination eines neuen Traumskripts in der Therapiesitzung wird geprüft, ob der Patient es sich gut vorstellen kann und ob negative Gefühle auftreten (Schritt 5). Fällt es dem Patienten schwer, sich die Szenen des neuen Traumes vorzustellen, wird zunächst überprüft, ob eine detailliertere Schilderung Abhilfe schaffen kann. Auch ist es bei Patienten mit weniger stark ausgeprägter Vorstellungskraft möglich, dass die Imagination erst beim zweiten oder dritten Versuch gelingt. Falls dies nicht zum gewünschten Erfolg führt, sollte die Traumgeschichte nochmals verändert werden. Dazu wird nach anderen, besser passenden alternativen Traumhandlungen gesucht. Das Gleiche gilt, wenn die Szene nach wie vor einen starken negativen Affekt hervorruft. Da es eher die Regel als die Ausnahme ist, dass eine Geschichte nach der ersten Erprobung noch weiter verändert oder gar in ihrer ersten Fassung ganz verworfen wird, sollte dies dem Patienten frühzeitig mitgeteilt werden, sodass keine unnötigen Frustrationen entstehen.

Die Modifikation eines Albtraums ist ein iterativer Prozess, sodass die Schritte von der Identifikation der zu ersetzenden Elemente des Albtraums bis hin zu einer inhaltlich stimmigen und angstfreien Imagination eines neuen Traumskripts mitunter mehrfach wiederholt werden müssen. Am Ende der Albtraummodifikation sollte der Patient sich die neue Traumgeschichte vollständig vorstellen können, diese in sich schlüssig sein und kein offenes Ende haben. Sie soll keinen starken negativen oder unangenehmen Affekt erzeugen und dennoch einen Zusammenhang zum ursprünglichen Albtraum aufweisen.

Nachdem der erste Albtraum erfolgreich modifiziert wurde, soll der Patient das Prinzip dieses Verfahrens verstehen und die einzelnen Schritte, die dafür nötig sind, kennen und beherrschen, um es auf andere Albträume anwenden zu können. Dies geschieht am besten noch mit einem zweiten oder gar dritten Albtraum innerhalb der vier Therapiestunden, die für die Albtraummodifikation vorgesehen sind. Auf jeden Fall ist es wichtig, dass der Patient am Ende der Therapie das Prinzip der Albtraummodifikation verstanden hat und es eigenständig und kompetent anwenden kann, um es auch zukünftig auf eventuell neu auftretende Albträume anwenden zu können.

In einem Patientenratgeber (Pietrowsky & Thünker, 2014) sind das oben beschriebene Verfahren und wichtige Informationen zu Albträumen und den Umgang mit ihnen für Patienten und deren Angehörige allgemein verständlich beschrieben.

Beispiele für Albtraummodifikationen

Zunächst soll am Beispiel eines häufigen und typischen Verfolgungstraums die Albtraummodifikation illustriert werden, anschließend am Beispiel eines posttraumatischen Albtraums. Der ursprünglich berichtete Verfolgungsalbtraum einer Patientin lautete wie folgt:

„Ich war einkaufen im großen Einkaufszentrum. Mein Wagen steht im Parkhaus. Als ich das Parkhaus betrete, ist es düster. Draußen ist bereits die Dämmerung angebrochen. Ich beeile mich, schnell zu meinem Auto zu kommen. Im Treppenhaus des Parkhauses höre ich Schritte hinter mir. Zunächst denke ich mir nichts dabei. Aber als ich auf das Parkdeck trete und die Schritte immer noch hinter mir höre, werde ich etwas schneller. Die Schritte hinter mir beschleunigen sich ebenfalls. Mir wird mulmig. So schnell ich kann, gehe ich zu meinem Auto. Ich habe das Gefühl, er ist mir dicht auf den Fersen. Ich bekomme Angst und beginne zu rennen. Voller Panik versuche ich, mein Auto zu erreichen. Mein Herz schlägt mir bis zum Hals. Schweißgebadet wache ich auf."

Nachdem der Patientin erklärt wurde, worum es bei der Albtraummodifikation geht, entwickelte sie spontan folgende Version ihres Albtraums:

„Ich war einkaufen im großen Einkaufszentrum. Mein Wagen steht im Parkhaus. Es wird schon dunkel draußen und ich beeile mich, zum Auto zu kommen. Ich denke darüber nach, dass ich mich heute Abend mit meinen Freundinnen treffen möchte, um ihnen meine neuen Klamotten zu präsentieren. Das wird bestimmt viel Spaß machen. Jetzt aber erst mal ab zum Auto. Im Treppenhaus höre ich jemanden hinter mir. Auch als ich auf das Parkdeck trete, sind die Schritte noch da. „Was der wohl von mir will", denke ich bei mir, „man hört ja so vieles." Ich gehe etwas schneller, die Schritte beschleunigen sich ebenfalls. Noch haben wir ein gutes Stück Abstand. Ich drehe mich um und will sehen, wer mich da verfolgt. Da sehe ich aus dem Augenwinkel, wie eine große Limousine ausparkt, die Farbe kann ich nicht genau erkennen, aber sie ist dunkel. Die Limousine erfasst meinen Verfolger an der Hüfte. Ich gehe noch einige Schritte weiter. Dann bleibe ich stehen und drehe mich um. Ich sehe meinen Verfolger auf dem Boden liegen, er liegt auf der Seite, ein Bein ist angewinkelt, so ähnlich, als wäre er in der stabilen Seitenlage gelandet. Mir kann nun nichts mehr passieren."

Zunächst war sich die Patientin sicher, mit diesem neuen Traumskript die „Lösung" gefunden zu haben. Als sie den Traum jedoch in der Imagination erprobte, stellte sie fest, dass sie sich das Traumgeschehen zwar sehr plastisch vorstellen konnte, sie trotzdem aber noch große Anspannung und Angst dabei empfunden hat. Diese Angst habe sich auch nicht gelegt, als der Verfolger ihr nicht mehr folgen konnte. Sie meinte, er könne ja wieder aufstehen. Da sie sich nicht vorstellen konnte, den Traum entsprechend zu entschärfen, wurde diese Variante komplett verworfen.

Da sich herausstellte, dass die Verfolgung als angstauslösendes Moment aus dem Traum gestrichen oder entschärft werden müsste, die Umgebung und die Person des Verfolgers aber bleiben sollten, wurden neue Ideen gesammelt. Dabei wurden folgende Alternativen in Betracht gezogen:

- sie betritt das Parkhaus nicht alleine, sondern mit einem Freund, der ihr Sicherheit gibt und im Notfall helfen kann,
- eine fremde Person kommt ihr zu Hilfe,
- der vermeintliche Verfolger entpuppt sich als harmlose Person, vielleicht ein alter Bekannter oder eine Person, die ihr etwas hinterherbringen will, das sie liegen gelassen hat,
- der Verfolger wird von jemandem aufgehalten,
- sie kann sich gegen den Verfolger zur Wehr setzen und so dafür sorgen, dass er sie in Ruhe lässt,

– es könnte im Parkhaus deutlich heller und übersichtlicher sein, um die bedrohliche Stimmung im Traum abzuschwächen.

Der Patientin fiel es schwer, sich vorzustellen, dass ihr jemand helfe. Auch einen offenen Konflikt mit dem Verfolger, indem sie ihn direkt anspricht oder anschreit, konnte sie sich nicht vorstellen. Letztlich entschied sie sich dafür, dass der Verfolger aufgehalten werden würde. Daher sah die fertige Traumgeschichte folgendermaßen aus:

„... Der Mann beginnt ebenfalls seine Schritte zu beschleunigen und als ich mich umdrehe, weiß ich, dass er mich verfolgt. Ich habe Angst. Da öffnet sich die Tür des Parkhauses und ein zweiter Mann betritt das Parkdeck. Er ist leger gekleidet und trägt Jeans, eine Lederjacke und einen Schal. Er ruft meinem Verfolger hinterher: „Hey! Wart mal! Wir haben uns ja lange nicht mehr gesehen. Was treibst du hier?" Mein Verfolger bleibt stehen und dreht sich zu dem Mann um. Er wird sofort mit einem Handschlag begrüßt und kann sich aus der Unterhaltung nicht losreißen. So habe ich Zeit, schnell zu meinem Auto zu gehen und das Parkhaus zu verlassen. Draußen ist es beleuchtet und geschäftig, es sind viele Autos und Menschen unterwegs. Ich fühle mich nicht mehr beängstigt."

Am Beispiel des posttraumatischen Albtraums einer 28-jährigen Patientin, den wir bereits in Kapitel 1 kennengelernt haben, soll die Modifikation eines posttraumatischen Albtraums illustriert werden. Bei posttraumatischen Albträumen berichten die Patienten in der Regel nicht so viele Details des Traums, da sie das zu sehr belasten würde und das auch nicht nötig ist.

Die Elemente, die auf jeden Fall auch im modifizierten Traum enthalten sein sollten, waren:

– die Schulsituation,
– ein Klassenzimmer, aber ein anderes als das, in dem der Missbrauch stattgefunden hat, dafür wurde das Klassenzimmer der Berufsschule, in der sie später war, gewählt,
– die U-förmige Anordnung der Tische und Stühle im Klassenzimmer. Die Elemente, die im modifizierten Traum auf gar keinen Fall mehr vorkommen sollten, weil sie zu viel Angst auslösten, waren:
– der Lehrer,
– das Klassenzimmer, in dem sich der Missbrauch ereignet hat, insbesondere

die Vorhänge, die dafür sorgten, dass niemand sie sehen und ihr helfen konnte.

Zudem wurde nach Alternativen für den neuen Traum gesucht, in denen die Patientin viel Hilfe und Unterstützung erfährt, da sie immer noch häufig unter plötzlich einschießenden Erinnerungen an den Missbrauch leidet, die sie sehr betroffen machen und belasten. Daher wurde Wert darauf gelegt, in den neuen modifizierten Traum viele Hilfsangebote einzubauen und eine Lehrerin, die gut ist und ihr hilft. Ebenso wurde der Traum über den eigentlichen Albtraumhergang erweitert um einen positiven Ausblick auf das, was kommen kann. Das hat der Patientin sehr viel Sicherheit gegeben, nicht wieder in das alte Traumgeschehen zurückzufallen.

Der neue modifizierte Traum sah dann letztlich wie folgt aus: „In meinem Traum befinde ich mich im Klassenraum der Berufsschule. Der Raum ist groß und die Stühle und Tische stehen in U-Form. Die Sonne scheint und ich bin mit meiner Klassenlehrerin allein im Klassenraum. Die Lehrerin ist freundlich, hilfsbereit, nett, verständnisvoll und jung. Die Mathestunde ist gerade zu Ende und die anderen Schüler sind schon rausgegangen. Ich hole mein Pausenbrot und ein Trinkpäckchen aus der Tasche und will rausgehen. Die Lehrerin ruft mich zurück: „Bleibst du bitte noch mal kurz hier? Ich möchte etwas mit dir besprechen." Ich drehe mich um, ich habe zuerst gar nicht realisiert, wer da gesprochen hat. Erst im Umdrehen sehe ich die Lehrerin. Ich gehe vorsichtig auf sie zu. Ich frage mich, was sie von mir will und warte ab. Die Lehrerin sagt: „Ich habe festgestellt, dass du die letzten zwei Arbeiten etwas schlechter geschrieben hast und du machst immer deine Hausaugaben. Wenn du mir sagst, wo du Schwierigkeiten hast, kann ich dir helfen." Ich denke nach und überlege mir, dass ich nichts zu verlieren habe und sie eine Frau ist. Dann sage ich: „Ja, ich nehme die Hilfe an." Sie lächelt und sagt. „Dann kannst du erstmal in die Pause gehen. Ich habe heute Aufsicht." Sie geht mit mir aus dem Klassenzimmer und schließt die Tür ab. Ich gehe raus auf den Pausenhof und bin erstmal froh, dass ich an der frischen Luft bin. Ich freue mich über die Hilfe und bin glücklich.

Am nächsten Tag nach der letzten Stunde treffen wir uns im Klassenraum, um Mathe zu lernen. Sie geht zuerst alles noch einmal mit mir durch, damit sie sehen kann, wo ich Schwächen habe. Die Aufgaben, die ich nicht verstanden habe, erklärt sie mir an Beispielaufgaben. Mein Kopf raucht am Ende der Stunde, aber ich bin glücklich, dass ich die Aufgaben verstanden habe.
Zuhause gehe ich die Aufgaben noch einmal durch. Jetzt habe ich alle Aufgaben

wirklich verstanden. Wir haben verabredet, dass wir uns dreimal in der Woche treffen, um zu lernen. Drei Wochen später schreiben wir eine Mathearbeit und ich schreibe eine zwei. Ich bin sehr stolz auf mich, bekomme ein besseres Zeugnis und werde in die nächste Klasse versetzt.

Wie und warum wirkt die Imagery-Rehearsal-Therapie?

Die Wirksamkeit der Imagery-Rehearsal-Therapie für die Behandlung von Albträumen sowohl bei Personen mit posttraumatischen Albträumen als auch mit idiopathischen Albträumen ist hinlänglich nachgewiesen und wissenschaftlich evaluiert (z. B. Davis & Wright, 2006; Forbes et al., 2003; Krakow et al., 2001; Thünker & Pietrowsky, 2012). Dennoch stellt sich die Frage, wie und warum diese Methode wirkt, bzw. was die Wirkmechanismen im Einzelnen sind? Hier sind im Wesentlichen zwei Erklärungsansätze möglich, die sich einander nicht ausschließen. Der erste Erklärungsansatz kann als „Überschreiben des Albtraums“ bezeichnet werden, der zweite als „Verbesserung der Selbstwirksamkeitsüberzeugung“.

Mit dem Überschreiben des Albtraums ist gemeint, dass durch die intensive Imagination des neuen, keine Angst mehr auslösenden Traums, der ursprüngliche Albtraum ersetzt wird. Wir können davon ausgehen, dass ein Traum, wie jedes andere Ereignis und jede andere Erinnerung, in einem Gedächtnisnetzwerk im Gehirn gespeichert ist, das wiederum auf der Verknüpfung und gemeinsamen Aktivierung von Neuronen basiert. Dieses Gedächtnisnetzwerk besteht aus dem Traum und den mit ihm assoziierten Ereignissen (im Traum und darüber hinaus). Diese Assoziationen sind aber nicht ein für alle Mal fest, sondern sie sind plastisch, verändern sich also, je nachdem, wie sie genutzt werden. So werden neue Erfahrungen in das Netzwerk eingebunden und alte Assoziationen in diesem Netzwerk abgeschwächt, weil sie vielleicht nicht mehr so häufig benutzt werden. Erfolgt nun im Rahmen einer Imagery-Rehearsal-Therapie die Modifikation eines ursprünglichen Albtraums in einen nicht mehr ängstigenden Traum und wird dieser neue Traum unter Imagination intensiv immer wieder vorgestellt, so werden die Assoziationen zwischen den angstauslösenden Elementen im ursprünglichen Albtraum immer schwächer. Dafür werden neue Assoziationen zwischen den neu hinzugefügten, nicht ängstigenden Elementen und den verbliebenen Elementen aus dem ursprünglichen Albtraum gebildet (Abb. 29). Damit wird in gewisser Weise der ursprüngliche Albtraum durch den neuen, nicht mehr ängstigenden Traum überschrieben. Der Begriff „Überschreiben“ trifft es ganz gut, weil wir davon ausgehen müssen, dass die ursprünglichen Assoziationen und Elemente, die diesen Albtraum konstituieren, nicht gänzlich verschwinden, sondern nur schwächer und von den neuen Assoziationen und Elementen überlagert werden. Schwächer werden meint in diesem Zusammenhang, dass sie schwerer zu aktivieren und schlechter zugänglich sind, also nicht so leicht mehr erinnert werden, aber trotzdem noch im Gedächtnis da sind.

Die klinischen Erfahrungen zeigen, dass nach einer erfolgreichen IRT die Albträume insgesamt deutlich weniger werden und die erlebte Angst bei Albträumen, sofern noch welche auftreten, deutlich geringer ist; dass aber selten der neue, modifizierte Traum geträumt wird. Auch wenn dies zunächst widersprüchlich erscheint, so spricht es gerade für die Annahme des Überschreibens eines Albtraums durch den neuen, modifizierten Traum. Erinnert werden oft ja nur die besonders emotionalen, die besonders intensiven Träume. Da nach dieser Annahme der emotional intensive Albtraum durch einen harmlosen, emoti-

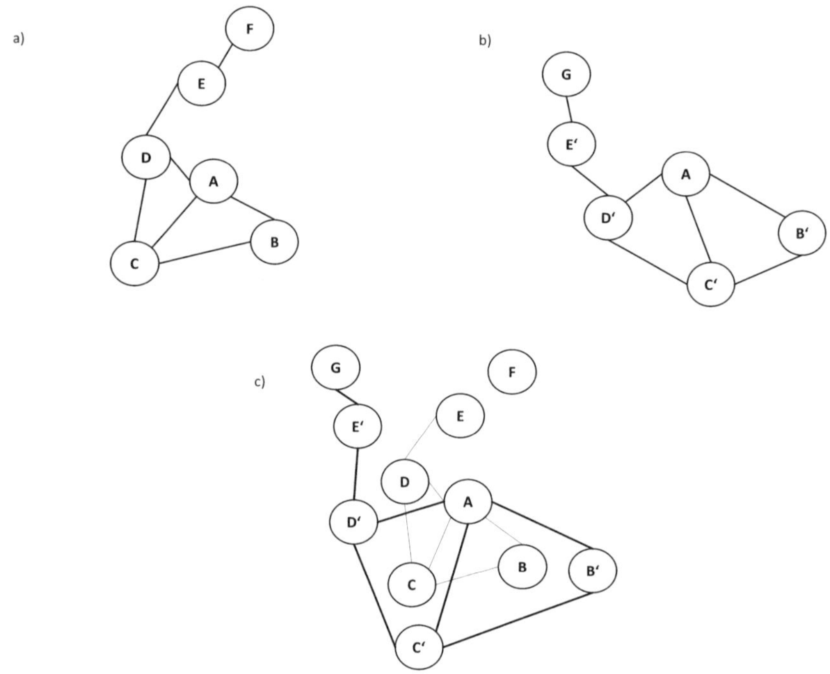

Abbildung 29: Schematische Darstellung des Überschreibens eines Albtraums (a: Gedächtnisnetzwerk des ursprünglichen Albtraums, b: Gedächtnisnetzwerk des neuen, modifizierten Traums, c: Überlagerung des Albtraumgedächtnisses durch die neuen nicht ängstigenden Assoziationen).

onal neutralen Traum überschrieben wird, wird dieser nicht mehr erinnert, der neue Traum aber auch nicht, weil er zu wenig emotional ist, um erinnert zu werden. Wird doch einmal der ursprüngliche Albtraum geträumt, so ist er viel weniger beängstigend, weil die Assoziationen zwischen ängstigenden Trauminhalten und den durch sie ausgelösten Angstgefühlen abgeschwächt sind.

Neben dem Überschreiben der Gedächtnisrepräsentation eines Albtraums kann auch die Erhöhung der Selbstwirksamkeitserwartung eine wichtige Wirkvariable der Imagery-Rehearsal-Therapie sein. Der Begriff der „Selbstwirksamkeitserwartung" (perceived self-efficacy) wurde von dem Psychologen Albert Bandura geprägt und meint die Erwartung, aufgrund eigener Kompetenzen und Fähigkeiten eine gewünschte Handlung erfolgreich ausführen zu können oder ein bestimmtes Ziel zu erreichen. Mit der erfolgreichen Durchführung einer Imagery-Rehearsal-Therapie machen die Patienten die Erfahrung, dass sie ihren Albträumen nicht mehr hilflos ausgeliefert sind, sondern dass sie Kontrolle über sich und ihre Albträume haben. Dieses Wissen um Kontrolle erhöht die Selbstwirksamkeitserwartung, d. h., die Patienten haben die Erwartung oder die Überzeugung, auch in Zukunft ihre Albträume erfolgreich im Griff zu haben. Die Selbstwirksamkeitserwartung ist ein wichtiger Faktor in jeder Psychotherapie und stellt die Basis für eine erfolgreiche Behandlung dar. Im Rahmen der Imagery-Rehearsal-Therapie spielt sie auch eine zentrale Rolle, da die Patienten vor der Behandlung meist die Erfahrung gemacht haben, ihren Albträumen hilflos ausgeliefert zu sein. Durch die Modifikation des Albtraums in einen nicht mehr ängstigenden Traum und die Erfahrung, dass die Albträume tatsächlich nachlassen und weniger angsterregend sind, wenn sie noch auftreten, steigt das Gefühl, wieder Kontrolle über sich und sein Leben zu haben. Die erhöhte Selbstwirksamkeitserwartung schlägt sich nicht nur positiv auf den Umgang mit Albträumen nieder, sondern die Patienten gewinnen insgesamt mehr Zuversicht und Selbstvertrauen, was sich in den allermeisten Fällen auch positiv auf andere Lebensbereiche auswirkt.

Es gibt aber auch Autoren, die annehmen, dass die IRT vor allem wegen der mit ihr verbundenen Konfrontation mit dem ängstigenden Trauminhalt wirkt (Spoormaker & Lancee, 2012). Nach dieser Auffassung ist es also weniger das Finden und Vorstellen einer neuen Traumgeschichte, die den ursprünglichen Albtraum ersetzen soll, sondern die auch bei dieser Therapiemethode stattfindende Exposition an die ängstigenden Trauminhalte und eine damit einhergehende Gewöhnung (Habituation). Damit würde das Verfahren letztlich nichts anderes darstellen, als die oben beschriebene Expositionstherapie. Warum die IRT dann trotzdem erfolgreicher ist als die reine Expositionsbehandlung kann unter anderem daran liegen, dass die Exposition gemäßigter erfolgt oder in andere Therapiebestandteile eingebettet ist und daher vermutlich von den Patienten als weniger bedrohlich wahrgenommen wird und letztlich zu weniger Therapieabbrüchen führt.

9.8 Online-Therapie

Eine neue Form der Albtraumbehandlung stellt die online-basierte Albtraumtherapie dar. Bei diesem Verfahren wird, ähnlich wie bei dem zuvor beschriebenen Behandlungsmanual zur Albtraumbehandlung, eine Albtraummodifikation durchgeführt, der Informationen zu Albträumen und Schlafhygiene und Entspannungs- und Imaginationsübungen vorausgehen. Entscheidend ist aber, dass dies alles über das Internet geschieht, die Patienten sich also für das entsprechende Therapieprogramm (albtraumcoach.de) anmelden und dann, von einem Therapeuten begleitet, die einzelnen Therapieschritte durchführen. Das Therapieprogramm der Online-Therapie ist kein reines Abarbeiten von Inhalten oder Übungen, die schrittweise den Patienten zur Verfügung gestellt werden, sondern für jedes Therapieelement senden die Patienten ihre Antworten an einen Therapeuten, der ihnen eine Rückmeldung zu ihrem Trainingsfortschritt gibt, sodass auch hier ein Austausch, eine Hilfe und gegebenenfalls eine Korrektur durch den Therapeuten erfolgt. Diese Rückmeldungen gliedern sich in unterstützendes und therapeutisches Feedback. Das unterstützende Feedback wird in motivationale Rückmeldungen und technische Hilfestellungen unterteilt. Motivationale Rückmeldungen bekommen die Teilnehmer nach jeder Sitzung.

Die Vorteile einer solchen Online-Therapie sind, dass auch Patienten die Therapie durchführen können, die keinen Therapieplatz haben, weil sie entweder zu lange Wartezeiten haben oder kein geeigneter Therapeut in ihrer Nähe ist. Zudem ist bekannt, dass manche Patienten bereit sind, in internetbasierten Therapien eine größere Selbstöffnung zu zeigen (weil die Situation ja anonym ist). Daher profitieren möglicherweise solche Patienten, die, aus was für Gründen auch immer, eine gewisse Scheu vor einer direkten Psychotherapie haben, von einer Online-Therapie der Albträume.

9.9 Medikamentöse Therapie

Eine medikamentöse Behandlung der Albträume gibt es nicht. Die pharmakologische Behandlung der Albträume konzentriert sich bisher auf die Behandlung der mit einem Trauma assoziierten Schlafstörungen bei Patienten mit einer

Posttraumatischen Belastungsstörung. Dazu wurde eine Vielzahl von Medikamenten untersucht, wie etwa Antidepressiva, angstlösende Medikamente (Benzodiazepine), Neuroleptika und synthetische Cannabinoide. Diese Medikamente reduzieren die Angst und körperliche Erregung, die in der Regel mit einer Posttraumatischen Belastungsstörung verbunden sind, und führen damit zu einer Verbesserung des Schlafs. Sie wirken jedoch nicht spezifisch auf die Albträume. Wie weiter oben angeführt (Kap. 6) können diese Medikamente Albträume auslösen und die Befunde sind bislang sehr widersprüchlich. Bei den angstlösenden Benzodiazepinen (z. B. Valium®, Lexotanil®, Rohypnol®) kommt es zwar zu einer Reduktion des REM-Schlafs, in dem die Albträume auftreten, und damit zu einer Reduktion der Wahrscheinlichkeit für das Auftreten von Albträumen. Diese Stoffe haben aber auch ein hohes Suchtpotenzial und sollten daher nur kurze Zeit angewendet werden. Bei deren Absetzen kommt es dann zu einem vermehrten Auftreten von REM-Schlaf (der sogenannte REM-Rebound), womit die Wahrscheinlichkeit für das Auftreten von Albträumen wieder drastisch ansteigt.

Direkte positive Effekte auf die Albtraumhäufigkeit bei Personen mit Posttraumatischen Belastungsstörungen wurden nur für das blutdrucksenkende Mittel Prazosin (Handelsname Minipress®) beschrieben (z. B. Raskind., Peskind, Hoff, Hart, Holmes, Warren, Shofer, O'Connel, Taylor, Gross, Rohde, & McFall, 2007). Dieses Medikament greift an den Alpha-Rezeptoren des adrenergen Systems an, wodurch die blutdrucksenkende Wirkung zustande kommt und vermutlich auch eine vegetative Entspannung bei Personen, die unter PTBS leiden. Zudem reduziert es vermutlich den leichten Non-REM-Schlaf (Schlafstadien 1 und 2) und senkt damit die Wahrscheinlichkeit für das Auftreten von posttraumatischen Wiederholungen. Es ist jedoch zu beachten, dass auch die Reduktion der posttraumatischen Wiederholungen durch Prazosin keine kausale Behandlung im Sinne einer Heilung darstellt und nach Absetzen des Medikaments die posttraumatischen Wiederholungen wieder zunehmen.

9.10 Behandlung von Albträumen bei Kindern

Wie bereits mehrfach erwähnt, sind Albträume bei Kindern relativ häufig und sie stellen für die meisten Kinder zwar oft eine Belastung, aber keine klinisch relevante, also behandlungsbedürftige Störung dar. Es gibt jedoch auch Fälle, in denen die kindlichen Albträume sehr häufig auftreten (ein Albtraum oder mehr pro Woche), lange persistieren oder aus sonstigen Gründen mit einer starken Belastung und Beeinträchtigung einhergehen (bei etwa 5 % der Kinder). In diesen Fällen ist eine Behandlung der kindlichen Albträume angezeigt. Gerade bei Kindern kommt es auch häufig vor, dass sie aufgrund ihrer Albträume Angst vor dem Einschlafen haben, was ebenfalls eine deutliche Indikation für eine Albtraumbehandlung darstellen kann.

Als Methode der Wahl zur Behandlung kindlicher Albträume hat sich eine an die Imagery-Rehearsal-Therapie angelehnte Behandlung erwiesen, die aus den Komponenten Konfrontation, Bewältigung der Albtraumsituation und Trainieren der Bewältigungsstrategie besteht (Schredl, 2006). Mit Konfrontation ist hier das Aufschreiben oder Malen eines Albtraums gemeint, mit der Bewältigungskomponente das Aufschreiben eines neuen Traumendes oder beim gemalten Albtraum das Einfügen oder Verändern des Bildes, um eine Angstreduktion zu bewirken.

Das Trainieren dieser Bewältigungsmaßnahme soll täglich über zwei Wochen geübt werden. Wie zu erkennen ist, handelt es sich bei dieser Behandlungsmethode um eine Adaptation der Imagery-Rehearsal-Therapie an die kindlichen Patienten. So kommt das Aufmalen oder Aufzeichnen des Albtraums Kindern entgegen, da diese möglicherweise Schwierigkeiten haben, den Albtraum aufzuschreiben. Durch das Aufschreiben oder Aufmalen des Albtraums stellt sich das Kind der Angst, die es im Albtraum erlebt hat, noch einmal. Die eigentliche Albtraummodifikation, also die bewusste Veränderung des Albtrauminhalts in einen verwandten, aber nicht mehr ängstigenden oder bedrohlichen Traum, erfolgt bei Kindern durch das Aufschreiben oder Malen dieser neuen Traumgeschichte. Auch da kann es für die Kinder sehr hilfreich und erleichternd sein, wenn der neue Trauminhalt gemalt wird. Es ist sehr wichtig, den Kindern wenig Vorgaben zu machen, wie der neue Traumverlauf aussehen könnte, um die Vorstellungskraft der Kinder anzuregen. Wählt das Kind allerdings passive Lösungsstrategien, wie z. B. Weglaufen oder Wegfliegen oder eine Gewalteskalation, wie z. B. das Töten eines Monsters, ist es sinnvoll, helfend einzugreifen, um besser passende, aktive Lösungsstrategien zu finden (Schredl, 2006). Wie bei der Therapie der Erwachsenen kann die Lösungsstrategie durchaus fantastischer Natur sein und muss nicht der Wirklichkeit entsprechen, z. B. kann das Kind die Mutter oder einen Freund herbeibeamen, um es zu retten. Im Gegensatz zu der Imagery-Rehearsal-Therapie bei Erwachsenen fehlt hier das Moment, dass sich die Kinder die neue Traumgeschichte (sei sie aufgeschrieben oder gemalt) explizit unter Imaginationsbedingungen vorstellen. Vielmehr werden die Kinder angehalten, sich mit der Traumgeschichte auseinanderzusetzen, also z. B. das gemalte Bild anzuschauen, über das gemalte oder gezeichnete Bild (oder die aufgeschriebene Traumgeschichte) mit den Eltern zu sprechen. Daher kommt den Eltern in der Therapie auch eine wichtige Rolle zu. Sie sollen die Bewältigungsstrategie mit dem Kind regelmäßig trainieren, also über das gemalte Bild oder die geschriebene Geschichte mit dem Kind sprechen.

Neben der eigentlichen Bewältigung der Albtraumangst durch das regelmäßige Trainieren der Bewältigungsstrategie mit dem Kind können die Eltern noch auf andere Art und Weise hilfreich und unterstützend mit dem an Albträumen leidenden Kind umgehen. So ist es empfehlenswert, das Kind, wenn es in der Nacht einen Albtraum hat und erwacht, gleich in der Nacht zu trösten. Dieser Trost soll die Ängste und Befürchtungen des Kindes ernst nehmen und vor allem bei jüngeren Kindern sich nicht auf den – oft gut gemeinten – Rat „das war ja nur ein Traum“ beschränken. Da Kinder bis zu einem bestimmten Lebensalter nicht zwischen Traum und Wirklichkeit zu unterscheiden vermögen, halten sie den erlebten Traum auch nach dem Erwachen noch für wahr. Vielmehr kann es sehr hilfreich sein, die Kinder dadurch zu trösten, dass man z. B. unter dem Bett oder hinter dem Schrank nachschaut, um sich und dem Kind zu vergewissern, dass „keine Gefahr mehr droht“. Oberstes Ziel des Tröstens und der Testung der Traumängste in der Realität ist es, das Kind zu beruhigen, sodass es wieder einschlafen kann (Schredl, 2006).

9.11 Was wissen Ärzte, Psychologen und Albtraumpatienten über Albträume und ihre Behandlung?

Wie wir gesehen haben, gibt es eine ganze Reihe von psychotherapeutischen Möglichkeiten, das Auftreten von Albträumen und die Belastung durch Albträume zu reduzieren. Daher stellt sich die Frage, ob diese Behandlungsmöglichkeiten Ärzten und Psychologen, aber auch den betroffenen Menschen, bekannt sind und in welchem Ausmaß sie genutzt werden, um Personen, die unter Albträumen leiden, zu helfen. Um dieses zu untersuchen, wurde von unserer Arbeitsgruppe an der Universität Düsseldorf unter der Leitung von Dr. Johanna Thünker eine groß angelegte Befragung unter Ärzten, Psychologen und Albtraumpatienten durchgeführt. Ziele der Befragung waren das Wissen über Albträume und deren Behandlungsmöglichkeiten zu erfassen, aber auch zu erheben, wie häufig diese Behandlungsmöglichkeiten eingesetzt werden.

Insgesamt wurden 213 Ärzte und Psychologen und 335 Personen, die unter Albträumen leiden, aus ganz Deutschland befragt. Die Befragten wurden zufällig ausgewählt. Konkret wurde erfasst, was sie glauben, wie häufig Albträume in der Bevölkerung vorkommen (Albtraumprävalenz), was sie glauben, was die möglichen Ursachen für Albträume sein können, was sie über Behandlungsmöglichkeiten von Albträumen wissen. Die Ärzte und Psychologen wurden zudem darüber befragt, ob sie Albträume für ein behandlungsbedürftiges Problem halten und ob in ihrer Praxis schon Patienten mit Albträumen behandelt wurden. Die befragen Ärzte und Psychologen arbeiteten sowohl in eigener Praxis als auch in Krankenhäusern und Rehabilitationskliniken.

Als Ergebnis dieser Befragung zeigte sich, dass alle befragten Gruppen, also die Ärzte, Psychologen und Patienten, die Prävalenz von Albträumen, also deren Häufigkeit in der Gesamtbevölkerung, überschätzten. Während die Ärzte und Psychologen aber die tatsächliche Prävalenz von etwa 5 % annähernd doppelt so hoch einschätzten, glaubten die Albtraumpatienten sogar, dass gut jeder dritte Mensch unter regelmäßig wiederkehrenden Albträumen leidet; sie überschätzten also die Häufigkeit der Albträume um das Siebenfache.

Als mögliche Ursachen für Albträume wurden von allen befragten Gruppen Stress, traumatische Ereignisse, innere Konflikte und Persönlichkeitsfaktoren genannt, was recht gut die möglichen Ursachen für Albträume wiedergibt (siehe Kapitel 6). Die wichtige Rolle von Persönlichkeitsfaktoren für die Entstehung und Aufrechterhaltung von Albträumen wurde jedoch von allen befragten Gruppen deutlich geringer eingeschätzt als die Rolle der anderen Faktoren, was sich nicht mit den tatsächlichen empirischen Befunden deckt. Dass Albträume genetisch verursacht oder nur zufällige Prozesse sind, die gar nichts mit der Person und dem Leben des Träumers zu tun haben, gaben nur sehr wenige der Befragten an.

Knapp die Hälfte der befragten Albtraumpatienten hatte schon einmal irgendwelche Maßnahmen zur Reduktion der Albträume ausprobiert. Hier wurde vor allem genannt, dass sie mit anderen Personen über ihre Albträume gesprochen, ihre Albträume niedergeschrieben, Entspannungsverfahren oder luzides Träumen angewendet haben. Andere versuchten, sich von ihren Erinnerungen an die Albträume abzulenken, indem sie Bücher lasen oder Fernsehen schauten. Jedoch waren diese selbst durchgeführten Maßnahmen nur in seltenen Fällen erfolgreich. Die Mehrheit der Albtraumpatienten, die bislang keine Bewältigungsmaßnahmen für ihre Albträume ausprobiert hatten, gaben an, dass sie nicht wussten, was sie tun könnten, um ihre Albtraumbelastung zu reduzieren oder aber auch, dass sie das nicht für notwendig erachteten.

Jedoch zeigte sich, dass nur eine Minderheit der Albtraumpatienten (knapp ein Drittel) einen Arzt oder Psychologen wegen der Albträume aufgesucht hat. Dabei wurden am häufigsten Hausärzte und Psychiater konsultiert, auch Heilpraktiker und sogar Wahrsager, während niemand der betroffenen Personen einen Psychologen wegen der Albträume aufgesucht hat. Wenn Ärzte konsultiert wurden, bekamen die Patienten häufig ein Medikament (Antidepressivum, Beruhigungsmittel) verschrieben oder die Empfehlung, den täglichen Stress zu reduzieren, sich zu entspannen oder die Albträume aufzuschreiben. Nur drei der befragen Patienten wurden zu einem Psychotherapeuten verwiesen. Daher überrascht es nicht, dass die meisten der empfohlenen Maßnahmen von den Patienten als nicht hilfreich beschreiben wurde. Zwar ist das Aufschreiben der Albträume oder die Anwendung von Entspannungstechniken in der Tat hilfreich, aber es ist wohl entscheidend, dass die Patienten hier nicht nur einfach den Rat bekommen, das zu tun, sondern auch angeleitet und begleitet werden, wenn sie das machen. Für die Mehrzahl der Personen, die unter Albträumen leiden, waren die Albträume eher ein unabwendbares Schicksal, von dem sie glaubten, nicht befreit werden zu können.

Ähnlich gering wie die Patienten schätzen die Ärzte und Psychologen die Möglichkeiten ein, Albtraumbetroffenen helfen zu können. So wusste nur ein sehr kleiner Bruchteil der Hausärzte (etwa 6 %) über spezifische Behandlungsformen von Albträumen Bescheid, obwohl diese Ärztegruppe am häufigsten von den Albtraumbetroffenen konsultiert wurde. Psychiater und Psychologen waren hingegen über die spezifischen Möglichkeiten der Albtraumbehandlung deutlich besser informiert. Entsprechend schätzten die Hausärzte die Albträume viel seltener als ein behandlungsbedürftiges Problem ein als die Psychiater und Psychologen.

Zusammengefasst zeigen die Ergebnisse dieser Untersuchung, dass bei Ärzten und Psychologen, aber auch bei den Albtraumbetroffenen ein unzureichendes Wissen über die Behandlungsmöglichkeiten bei Albträumen besteht. Möglicherweise resultiert aus dieser unzureichenden Kenntnis auch, dass die Betroffenen viel zu selten fachärztliche oder psychologische Hilfe aufsuchen und sich stattdessen schicksalshaft ihren Albträumen ergeben oder sich obskuren Heilern und Wahrsagern anvertrauen. Es hat sich aber auch gezeigt, dass Hausärzte die häufigste Anlaufstelle für Albtraumbetroffene sind, weshalb es angeraten erscheint, gerade bei Hausärzten das Wissen um die spezifischen Behandlungsmöglichkeiten bei Albträumen zu verbessern.

10. Welche Auswirkungen haben Albträume auf den Träumer?

Gelegentliche, vor allem aber wiederkehrende Albträume, haben deutliche Auswirkungen auf den Träumer. Das beginnt mit der Angst im Traum und diese Angst setzt sich oft nach dem Erwachen noch fort. Hinzu kommt die gedankliche Beschäftigung mit dem Albtraum, die oft den ganzen folgenden Tag oder noch länger andauern kann. Diese quälenden und bohrenden Fragen um den Albtraum können sehr gravierend werden und den Träumer in tiefe Ratlosigkeit und Verzweiflung stürzen. Oft fragen sich die Menschen nach einem Albtraum, warum sie so schreckliche Dinge geträumt haben, ob es denn in ihrer Seele wirklich so finster ist und so grausam zugeht wie in ihren Träumen. Oder wenn sie von schlimmen Krankheiten oder vom Tod bei sich oder ihren Angehörigen träumen, stellen sie natürlich die Frage, ob das Vorahnungen auf kommende schwere Krankheiten oder den nahen Tod sind. Ganz besonders schlimm ist die Belastung nach einem Albtraum, wenn der Träumer im Traum zum Täter wurde, er also andere Menschen bedroht, geschädigt oder gar getötet hat. Hier stellen sich die Betroffenen häufig die Frage, ob sie tatsächlich so grausam sein können wie in ihren Träumen, ob sie zu solchen Gewalttätigkeiten fähig sind, ob diese nicht irgendwann im tatsächlichen Leben durchbrechen können. Diese Fragen und Selbstzweifel können so weit gehen, dass sich die Betroffenen als ein Monster sehen, dessen wahre Natur unter einer friedlichen Oberfläche schläft und es vielleicht nur eine Frage der Zeit ist, bis sich diese wahre Natur zeigt.

Angesichts dieser vielfältigen Auswirkungen, die Albträume haben können, von einem unspezifischen Gefühl der Beunruhigung und Besorgnis, bis hin zu der Frage ob man ein bösartiger, gewalttätiger Mensch oder gar verrückt ist, ist es nicht verwunderlich, dass auch eine Vielzahl unterschiedlicher Verhaltensweisen und Versuche, mit diesen Albträumen zurechtzukommen, vorkommen. Diese Verhaltensweisen reichen von der Bagatellisierung („Träume sind Schäume", „das hat nichts zu bedeuten") über das Reden mit einem guten Freund bis hin zum Aufsuchen eines Therapeuten oder Wahrsagers, da die Betroffenen glauben, die schlimmen Träume bedeuten auch etwas Schlimmes oder mit ihnen sei etwas nicht in Ordnung, wenn sie solche grausamen Träume haben.

Wenn in der Vergangenheit in der Traumforschung den Folgen der Albträume viel weniger Bedeutung beigemessen wurde als ihren möglichen Ursachen, so gibt es doch einige Untersuchungen, die sich mit den Folgen der Albträume für die Betroffenen beschäftigt haben. Im Rahmen dieser Untersuchungen wurden auch Fragebögen entwickelt, die dazu dienten, die Folgen der Albträume für die Betroffenen und die Verhaltensweisen nach Albträumen zu erfassen. Der am häufigsten verwendete Fragebogen ist das sogenannte „Nightmare Distress Questionnaire“, also der Fragebogen zur Belastungen durch Albträume von Belicki (1992). Dieser Fragebogen besteht aus 13 Fragen, die die Belastung durch Albträume und mögliche Folgen von Albträumen erfragen, wie z. B., ob man Angst habe vor dem Einschlafen, weil man befürchtet, wieder einen Albtraum zu haben, ob man Schwierigkeiten hat, mit dem Albtraum zurechtzukommen, ob man glaubt, dass die Albträume die Zukunft vorhersagen, oder ob man therapeutische Hilfe wegen der Albträume aufgesucht hat. Diese Fragen lassen sich in drei Klassen (sogenannten Faktoren) zusammenfassen, die als „generelle Belastung durch Albträume“, „Einfluss nach dem Erwachen“ und „Einfluss auf das tägliche Leben“ bezeichnet werden können. Unter der generellen Belastung durch Albträume werden allgemeine Belastungen durch die Albträume, die Beeinträchtigung des Wohlbefindens und die Überlegung, professionelle Hilfe zur Behandlung der Albträume in Anspruch zu nehmen, verstanden. Der Einfluss der Albträume nach dem Erwachen umfasst Aspekte wie die Gedanken an den Albtraum nicht aus dem Kopf zu bekommen, oder die Angst vor dem Schlafen, da wieder Albträume befürchtet werden. Unter den Einflüssen auf das tägliche Leben werden Faktoren verstanden, dass man Menschen meidet oder nicht mehr mag, weil sie in einem Albtraum aufgetreten sind, die Befürchtung, dass sich die Albträume bewahrheiten könnten oder das Gefühl, dass der Inhalt des Albtraums wirklich geschehen war.

Wie also ersichtlich wird, können die Folgen von Albträumen sehr vielgestaltig sein, sie lassen sich aber doch bestimmten Kategorien zuordnen. Es hat sich gezeigt, dass die mit dem Fragebogen erfassten Auswirkungen von Albträumen noch lange nicht vollständig sind. So werden häufig von den Betroffenen auch ablenkende Strategien oder vermeidende Verhaltensweisen angewandt, um mit den Albträumen zurechtzukommen. Das kann sein, sich in Arbeit zu stürzen, Lesen, Fernsehen schauen oder sich mit Alkohol, Drogen oder Medikamenten ruhig zu stellen, oder den Traum zu vergessen. Diese Verhaltensweisen werden mit dem Fragebogen von Belicki leider nicht erfasst. Es sei an dieser Stelle gesagt, dass von den Albträumen ablenkende Maßnahmen nicht grundsätzlich schlecht oder unzureichend sind, was natürlich für die Albtraumbewältigung durch Alkohol- oder Drogenkonsum nicht gilt.

Auch können Albträume zu körperlicher, physiologischer Erregung am nächsten Tag führen, sodass man sich aufgewühlt und angespannt fühlt und beispielsweise einen erhöhten Puls, Blutdruck und erhöhten Cortisolspiegel hat, wie wenn man tatsächlich ein schlimmes Ereignis erlebt hätte. Und schließlich können weitere wichtige Auswirkungen wiederholter Albträume sein, dass die

Betroffenen starke Selbstzweifel bis hin zu Selbsthass entwickeln, weil sie glauben, psychisch gestört zu sein oder ein großes ungelöstes Problem zu haben.

Um diese zahlreichen weiteren Konsequenzen und Verhaltenseffekte von Albträumen zu untersuchen, wurde in unserer Arbeitsgruppe an der Universität Düsseldorf ein Fragebogen entwickelt, der auch diese möglichen Verhaltenseffekte von Albträumen erfasst. Dieser „Fragebogen zu Verhaltenseffekten von Albträumen" erfasst insgesamt fünf Gruppen (Faktoren) von möglichen Verhaltenseffekten. Diese sind:

1. Physiologische und emotionale Effekte (z. B., dass der Albtraum Übelkeit erzeugte oder dass man sich nach dem Albtraum nervös und ruhelos fühlt),
2. Kognitive Effekte (z. B. dass man sich ständig mit den Inhalten des Albtraums gedanklich beschäftigt oder dass man sich schuldig fühlt, solche Dinge zu träumen),
3. Verhaltensmäßige Bewältigungsstrategien (z. B. dass man mit jemandem über den Albtraum gesprochen hat oder dass man an psychotherapeutische Hilfe denkt),
4. Suche nach einer Erklärung des Albtraums (z. B. dass man den Albtraum als Hinweis versteht, dass mit dem eigenen Leben etwas nicht in Ordnung ist oder dass der Albtraum einen an ein ungelöstes Problem erinnert),
5. Trivialisierung (z. B. man sagt sich, dass Träume Nonsens sind und schnell vergessen werden sollten oder dass das Denken an den Albtraum verschwendete Zeit ist).

Diese Verhaltensweisen nach einem Albtraum erfolgen nicht in gleichem Umfang. Bei Personen mit häufigen Albträumen treten etwa nach einem Viertel der Albträume physiologische oder emotionale Reaktionen auf und in etwa der Hälfte der Albträume finden sich kognitive Effekte, also dass sich die betroffenen Personen Gedanken über den Albtraum machen. Ebenso zeigen Menschen mit häufigen Albträumen in etwa der Hälfte aller Albträume verhaltensmäßige Bewältigungsstrategien, also dass sie etwa mit jemandem über ihren Albtraum sprechen oder sich überlegen, psychotherapeutische Hilfe aufzusuchen oder aber versuchen, den Traum zu deuten. Nach etwa einem Viertel der Albträume suchen die häufigen Albträumer nach einer Erklärung für den Albtraum. Sie glauben, der Albtraum zeige an, dass in ihrem Leben etwas nicht in Ordnung sei oder sie führen den Albtraum auf ein bestimmtes aktuelles Belastungsereignis zurück. Und obwohl die Trivialisierung des Albtraums, also die Auffassung, dass der Albtraum gar nichts zu bedeuten hat, sehr verbreitet bei den häufigen Albträumern ist, gibt es doch circa ein Viertel der Albträume, nach denen keine Trivialisierung auftritt, d. h., die von den Betroffenen eben nicht leichtfertig abgetan werden.

Selbstverständlich zeigen nicht alle Menschen nach Albträumen diese Verhaltensweisen. Manche reagieren hauptsächlich nur mit einer oder zwei dieser Verhaltenskategorien, andere mit mehreren. Auch können sich die Verhaltensweisen dieser Kategorien ablösen, sodass man nach den ersten Albträumen oder bei wenigen Albträumen vor allem mit physiologischen oder emotionalen Effekten reagiert. Während bei lang anhaltenden Albträumen oder bei vielen Albträumen mit anderen Verhaltensmustern reagiert wird, wie z. B. dass man nach einer Erklärung für die Albträume sucht oder verhaltensmäßige Bewältigungsstrategien einsetzt. Ganz wichtig ist auch, dass die Verhaltenskonsequenzen von Albträumen von der Persönlichkeit des Albträumers beeinflusst werden. Menschen mit einem stärker ausgeprägten Neurotizismus, den wir ja auch schon als einen wichtigen Faktor für die Entstehung von Albträumen kennengelernt haben, reagieren anders und intensiver auf ihre Albträume und leiden mehr darunter als Menschen mit einem geringer ausgeprägten Neurotizismus. So zweifeln Menschen mit hohem Neurotizismus aufgrund ihrer Albträume viel mehr an sich, stellen sich mehr infrage, glauben eher, dass die Albträume Ausdruck einer psychischen Störung oder eines inneren Konfliktes oder ungelösten Problems sind. Auch zeigen sie viel eher körperliche und vegetative Symptome aufgrund ihrer Albtraumbelastung.

Auch Personen mit dünnen Grenzen, was ja auch ein Faktor für die Häufigkeit von Albträumen ist, reagieren intensiver auf ihre Albträume und sind eher geneigt, ihre Albträume als bedrohlich wahrzunehmen. Sie tendieren dazu, die Albträume als real anzusehen, schreiben ihnen also einen gewissen Vorhersagewert für ihr Leben zu, betrachten sie eher als ihr Schicksal denn als ein zufälliges Ereignis. Auch sind sie eher geneigt anzunehmen, dass die Inhalte ihrer Albträume viel mit realen Vorkommnissen in ihrem Leben zu tun haben, dass ihre Albträume andeuten, dass mit ihnen etwas nicht in Ordnung ist und dass sie eine wichtige Botschaft enthalten. Aber auch ihre Stimmung wird durch Albträume deutlicher zum Schlechten verschoben als bei Menschen mit dicken Grenzen. Diese Zusammenhänge werden umso deutlicher, je mehr Albträume jemand hat. Das heißt, Menschen mit dünnen Grenzen und vielen Albträumen, was ja an sich schon zusammenhängt, glauben in besonders starkem Maße, dass ihre Albträume ein Hinweis darauf sind, dass mit ihrem Leben etwas nicht in Ordnung zu sein scheint und sie reagieren entsprechend sensitiv auf ihre Albträume.

Schließlich hat sich auch noch gezeigt, dass der Umgang mit Stress und Belastungen, die sogenannte „habituelle Stressverarbeitung" ein wichtiger Faktor ist, der Einfluss auf das Verhalten nach Albträumen hat. So konnte gezeigt werden, dass Menschen, die häufig Albträume haben, mehr stresserhöhende und weniger stresserniedrigende Bewältigungsstrategien einsetzen als Menschen, die seltener Albträume haben (Köthe, Lahl & Pietrowsky, 2006). Stresserhöhende Verhaltensweisen sind etwa in Belastungssituationen Alkohol zu trinken, sich der Belastung resigniert zu ergeben, Selbstbeschuldigungen oder die Belastung zu ignorieren. Sie sind stresserhöhend, weil sie zwar oft kurzfristig zu einer Entlastung führen können, langfristig die Belastung aber nicht lösen, sondern vielmehr verstärken. Stresserniedrigende Bewältigungsstrategien sind aktive Bemühungen, das belastende Ereignis in den Griff zu bekommen, zu lösen oder es abzuschwächen, aber auch sich selbst Mut zuzusprechen. Personen mit häufigen Albträumen wenden in ihrer Stressverarbeitung also nicht nur generell eher stresserhöhende Strategien an (z. B. bei Konflikten am Arbeitsplatz oder familiären Problemen), sondern sie tendieren auch dazu, bei der Belastung durch ihre Albträume diese stresserhöhenden Bewältigungsstrategien einzusetzen. So zeigen sie eine deutlich stärkere gedankliche Beschäftigung und emotionale Belastung nach ihren Albträumen und fühlen sich ihren Albträumen auch eher emotional hilflos ausgeliefert. Hingegen zeigen Personen mit häufigen Albträumen, die dazu tendieren, eher stresserniedrigende Bewältigungsstrategien einzusetzen (was es natürlich auch gibt), eine deutlich geringere gedankliche Beschäftigung mit ihren Albträumen, bemitleiden sich weniger oder machen sich weniger Schuldvorwürfe und geben sich stattdessen positive Selbstinstruktionen, wie sie mit den Albträumen umgehen können. Sie ergreifen aktiv Maßnahmen, um mit ihren Albträumen besser zurechtzukommen.

Zusammengefasst können wir festhalten, dass die Auswirkungen von Albträumen auf die Betroffenen mannigfaltig sind und neben einem verschlechterten Schlaf oder der Angst vor dem Einschlafen auch körperliche Symptome umfassen können wie Herzklopfen, Schweißausbrüche oder Übelkeit sowie eine ausgeprägte Besorgnis um die Inhalte der Albträume. Diese Besorgnis kann zu starken Selbstzweifeln führen bis hin zu der Befürchtung, dass mit einem selbst etwas nicht in Ordnung ist. Diese Befürchtungen können dazu führen, dass mit Partnern oder Freunden über die Albträume gesprochen, aber auch, dass professionelle Hilfe in Anspruch genommen wird. Eher ungünstige Verhaltensweisen nach Albträumen sind der Konsum von Alkohol, Drogen oder Medikamenten, um sich zu beruhigen oder die Albträume zu vergessen, aber auch Resignation oder Selbstmitleid. Welche Art der Bewältigung oder des Umgangs mit Albträumen gewählt wird, hängt stark von der Persönlichkeitsstruktur des Betroffenen ab. Die genannten Auswirkungen von Albträumen enthalten noch nicht die Folgen für Partner oder Familienangehörige, die ebenfalls unter einer starken Albtraumbelastung eines Familienmitglieds leiden können.

11. Verwandte Schlafphänomene (Schlafwandeln, Pavor nocturnus, REM-Schlaf-Verhaltensstörung, Oneiroid)

In diesem Kapitel beschäftigen wir uns mit anderen Parasomnien, die sich einerseits von den Albträumen in ihrer Symptomatik unterscheiden, von Laien aber oft mit Albträumen verwechselt werden, wie das Schlafwandeln und der Pavor nocturnus, und die andererseits den Albträumen sehr ähnlich sein können, wie die REM-Schlaf-Verhaltensstörung oder das Oneiroid. Der Pavor nocturnus (nächtliches Hochschrecken) ist eine Störung, die überwiegend bei Kindern vorkommt und durch eine massive körperliche Erregung und Angst, oft mit lautem Schreien verbunden, einhergeht, bei der das Kind aber in der Regel keine Erinnerung an den ängstigenden Traum oder das ängstigende Erlebnis hat. Beim Schlafwandeln (oder Somnambulismus) verlassen die Schläfer das Bett und bewegen sich im Zimmer, der Wohnung oder gar außerhalb des Hauses und können sich nach dem Erwachen (entweder im Anschluss an das Schlafwandeln oder am nächsten Morgen) nicht daran erinnern, dass sie schlafgewandelt sind.

11.1 Schlafwandeln

Symptombild

Die Bezeichnung „Schlafwandeln" oder Somnambulismus (von lateinisch somnus – der Schlaf und ambulare – wandern) beschreibt die Symptomatik des Störungsbildes sehr anschaulich und ist schon sehr lange gebräuchlich. Eine andere, ältere und heute kaum mehr gebrauchte, Bezeichnung ist Nachtwandeln. Früher wurde das Störungsbild mit dem Vollmond in Verbindung gebracht, weshalb es auch als Lunatismus (Mondsucht) bezeichnet wurde.

Schlafwandeln ist definiert als ein Störungsbild, bei dem der Betroffene ohne aufzuwachen das Bett verlässt und sich im Zimmer, im Haus und gelegentlich sogar außerhalb des Hauses bewegt. In diesem Zustand können sogar einfache Tätigkeiten erledigt werden (Dinge aufräumen, auf die Toilette gehen). Charakteristisch ist, dass die Person in der Regel wieder das Bett aufsucht, weiterschläft und nach dem morgendlichen Erwachen keine Erinnerung an das Schlafwandeln hat. Im Gegensatz zum Pavor nocturnus und zu den meisten Albträumen findet kein Erwachen statt. Nach dem morgendlichen Erwachen gibt es keine oder nur eine sehr schwache Erinnerung an Trauminhalte. Schlafwandeln tritt in der Regel im Tiefschlaf (Non-REM Schlafstadien 3 und 4) auf, also vorwie-

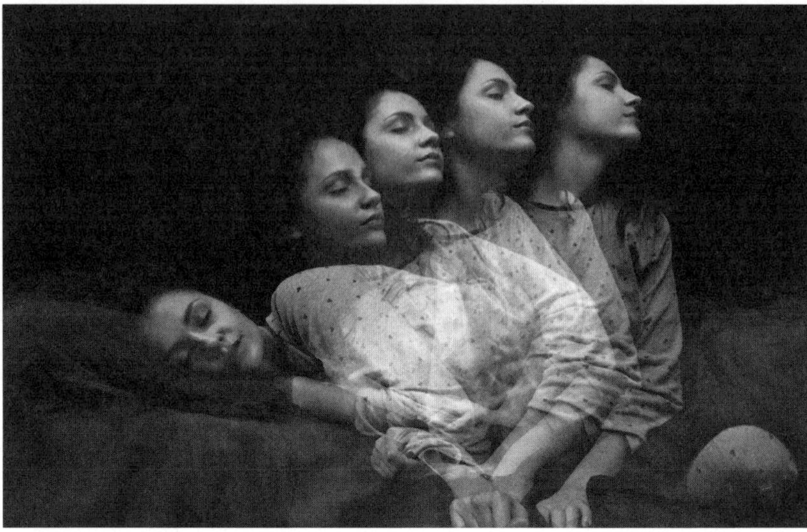

Abbildung 30: Schlafwandlerin

gend im ersten Drittel der Nacht. In der Regel dauert eine Episode des Schlafwandelns nur wenige Minuten. Ängstigende oder erschreckende Trauminhalte, die beim Pavor nocturnus und beim Albtraum zum Erwachen führen, können beim Schlafwandeln oft nur vermutet werden, auch wenn es manchmal Hinweise dafür gibt, dass der Schlafwandler vor einer Person oder einem Ereignis zu fliehen scheint. Schlafwandeln ist dem Pavor nocturnus sehr nahe verwandt, beim Letzteren fehlt allerdings eine ausgeprägte motorische Komponente (weg- oder umherlaufen). In bestimmten Fällen kann sich das Schlafwandeln auch darauf beschränken, dass die Betroffenen sich nur im Bett aufsetzen und (meist unverständlich) reden. Für Schlafwandler besteht ein relativ hohes Selbstverletzungsrisiko (die sogenannte „schlafwandlerische Sicherheit" ist eher ein Mythos), wie auch die Gefahr, andere Personen zu verletzen oder gewalttätig anzugreifen, wenn diese ihnen helfen wollen. Das folgende Fallbeispiel, das einen solchen Fall demonstriert, ist Hartmann (1983) entnommen.

Fallbeispiel Schlafwandeln: Herr B. ist ein ruhiger, intelligenter, 27-jähriger Mann, der unter wiederholten gewalttätigen Attacken von Schlafwandeln leidet, in denen er seine Ehefrau schon verletzt hat. Eine typische Attacke beginnt mit einem gellenden Schrei und wird von Murmeln und Flüchen gefolgt. Dann steht er auf, wandert in seinem Schlafzimmer umher, schreit, spricht mit Personen, die nicht anwesend sind und schlägt aus oder wirft mit Gegenständen. Bei diesen Gelegenheiten hat er schon mehrfach seine Ehefrau verletzt. Es besteht eine komplette Amnesie für die Zeit der Attacke. Es gibt keine Hinweise für eine andere psychische Störung oder ein erlebtes Trauma bei Herrn B., auch bestehen keine neurologischen Auffälligkeiten bei ihm.

Klassifikation und Diagnose

Die diagnostischen Kriterien des Schlafwandelns unterscheiden sich zwischen den Klassifikationssystemen ICD und DSM kaum. In der neuesten Ausgabe des Diagnostischen und Statistischen Manuals Psychischer Störungen (DSM), dem DSM-5 (2013) werden Schlafwandeln und Pavor nocturnus sogar zu einem Störungsbild zusammengefasst (der Non-REM Schlaf-Arousal Störung), das sich nur im Subtyp (Schlafwandeln oder Pavor nocturnus) unterscheidet. Gemeinsam ist beiden Diagnosesystemen ICD-10 und DSM-5, dass Schlafwandeln:

1. aus wiederholten Episoden von Verlassen des Bettes und Umhergehen während des ersten Schlafdrittels (aus dem Non-REM-Schlaf) besteht,
2. während des Schlafwandelns die Person nur schwer ansprechbar ist und einen starren Gesichtsausdruck hat,
3. nach dem Aufwachen eine Amnesie für diese Episode besteht,
4. dass bei einem Aufwachen kurze Zeit nach der Episode keine psychische Beeinträchtigung besteht,
5. dass die Störung nicht auf Substanzen oder eine andere körperliche oder psychische Störung zurückgeht.

Lediglich das Kriterium, dass das Schlafwandeln klinisch bedeutsames Leiden oder Beeinträchtigungen auslöst, findet sich nur im DSM-5. In der ICD-10 wird Schlafwandeln unter dem Kapitel „Verhaltensauffälligkeiten mit körperlichen Störungen und Faktoren“ kodiert. Im DSM-5 findet sich Schlafwandeln unter dem Kapitel „Schlafstörungen“, Unterkapitel „Parasomnien“ als Subtyp der „Non-REM-Schlaf Arousal Störungen“.

Das von der American Sleep Disorders Association herausgegebene Klassifikationssystem „International Classification of Sleep Disorders (ICSD-2)“ klassifiziert Schlafwandeln ebenfalls (wie das DSM-5) unter den Parasomnien, Untergruppe „Arousal Disorders“. Die ICSD-2 führt wesentlich mehr Parasomnien auf als das DSM-5. Die Kriterien für Schlafwandeln sind weitgehend identisch mit den entsprechenden Kriterien des DSM-5, bis auf das Kriterium, dass EEG-Aufzeichnungen den Beginn des Schlafwandelns im Tiefschlaf (Schlafstadium 3 oder 4) belegen sollen.

Das ICSD-2 hat zudem Kriterien für den Schweregrad und die Chronifizierung des Schlafwandelns. So werden mildes, moderates und schwerwiegendes Schlafwandeln unterschieden. Mildes Schlafwandeln: Die Episoden treten seltener als einmal pro Monat auf und führen nicht zur Gefährdung des Patienten oder anderer. Moderates Schlafwandeln: Die Episoden treten häufiger als einmal pro Monat auf, aber nicht täglich und führen nicht zur Gefährdung des Patienten oder anderer. Schwerwiegendes Schlafwandeln: Das Schlafwandeln tritt fast jede Nacht auf oder ist mit körperlicher Verletzung des Patienten oder anderer Personen verbunden. Bezüglich der Chronifizierung wird Schlafwandeln, das erst seit weniger als einem Monat aufgetreten ist, als akut bezeichnet, subakutes Schlafwandeln tritt länger als seit einem Monat aber kürzer als seit sechs Monaten auf. Chronisches Schlafwandeln ist dadurch definiert, dass die Betroffenen länger als seit sechs Monaten das Schlafwandeln aufweisen.

Das Schlafwandeln ist innerhalb der Gruppe der Parasomnien vor allem gegenüber dem Pavor nocturnus und der REM-Schlaf-Verhaltensstörung, ferner der atmungsgebundenen Schlafstörung und der dissoziativen Fugue zu unterscheiden. Obwohl Schlafwandeln und Pavor nocturnus auf einem Kontinuum anzusiedeln sind, ist das Schlafwandeln durch eine ausgeprägte motorische Komponente (umherlaufen in der Wohnung, gegebenenfalls Verlassen des Hauses, Durchführung einer Tätigkeit) gekennzeichnet, die beim Pavor nocturnus nicht auftreten. Bei Letzterem ist in seltenen Fällen ein Verlassen des Bettes und ein Versuch, das Schlafzimmer zu verlassen, zu beobachten. Das für den Somnambulismus charakteristische, eher ruhige, Umhergehen fehlt aber beim Pavor nocturnus völlig. Im Gegensatz zum Pavor nocturnus ist der Somnambule ruhig, es fehlt der Panikschrei und die vegetative Erregung des Schlafwandlers ist kaum gegeben oder beobachtbar.

Die Abgrenzung des Schlafwandelns gegenüber der REM-Schlaf-Verhaltensstörung, bei der die Betroffenen oft auffällige motorische Unruhe und Aktivität während des REM-Schlafs zeigen (z. B. um sich schlagen oder den Bettpartner würgen), erfolgt meist über den Zeitpunkt des Ereignisses und die Erinnerbarkeit eines Traumgeschehens. Während das Schlafwandeln in aller Regel im ersten Drittel der Nachtzeit auftritt, tritt die REM-Schlaf-Verhaltensstörung vornehmlich in der zweiten Nachthälfte auf. Zudem ist bei dieser Störung eine lebhafte Erinnerung an einen im Allgemeinen bedrohlichen Traum gegeben, die beim Schlafwandeln fehlt oder allenfalls marginal und bruchstückhaft vorhanden ist.

Bei der atmungsgebundenen Schlafstörung kommt es zu Schlafunterbrechungen durch schlafgebundene Atmungserkrankungen (z. B. das Schlafapnoe-Syndrom). Aufgrund der Schlafapnoe kommt es häufig zu Atempausen oder Atemstillstand von bis zu 90 Sekunden Dauer, die zum Erleben von Angst oder Panik und Erstickungsgefühlen führen können, sowie einem erhöhten physiologischen Arousal. Diese Arousalsteigerung kann zu einem Erwachen aus dem Tiefschlaf und bei gegebener Disposition (siehe Kapitel 11.3) zum Schlafwandeln führen. In diesem Fall wäre das Schlafwandeln die Folge einer sonstigen Störung und kein eigenständiges Störungsbild.

Bei der dissoziativen Fugue (von franz. Fugue – Flucht) handelt es sich um ein plötzliches Weggehen von zu Hause, verbunden mit der Unfähigkeit, sich an seine gesamte oder an Teile der Vergangenheit zu erinnern. Dieses Weggehen kann Stunden oder Tage dauern und die Betroffenen sind in der Regel psychopathologisch unauffällig. Der sehr seltene Fall, dass eine dissoziative Fugue des Nachts auftritt, kann daher dem Schlafwandeln ähneln, weil die Person – wie beim Schlafwandeln – wenig ansprechbar ist und in diesem Zustand über die eigene Identität verwirrt ist.

Epidemiologie

Schlafwandeln kommt bei Kindern relativ häufig vor. So wird berichtet, dass bis zu 45 % aller Kinder und Jugendlichen mindestens einmal eine Episode von Schlafwandeln hatten (Kotagel, 2009). Jedoch haben etwa nur 2 bis 3 % aller Kinder ein gehäuftes Auftreten von Schlafwandeln, was mindestens einer Episode pro Monat entspricht (Thorpy & Glovinsky, 1987; Vgontzas & Kales, 1999). Aus einer aktuellen prospektiven Studie an Kindern zwischen 2,5 und 6 Jahren ergibt sich eine Prävalenzrate von 14,5 % für das Schlafwandeln (Petit, Touchette, Tremblay, Boivin & Montplaisir, 2009). Schlafwandeln beginnt meist vor der Pubertät im Alter zwischen 6 und 12 Jahren; am häufigsten tritt es im Alter von 12 Jahren auf. Bis zum Erwachsenenalter verliert sich das Schlafwandeln in vielen Fällen, jedoch bleibt bei etwa einem Viertel der Betroffenen das Schlafwandeln auch im Erwachsenenalter bestehen. Es gibt aber auch Fälle, in denen sich das Schlafwandeln im Erwachsenenalter erstmals manifestiert. Bei Erwachsenen liegt die Prävalenz bei etwa 2,5 % (Thorpy & Glovisnky, 1987; Vgontzas & Kales, 1999). Es bestehen keine Geschlechterunterschiede hinsichtlich der Prävalenz des Schlafwandelns bei Kindern und bei Erwachsenen. Allerdings findet sich eine familiäre Häufung des Schlafwandelns.

Das Schlafwandeln in der Kindheit weist überwiegend einen positiven Verlauf auf, da es sich zum größten Teil (in etwa 75 % der Fälle) bis zum Ende der Adoleszenz spontan zurückbildet. Wenn das Schlafwandeln aus der Kindheit oder Jugend bis in das Erwachsenenalter hinein bestehen bleibt oder sich im Erwachsenenalter neu manifestiert, besteht eine schlechte Prognose hinsichtlich eines spontanen Verschwindens. Medikamentös und psychotherapeutisch ist das Schlafwandeln aber mit zufriedenstellender Prognose zu behandeln.

Das Schlafwandeln bei Kindern weist wenig Komorbiditäten mit anderen

Störungsbildern auf, außer dem nahe verwandten Pavor nocturnus. Es kann mit traumatischen Erfahrungen einhergehen; in den meisten Fällen ist das Schlafwandeln bei Kindern aber mit keinen weiteren psychischen Störungen vergesellschaftet. Kinder oder Jugendliche mit Tourette-Syndrom weisen überzufällig häufig auch Schlafwandeln auf. Schlafwandeln bei Erwachsenen kann mit traumatischen Erfahrungen und damit auch gegebenenfalls dem Vorliegen einer Posttraumatischen Belastungsstörung zusammen auftreten. Ebenso können Depressionen und andere Angststörungen komorbid mit Schlafwandeln bei Erwachsenen vorkommen. Relativ häufig scheinen Erwachsene mit Schlafwandeln auch Persönlichkeitsstörungen aufzuzeigen. Eine generell erhöhte psychische Belastung und Stressempfindlichkeit scheint bei erwachsenen Schlafwandlern vorzukommen, da die Häufigkeit des Schlafwandelns unter Stress oft zunimmt. Zudem scheinen erwachsene Personen mit Schlafwandeln häufig unter einer atmungsgebundenen Schlafstörung (Schlafapnoe) zu leiden.

11.2 Pavor nocturnus

Symptombild

Der Begriff des „Pavor nocturnus" (von lateinisch pavor – Angst und nocturnus – nächtlich) ist die heute gebräuchliche Bezeichnung für das Störungsbild, das früher auch als Nachtschreck bezeichnet wurde. Die englische Bezeichnung ist „nightterror" oder „sleepterror" und beschreibt das Störungsbild sehr drastisch. Bis vor etwa 30 Jahren war der Begriff Pavor nocturnus weniger klar definitorisch abgegrenzt und wurde häufig auch für Albträume verwendet, wie auch das Störungsbild des Pavor nocturnus gelegentlich – aber fälschlicherweise – als Albtraum oder Albdrücken bezeichnet wurde.

Beim Pavor nocturnus handelt es sich um ein Aufwachen aus dem Schlaf, das durch eine sehr starke physiologische Erregung bei gleichzeitig fehlender oder nur sehr schwacher Erinnerung an einen Trauminhalt gekennzeichnet ist. Das Aufwachen beim Pavor nocturnus ist typischerweise ein Aufschrecken, das oft mit einem lauten Schrei begleitet wird. Die starke vegetative Erregung beim Pavor nocturnus ist deutlich sichtbar, der Betroffene ist schweißgebadet und weißt eine deutlich erhöhte Herzschlag- und Atemfrequenz auf. Ein Mensch im Pavor nocturnus ist kaum zu beruhigen oder zu trösten. Pavor nocturnus tritt während des Non-REM-Schlafs (vor allem in den Tiefschlafstadien 3 und 4) auf. Dies kann auch erklären, warum im Pavor nocturnus keine oder nur eine sehr schwache Traumerinnerung besteht, da Non-REM-Träume in der Regel nicht erinnert oder berichtet werden. Bis vor einiger Zeit wurde der Pavor nocturnus

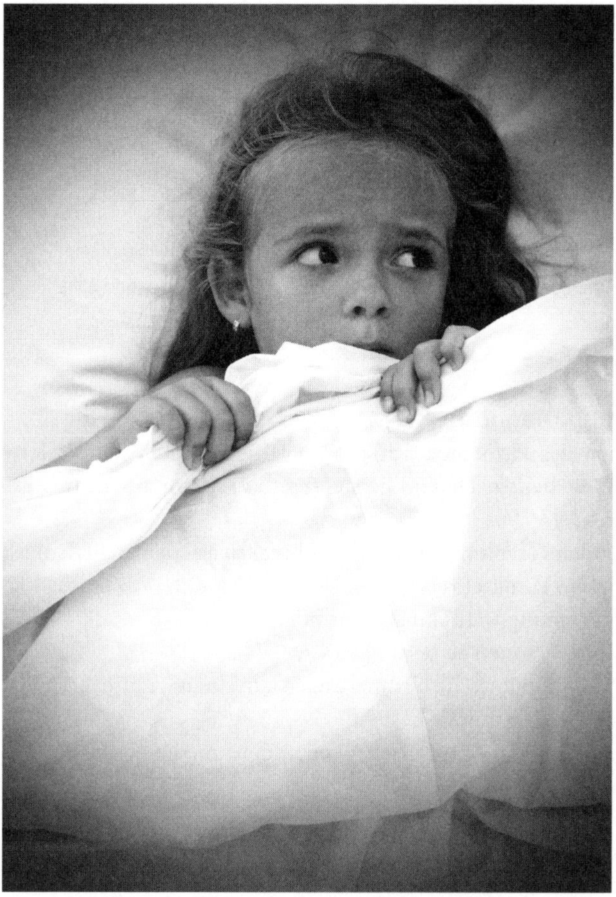

Abbildung 31: Erschrecktes und verwirrtes Kind

gelegentlich auch als Non-REM-Albtraum bezeichnet (im Gegensatz zum typischen REM-Albtraum; Strunz, 1987). Das Störungsbild des Pavor nocturnus ist eng mit dem Schlafwandeln verbunden und wird als eine andere Ausdrucksform desselben Störungskomplexes betrachtet, auf welchem sich auch das Schlafwandeln befindet. Das nachfolgende Fallbeispiel (aus Knapp, 1987) illustriert das Störungsbild bei einem 3-jährigen Jungen gemäß der Erzählung der Mutter.

Fallbeispiel Pavor nocturnus: In der vergangenen Nacht fing er plötzlich an zu schreien. Seine Augen waren glasig und starr geradeaus gerichtet. Er hatte die Zähne fest zusammengebissen und die Lippen zurückgezogen. Diese waren schon ganz blau. Er schrie etwa eine halbe Stunde, bis wir endlich verstanden, was er sagte. Das erste Wort, das wir verstanden, war „Flugzeug". Dann sagte er: „Oh, meine Hände, sie tun so weh. Hilf mir, meine Hände, meine Hände!" Dann beruhigte er sich ein bisschen, aber schluchzte weiter. Dann fing er erneut an zu sprechen: „Geh weg, Mama! Ich mag dich nicht. Ich will meinen eigenen Papa. Ich möchte Papa." Währenddessen hielt ihn aber sein Vater die ganze Zeit. Er schaute seinen Vater mit einem ganz seltsamen Blick an, so als ob er ihn noch nie gesehen hat. Plötzlich sprang er auf und entspannte sich. Dann lächelte er und kuschelte sich in die Arme seines Vaters und schlief wieder ein. Am nächsten Morgen konnte er sich an nichts erinnern und alles war so wie immer.

Klassifikation und Diagnose

Die Diagnosekriterien des Pavor nocturnus nach ICD und DSM sind relativ ähnlich. Gemeinsam ist beiden Diagnosesystemen, dass Pavor nocturnus gekennzeichnet ist durch:

1. wiederholte Episoden von plötzlichem Hochschrecken aus dem Schlaf, meist beginnend mit einem Panikschrei,
2. starke vegetative Erregung während der Episode,
3. kaum durch andere Personen zu beruhigen ist,
4. keine oder sehr fragmentarische Erinnerungen an einen Traum bestehen und für die Episode eine Amnesie besteht,
5. dass die Störung nicht auf Substanzen oder andere medizinische Krankheitsfaktoren zurückgeht.

Das Kriterium, dass der Pavor nocturnus klinisch bedeutsames Leiden oder Beeinträchtigungen auslöst, findet sich wiederum nur im DSM-5. In der ICD-10 wird Pavor nocturnus unter dem Kapitel „Verhaltensauffälligkeiten mit körperlichen Störungen und Faktoren" unter der Gruppe „nicht-organische Schlafstörungen" kodiert. Im DSM-5 findet sich Pavor nocturnus unter dem Kapitel „Schlafstörungen", Unterkapitel „Parasomnien" als Subtyp der „Non-REM-Arousal-Störungen". Die nosologische Nähe des Pavor nocturnus zum Schlafwandeln zeigt sich auch in der identischen Kodierung im DSM-5.

Die ICSD-2 klassifiziert Pavor nocturnus ebenfalls unter den Parasomnien, Untergruppe „Arousal Disorders". Die Kriterien sind weitgehend identisch mit den entsprechenden Kriterien des DSM-5, bis auf das Kriterium, dass polysomnographische (EEG-)Aufzeichnungen den Beginn des Pavor nocturnus im Tiefschlaf (Schlafstadium 3 oder 4) belegen sollen. Das Bestehen von starker Aktivierung beim Schlafwandeln und Pavor nocturnus, wie auch die vermutete ätiologische Verursachung durch kurze, starke Aktivierungen (Arousals) während oder am Ende der Tiefschlafphasen, begründet die Klassifikation beider Störungen als „Disorders of Arousal" im ICSD-2, bzw. der „Non-REM-Schlaf Arousal Störungen" im DSM-5.

Die Kriterien für den Schweregrad und die Chronifizierung des Pavor nocturnus gemäß des ICSD-2 sprechen von einer milden Form, wenn die Episoden des Pavor nocturnus seltener als einmal pro Monat auftreten und nicht zur Gefährdung des Patienten oder anderer führen. Moderater Pavor nocturnus liegt vor, wenn die Episoden seltener als einmal pro Woche auftreten oder nicht zur Gefährdung des Patienten oder anderer führen. Als schwerwiegender Pavor nocturnus wird eingeschätzt, wenn die Episoden fast jede Nacht auftreten oder mit körperlicher Verletzung des Patienten oder anderer Personen verbunden sind. Bezüglich der Chronifizierung wird ein Pavor nocturnus, der erst seit weniger als einem Monat aufgetreten ist, als akut bezeichnet, subakuter Pavor nocturnus tritt länger als seit einem Monat, aber kürzer als seit drei Monaten auf und chronischer Pavor nocturnus ist dadurch definiert, dass er seit mindestens drei Monaten besteht.

Bei der Diagnose des Pavor nocturnus ist dieser zunächst von den Albträumen zu unterscheiden. Schlafwandeln und Pavor nocturnus sind beide durch die relativ schwere Erweckbarkeit und das Fehlen einer deutlichen Traumerinnerung gekennzeichnet und unterscheiden sich darin wesentlich von den Albträumen. Ebenso ist bei Albträumen eine rasche und nahezu vollständige Orientierung nach dem Erwachen gegeben, was beim Pavor nocturnus nicht der Fall ist. Des Weiteren tritt der Pavor nocturnus ausschließlich aus dem Tiefschlaf heraus auf, der auf die erste Hälfte des Schlafs beschränkt ist, während Albträume ja überwiegend ein Phänomen des REM-Schlafs darstellen, der in der zweiten Schlafhälfte dominiert. Somit sind die Unterschiede zwischen beiden Störungsbildern recht deutlich. Ein weiterer Unterschied besteht darin, dass beim Pavor nocturnus eine deutlich stärkere vegetative Erregung auftritt als beim Albtraum. Die Abgrenzung des Pavor nocturnus gegenüber dem Schlafwandeln wurde schon weiter oben beschrieben.

Im Gegensatz zur REM-Schlaf-Verhaltensstörung, die als Störung des REM-Schlafs vor allem in der zweiten Nachthälfte auftritt, ist der Pavor nocturnus ja ein Phänomen der ersten Nachthälfte, meist des ersten Nachtdrittels. Zudem haben Patienten mit einer REM-Schlaf-Verhaltensstörung eine lebhafte Erinnerung an einen ängstigenden Traum, wohingegen beim Pavor nocturnus keine oder nur eine sehr diffuse Traumerinnerung besteht.

Ebenfalls ist der Pavor nocturnus von hypnagogen Halluzinationen zu unterscheiden. Mit hypnagogen Halluzinationen bezeichnet man lebhafte und intensive Halluzinationen oder Vorstellungsbilder, die beim Einschlafen auftreten und zu Angstgefühlen und Angstzuständen führen können. Sie können bei ansonsten symptomfreien Personen auftreten, wie auch bei Patienten mit Narkolepsie. Auch wenn diese Halluzinationen manchmal einen beängstigenden oder bedrohlichen Charakter haben, so ist ihr Auftreten direkt vor dem Einschlafen bei vorhandenem subjektivem Eindruck des Wachseins ein wesentliches Unterscheidungsmerkmal zum Pavor nocturnus, der immer aus dem Tiefschlaf heraus auftritt.

Die atmungsgebundene Schlafstörung (Schlaf-Apnoe-Syndrom) ist ebenfalls durch Schlafunterbrechungen gekennzeichnet. Obwohl es Hinweise dafür gibt, dass Schlafapnoen dem Pavor nocturnus vorausgehen können, führt in der Regel eine Erschwerung oder vorübergehende Unterbrechung der Atmung nicht zu einem Pavor nocturnus. Darüber hinaus besteht nach dem Erwachen aus einer Schlafapnoe zumeist eine volle Orientierung und gute Ansprechbarkeit, was beim Pavor nocturnus nicht gegeben ist.

Die Panikstörung gleicht hinsichtlich der physiologischen Aktivierung dem Pavor nocturnus. Ebenso kann im Rahmen einer Panikstörung ein plötzliches Erwachen aus dem Tiefschlaf mit einer begleitenden Panikattacke auftreten. Im Gegensatz zum Pavor nocturnus gehen diese Panikattacken mit einer schnellen Orientierung einher, ohne dass eine Amnesie vorliegt.

Pavor nocturnus kann, wie das Schlafwandeln auch, durch bestimmte Drogen oder Medikamente induziert werden. Da beide Störungsbilder nahezu ausschließlich im Tiefschlaf auftreten, sind vor allem Substanzen, die den Tiefschlafanteil vermehren, hierfür verantwortlich. Dies gilt vor allem für bestimmte Antidepressiva und Neuroleptika. Lässt sich das Auftreten von Pavor nocturnus und Schlafwandeln auf den Gebrauch dieser Substanzen zurückführen, liegt eine substanzinduzierte Schlafstörung vor und kein Pavor nocturnus oder kein Schlafwandeln im eigentlichen Sinne.

Epidemiologie

Die Prävalenz des Pavor nocturnus liegt bei Kindern bei etwa 1 bis 6 % (Thorpy & Glovinsky, 1987; Vgontzas & Kales, 1999). Am häufigsten ist die Störung im Lebensalter zwischen fünf und sieben Jahren. Aus einer aktuellen prospektiven Studie an Kindern zwischen zweieinhalb und sechs Jahren ergibt sich eine Prävalenzrate von 39,8 % (Petit et al., 2009). Es gibt Hinweise dafür, dass bei früherem Beginn (vor dem vierten Lebensjahr) eine höhere Frequenz von Pavor nocturnus Attacken auftritt (eine Attacke pro Woche) als bei späterem Beginn (zwischen dem vierten und achten Lebensjahr) mit einer bis zwei Attacken pro Monat. Wie das Schlafwandeln verschwindet diese Störung meist mit dem Erwachsenwerden und die Prävalenzrate bei Erwachsenen liegt bei unter einem Prozent (Thorpy & Glovisnky, 1987). Pavor nocturnus ist bei Knaben häufiger als bei Mädchen. Es gibt eine familiäre Häufung von Pavor nocturnus.

Wie das Schlafwandeln weist auch der Pavor nocturnus eine deutliche Spontanremission bis zum Ende der Adoleszenz auf. Die Prognose des kindlichen Pavor nocturnus ist daher günstig, jedoch entwickeln manche Kinder mit Pavor nocturnus in späterem Alter ein Schlafwandeln. Ein bis ins Erwachsenenalter fortbestehender oder bei Erwachsenen erstmalig auftretender Pavor nocturnus steht häufig mit einer anderen psychischen Störung in Zusammenhang. Tritt Pavor nocturnus im höheren Lebensalter erstmalig auf, kann er auch Symptom ernsthafter körperlicher Erkrankungen (Hirntumor oder andere Erkrankungen des Gehirns) sein.

Pavor nocturnus ist bei Kindern oft ein idiosynkratisches Durchgangsphänomen, was bedeutet, dass es mit keinen weiteren psychischen Störungen assoziiert ist außer dem Schlafwandeln. Das beängstigende Krankheitsbild des Pavor nocturnus führt aber oft bei den Eltern zu ausgeprägter Besorgnis und kann daher bei Kindern Symptomstress hervorrufen, wodurch Ängste und Einschlafschwierigkeiten auftreten können. Bei Erwachsenen ist Pavor nocturnus oft mit erhöhter Ängstlichkeit, Depressivität und dem Vorhandensein von Persönlichkeitsstörungen verbunden (vor allem der dependenten und schizoiden Persönlichkeitsstörung), nicht aber mit der Schizophrenie.

11.3 Ursachen von Schlafwandeln und Pavor nocturnus

Die Parasomnien werden seit Menschengedenken beschrieben und aufgrund ihres bizarren Erscheinungsbildes haben sie wohl seit je her die Fantasie der Menschen angeregt und nach Ursachen für diese Phänomene suchen lassen. Das Schlafwandeln wurde lange Zeit als vom Mond ausgelöst angesehen (Mondsucht) und es wurde angenommen, dass die (mystische) Kraft des Vollmondes den Schläfer anzieht und zum Schlafwandeln bringt, weshalb Schlafwandler sogar auf Hausdächer steigen würden, um sich dem Mond zu nähern.

Das Störungsbild des Pavor nocturnus wurde lange Zeit nicht von dem des Albtraums unterschieden und mit Angsttraum oder Nachtschreck beschrieben. Historisch finden sich daher auch keine gesonderten Erklärungsansätze für den Pavor nocturnus, die sich von denen der Albträume unterscheiden ließen.

Bis in die Mitte des 20. Jahrhunderts hinein galten vor allem somatische Zustände und Faktoren als Hauptverursacher von Parasomnien. So wurde etwa eine volle Blase für das Schlafwandeln angenommen, falsche oder zu viel Ernährung wurde als Ursache von Pavor nocturnus und Albträumen angesehen; so wie generell Diätfehler, gastroenterologische Störungen, bestimmte Schlafpositionen und Bettunterlagen für die Albträume verantwortlich sein sollten (Strunz, 1987). Der Glaube, dass die entwicklungsgeschichtlich sehr alte Faszination durch den Mond das Schlafwandeln auslöst, ist noch heute in vielen Kulturen der Welt lebendig. Erst mit dem Aufkommen der Psychoanalyse und der naturwissenschaftlichen Schlafforschung haben somatische Erklärungen für die Entstehung von Parasomnien deutlich abgenommen bzw. sind ganz verschwunden.

Der Pavor nocturnus ist häufig psychodynamisch erklärt worden. Entsprechend galt die intensive nächtliche Angst bei Kindern als ein Ausdruck einer Angstattacke, ausgelöst durch das Erleben intensiver sexueller Impulse, die diese nicht verstehen oder verarbeiten konnten. Lange Zeit galt Pavor nocturnus als ein typisches neurotisches Symptom der Kindheit, in welchem sich die Ängste des Tages widerspiegeln oder die Reaktivierung älterer Konflikte im Schlaf anzeigt (Knapp, 1987). Die oft beobachtbare motorische Starre beim Pavor nocturnus sei Ausdruck eines psychogenen Schocks, da das Kind unfähig sei, die massive Angst zu verarbeiten oder entladen.

Genetische Faktoren scheinen für die Entstehung von Schlafwandeln und Pavor nocturnus eine bedeutende Rolle zu spielen. So konnte gezeigt werden, dass Schlafwandeln oder Pavor nocturnus in bestimmten Familien jeweils gehäuft vorkommen (Vgontzas & Kales, 1999). Empirische Untersuchungen berichten vom Auftreten dieser Störungsbilder über mehrere Generationen hinweg. Etwa 20 % der Personen mit Schlafwandeln oder Pavor nocturnus haben auch in der engeren Familie weitere Betroffene mit diesen Störungen. Selbstverständlich ist das gehäufte familiäre Auftreten kein zwingender Hinweis für genetische Faktoren, da sich Familien natürlich auch andere potenzielle Verursachungsfaktoren teilen, die letztlich für das Auftreten dieser Parasomnien verantwortlich sein können, wie z. B. bestimmte emotionale Belastungsfaktoren oder einen Drogen- oder Medikamentenkonsum.

Als weiterer Hinweis für eine genetische Verursachung von Schlafwandeln und Pavor nocturnus gilt das Auftreten und Vorherrschen beider Störungsbilder im Vorschul- und Schulalter. Das kann als Hinweis auf genetisch bedingte Reifungsverzögerungen des Gehirns gelten, die in diesem Lebensalter besonders deutlich bemerkbar werden (Kotagel, 2009). Diese Reifungsverzögerungen können in einer verzögerten Sprossung und verzögerten Rückbildung nicht genutzter Synapsen im visuellen und frontalen Cortex begründet sein. Diese Prozesse, die im Allgemeinen für eine Ausdifferenzierung der kortikalen Strukturen notwendig sind, sind üblicherweise im Alter von etwa elf Jahren abgeschlossen.

Aufgrund genetischer Veranlagung könnte so die Rückbildung hemmender Neurone verzögert sein, was zu vermehrter cortikaler Aktivität führt und die vermehrten Aktivierungen begünstigt, die dann zu Schlafwandeln oder Pavor nocturnus führen können (siehe unten).

Neurophysiologische Annahmen spielen eine wichtige Rolle. Schlafwandeln und Pavor nocturnus treten nahezu ausschließlich im Tiefschlaf auf. Insbesondere konnte gezeigt werden, dass sie gegen Ende dieser Schlafphase auftreten, meist nach der ersten Tiefschlafphase, wenn die Aktivierung des Gehirns wieder zunimmt oder wenn kurze Aktivierungssteigerungen (Arousals) im Tiefschlaf vorkommen oder bei einem schnellen Anstieg der Aktivierung am Ende des Tiefschlafs (Bruni, Ferri, Novelli, Finotti, Miano, & Guilleminault, 2008). Eine gängige Annahme ist daher, dass sich Personen mit Schlafwandeln oder Pavor nocturnus in bestimmten hirnelektrischen Merkmalen während des Tiefschlafs von Gesunden unterscheiden. Obwohl sich die generelle Schlafarchitektur (also die Abfolge von Non-REM- und REM-Phasen) nicht zwischen Gesunden und Personen mit Schlafwandeln oder Pavor nocturnus unterscheidet, bestehen solche Merkmale in kleineren Auffälligkeiten des Schlaf-EEGs. Besonders typische Merkmale bei Schlafwandlern und Personen mit Pavor nocturnus (auch in Nächten ohne diese Parasomnien) sind eine erhöhte Aktivierung am Ende von Tiefschlafepochen und eine besonders stark ausgeprägte (hypersynchrone) Delta-Aktivität. Hier scheinen vor allem die sogenannten „Cyclic Alternating Patterns“ (CAPs) von Bedeutung. Bei diesen handelt es sich um sehr langsame Oszillationen des EEGs im Tiefschlaf, die etwa 20 bis 40 Sekunden andauern und die verschiedenen motorischen Aktivitäten während des Schlafs (Muskelkontraktionen, Zähneknirschen, aber auch dem Schlafwandeln oder Pavor nocturnus) vorausgehen (Guilleminault, Poyares, Abat, & Lalombini, 2001, Jacobson, Kales, Lehmann & Zweizig, 1965; Kotagel, 2009). Daher besteht eine gängige neurophysiologische Annahme zur Entstehung von Schafwandeln und Pavor nocturnus darin, dass entweder häufige Arousals im Tiefschlaf und/oder stärkere Arousals am Ende von Tiefschlafepochen zu diesen Schlafstörungen führen. Ferner besteht ein Zusammenhang zwischen der Dichte und Dauer des Tiefschlafs und dem Schlafwandeln. So haben Schlafwandler im Gegensatz zu gesunden Personen einen deutlich höheren Tiefschlafanteil in den letzten Minuten des Non-REM-Schlafs (die dem Schlafwandeln vorausgehen), zugleich ist der Tiefschlaf aber wesentlich mehr fragmentiert, also in viele kürzere Tiefschlafepisoden aufgespalten (Guilleminault et al., 2001). Ob Schlafwandler generell eine erhöhte oder erniedrigte Tiefschlafaktivität aufweisen, ist aus der bisherigen Literatur nicht eindeutig zu belegen; auf jeden Fall zeigen sie einen verminderten oder keinen Rückgang der Tiefschlafaktivität im Verlauf der Nacht, wie es für den normalen Schlaf üblich ist. So erhöhen die häufigen, aber auch mehr fragmentierten Tiefschlafphasen der Schlafwandler die Wahrscheinlichkeit für das Auftreten von CAPs, die wiederum Auslöser der Arousals im Tiefschlaf sind. Durch die besonders starken Arousals kommt es dazu, dass die Schläfer sich nicht, wie bei normalen Arousals üblich, nur kurz im Bett umdrehen und dann weiterschlafen, sondern aufstehen und schlafwandeln. Da während des Non-REM-Schlafs die Aktivität der Skelettmuskulatur nicht gehemmt ist, kann es zu den ausgedehnten Bewegungen bis hin zum Aufstehen und Herumgehen kommen. Diese neurophysiologischen Annahmen konnten auch experimentell bestätigt werden.

Für das Schlafwandeln oder den Pavor nocturnus bei Kindern wurden keine eindeutigen Persönlichkeitsfaktoren gefunden, die das Auftreten dieser Phänomene erklären könnten. Eine vermehrte Trennungsangst bei Kindern wird jedoch wiederholt berichtet und kann ein prädisponierender Faktor für das Auftreten von Schlafwandeln und Pavor nocturnus sein (Kotagel, 2009). Auch gibt es Hinweise, dass sehr belastende Ereignisse (Traumata) bei Kindern zum Auftreten von Pavor nocturnus führen können. Gut dokumentiert ist dies für den Fall einer Schulbus-Entführung in Chowchilla (Kalifornien), bei der es nach dem Kidnapping des Schulbusses und der anschließenden Befreiung der Kinder bei mehr als der Hälfte der Kinder zum erstmaligen Auftreten von Pavor nocturnus kam (Terr, 1981).Es gibt jedoch zahlreiche Hinweise dafür, dass bei Erwachsenen das Auftreten von Schlafwandeln und Pavor nocturnus deutlich mit bestimmten Persönlichkeitseigenschaften verbunden ist. So weisen Erwachsene mit diesen Parasomnien eine erhöhte Ängstlichkeit auf und generell scheinen die Betroffenen mit Furcht und Besorgnis auf Belastungen zu reagieren (Carlson et al., 1987).

Wie das Beispiel der Chowchilla-Schulbusentführung gezeigt hat, können akute Stressoren bei Kindern Parasomnien auslösen, allerdings ist dies bei Kindern eher die Ausnahme. Hingegen gibt es viele Hinweise, dass bei Erwachsenen eine aktuelle Stressbelastung zur Auslösung oder zum vermehrten Auftreten von Schlafwandeln oder Pavor nocturnus führen kann. So sind Personen mit Schlafwandeln und Pavor nocturnus stressanfälliger und haben ungünstigere Stressverarbeitungsmechanismen als nicht Betroffene. Generell scheint das Auftreten von Pavor nocturnus bei Erwachsenen durch starke psychische Belastung (emotionale Belastung, Arbeitsüberlastung, etc.) begünstigt oder ausgelöst zu werden.

Ein weiterer wichtiger Stressor, der zum Auftreten von Schlafwandeln und Pavor nocturnus führen kann, ist die Schlafdeprivation, also der Schlafentzug. Schlafdeprivation führt dazu, dass in dem auf den Schlafentzug folgenden Schlaf eine Kompensation des fehlenden Tiefschlafs erfolgt, sodass in dieser Nacht besonders viel Tiefschlaf auftritt. Da Schlafwandeln und Pavor nocturnus aus dem Übergang des Tiefschlafs in die nachfolgende Schlafphase oder aus Aktivierungssteigerungen während des Tiefschlafs entstehen, steigt damit auch das Risiko für das Auftreten dieser Schlafstörungen deutlich an.

Schlafwandeln und Pavor nocturnus können durch eine Reihe von Medikamenten ausgelöst werden, vor allem durch Lithium und Neuroleptika (Medikamente zur Behandlung der Schizophrenie). Auch der selektive Noradrenalin-Wiederaufnahmehemmer Reboxetin vermag Schlafwandeln auszulösen. Generell kann gesagt werden, dass alle Medikamente, die den Tiefschlafanteil im Schlaf erhöhen, zu einer Zunahme der Wahrscheinlichkeit des Auftretens von Schlafwandeln und Pavor nocturnus führen können. Eine Erhöhung des Tiefschlafanteils verursachen insbesondere Neuroleptika.

Für die Parasomnien gilt, wie für viele andere psychischen Störungen auch, dass ihr Auftreten für die Betroffenen oder ihre Angehörigen eine Belastung darstellen und das Symptom zu Symptomstress führen kann, der wiederum die Störung ungünstig zu beeinflussen vermag. Da Schlafwandeln oder Pavor nocturnus in der Regel von den Betroffenen nicht erinnert werden, sind es hier vor allem die Angehörigen, die durch ihre eigene Besorgtheit die Ängstlichkeit des Kindes oder des Betroffenen wiederum erhöhen können und damit einen prädisponierenden Faktor für diese Störungen verstärken. Nicht selten kommt es vor, dass die Betroffenen eine Angst entwickeln einzuschlafen. Durch die damit möglicherweise einhergehende Schlafdeprivation kann es im Schlaf zu einer Kompensation des versäumten Tiefschlafs in Form von besonders langen und intensiven Tiefschlafepisoden kommen. Das erhöht die Wahrscheinlichkeit des Schlafwandelns oder des Pavor nocturnus.

11.4 Behandlung von Schlafwandeln und Pavor nocturnus

Da die Behandlung einer Störung ihre korrekte Diagnose voraussetzt, wollen wir uns zunächst einigen Aspekten der klinischen Diagnose des Schlafwandelns und des Pavor nocturnus zuwenden. Wie bereits für die Albträume beschrieben (Kapitel 9), ist die Diagnostik der Parasomnien ein mehrstufiger Prozess. Zuerst wird zunächst durch ein klinisches Interview das Vorhandensein der jeweiligen Parasomnie erfasst. Für die genaue Diagnosestellung ist die Bestätigung durch die in der ICD-10 oder den im DSM-5 genannten Kriterien notwendig. Des Weiteren kommen Schlaftagebücher zum Einsatz, die zur Erfassung des Schlafverhaltens und belastender Ereignisse während des Tages dienen. Beim Schlafwandeln und Pavor nocturnus kann mithilfe der Aktometrie (Messung der körperlichen Aktivität im Schlaf) die nächtliche motorische Aktivität zuhause erfasst werden. Zum Ausschluss eines medizinischen Krankheitsfaktors oder der Wirkung einer Substanz (Drogen- oder Medikamentenkonsum) sind gegebenenfalls eine körperliche Anamnese, Laborbefunde oder die Untersuchung in einem Schlaflabor (zum Ausschluss einer atmungsgebundenen Schlafstörung) notwendig.

Das klinische Gespräch wird bei Kindern mit ausgeprägten und persistierenden Parasomnien in der Regel mit den Eltern oder Erziehungsberechtigten geführt. Beim Schlafwandeln oder Pavor nocturnus sind es üblicherweise Partner der Betroffenen, die über die Störungen berichten und die in das klinische Interview miteinbezogen werden. Neben der genauen Erfassung der spezifischen Symptomatik gemäß der Kriterien nach ICD-10 oder DSM-5 sollten im klinischen Gespräch auch frühere Schlafstörungen, körperliche oder psychische Erkrankungen erfragt werden. Dies ist für die Differenzialdiagnose wichtig und hilft, darüber zu entscheiden, ob die Parasomnie als eigenständige Störung oder als Folge einer anderen Störung (z. B. Epilepsie) zu werten ist. Auch das Vorliegen einer anderen psychischen Störung ist relevant für die Entscheidung, ob die Parasomnie ein eigenständiges Störungsbild ist oder nicht besser durch die andere Störung erklärt werden kann.

Schlaftagebücher sind ein wichtiges diagnostisches Hilfsmittel, um die Schlafqualität und das Schlafverhalten zu erheben. Zur Erfassung der Schlafqualität werden die Schlaftagebücher am Morgen nach dem Erwachen ausgefüllt, die Erfassung der das Schlafverhalten bedingenden Faktoren erfolgt in der Regel am Abend vor dem Einschlafen. Mithilfe von Fragebögen zur Schlafqualität kann indirekt ein Rückschluss auf die Beeinträchtigung des Schlafes durch Parasomnien erfolgen.

Bei der Aktometrie handelt es sich um die Erfassung von Bewegungen. Die Messung erfolgt durch ein kleines tragbares Gerät, das am Handgelenk befestigt wird und Bewegungen während eines bestimmten Zeitraums aufzeichnet. Der Vorteil dieses Verfahrens liegt darin, dass es dem Patienten nach Hause mitgegeben und damit auch während des Schlafs das Ausmaß der Bewegungen erfasst werden kann. Damit ist es möglich, unruhigen Schlaf und gegebenenfalls Schlafwandeln oder das Aufschrecken im Pavor nocturnus zu erfassen. Das Verfahren ist ohne größere Beeinträchtigungen und stört den Schlaf in der Regel nicht.

Eine körperliche Anamnese oder das Einholen von Laborbefunden sind dann angezeigt, wenn der Verdacht nahe liegt, dass neurologische Erkrankungen (z. B. Epilepsie) vorliegen oder ein Substanzkonsum die Parasomniesymptomatik auslöst. In diesen Fällen muss gegebenenfalls ein Facharzt hinzugezogen werden. Liegen entsprechende medizinische Krankheitsfaktoren vor, kann das Auftreten der Parasomniesymptomatik durch diese verursacht sein und die Diagnose würde dann nicht gegeben (wie die entsprechenden Ausschlusskriterien in der ICD-10 und dem DSM-5 nahe legen). Im Einzelfall ist es aber möglich, dass trotz des Vorliegens medizinischer Krankheitsfaktoren eine originäre Parasomnie vorliegt.

Der Gebrauch von Medikamenten, die zum Auftreten von Parasomnien führen können, ist im klinischen Gespräch relativ einfach zu erfassen. Liegt dieser Fall vor und ist das Absetzen der Medikamente medizinisch zu vertreten (in Absprache mit dem behandelnden Arzt), kann durch das Absetzen der Medikation versucht werden, diese Ursache auszuschließen. In den meisten Fällen dürfte es jedoch nicht möglich sein, die Medikation abzusetzen. Ist es wahrscheinlich, dass die Parasomnie durch Medikamente verursacht ist und sind diese nicht abzusetzen, so ist es trotzdem angezeigt, die entsprechenden therapeutischen Maßnahmen zur Behandlung oder Linderung der Parasomnie anzuwenden.

Besteht der Verdacht auf den Konsum von Drogen, die potenziell Parasomnien auslösen können (etwa Amphetamine, Kokain, Haschisch), kann ein Drogenscreening hilfreich sein. Ein solches kann aber das Vertrauensverhältnis zwischen Patient und Therapeut belasten und sollte daher nur in wirklich begründeten Verdachtsfällen erwogen werden. Bei einer drogeninduzierten Parasomniesymptomatik würde die Diagnose einer Parasomnie nicht vergeben werden und die Behandlung besteht in der Beendigung des Drogenkonsums.

Eine Untersuchung im Schlaflabor (Polysomnographie) ist vor allem angezeigt, um eine atmungsgebundene Schlafstörung (Schlafapnoe) zu diagnostizieren, die als eine mögliche Ursache von Schlafwandeln oder Pavor nocturnus infrage kommt. Das Auftreten eines solchen Phänomens im Schlaflabor ist eher zufällig und sollte nicht der Grund für die Polysomnographie sein. Bei der Polysomnographie werden neben dem Schlaf-EEG auch die elektrische Muskelaktivität, die Augenbewegungen, die Atmungsfrequenz und die Sauerstoffsättigung des Blutes erhoben. Damit lässt sich die Schlafarchitektur gemäß der gängigen Schlafstadien erfassen (u. a. Einschlaflatenz, Anteile von Non-REM-Schlaf, Tiefschlaf und REM-Schlaf, Wachzeiten während des Schlafs) und es ist möglich, das Aussetzen der Atemtätigkeit und die Intensität der Atmungsbeeinträchtigung (über die Sauerstoffsättigung des Blutes) zu bestimmen.

Die Behandlung des Schlafwandelns

Die Behandlung des Schlafwandelns ist dann angeraten, wenn es als eine Störung mit Krankheitswert anzusehen ist oder wenn mit dem Schlafwandeln eine

Selbst- oder Fremdgefährdung verbunden ist. Ein Krankheitswert liegt dann vor, wenn es bei Kindern und Jugendlichen häufig auftritt (mehr als zwei Mal pro Monat) oder sich nicht spontan verliert (innerhalb von zwei Jahren) oder starke Beeinträchtigungen für die Betroffenen und andere mit sich bringt oder wenn es bei Erwachsenen auftritt. Gelegentliches Schlafwandeln bei Kindern (weniger als zwei Mal pro Monat) und ohne dass die oben genannten Komplikationen auftreten, bedarf keiner Behandlung.

Eine Indikation zur Behandlung von Schafwandeln ist immer dann gegeben, wenn das Schlafwandeln eine besondere Selbst- oder Fremdgefährdung gegeben ist oder ein starker Leidensdruck wegen eines wenig erholsamen Schlafs besteht. Eine Behandlungsindikation beim Schlafwandeln besteht auch, wenn es durch Medikamente ausgelöst wird, auf die nicht verzichtet werden kann. Somit ist hier das Ziel der Behandlung, zumindest eine Reduktion der Auftrittswahrscheinlichkeit oder der Intensität des Schlafwandelns zu erreichen.

Die Behandlung des Schlafwandelns umfasst mehrere Methoden und Verfahren, die vor allem darin bestehen, die Auftrittwahrscheinlichkeit des Schlafwandelns zu reduzieren, bzw. negative Folgen zu mildern. Da mit hoher Wahrscheinlichkeit das Schlafwandeln durch ein Zusammenwirken genetischer und neurophysiologischer Abnormalitäten mit psychischen Belastungsfaktoren entsteht, ist das Ziel der (psychologischen) Therapie, diese Belastungsfaktoren (Stressoren) zu mindern bzw. den Einfluss der neurophysiologischen Faktoren (hirnelektrische Aktivität) zu reduzieren. Mithilfe pharmakologischer Behandlung ist es ebenfalls möglich, auf die neurophysiologischen Faktoren Einfluss zu nehmen. Folgende Maßnahmen kommen für die Behandlung des Schlafwandelns in Betracht:

- Reduktion des Verletzungs- und Gefährdungsrisikos
- Verbesserung der Schlafhygiene
- Stressreduktion
- antizipatorisches Wecken
- Beseitigung von atmungsgebundenen Schlafstörungen
- Pharmakologische Behandlung

Reduktion des Verletzungs- und Gefährdungsrisikos: Grundsätzlich gilt als erste Maßnahme bei der Behandlung von Schlafwandeln, dass das Verletzungs- und Gefährdungsrisiko minimiert werden muss. Dies kann dadurch erreicht werden, dass scharfe oder spitze Gegenstände entfernt werden, oder gegebenenfalls die Zimmertür von außen verschlossen oder der Schlüssel für die (abgeschlossene) Wohnungstür versteckt wird. Ebenso sollten die Fenster mit Schlössern verschlossen werden. Weitere Maßnahmen sind die Installation von

Bewegungssensoren in der Wohnung, die einen akustischen Alarm abgeben, der vor allem dazu dient, Mitbewohner zu wecken. Das Wecken des Schlafwandlers ist nicht zu empfehlen, da dies zu starken Irritationen des Schlafwandlers und nicht selten zu aggressiven Akten gegenüber der weckenden Person führt.

Verbesserung der Schlafhygiene: Da eine Schlafdeprivation und damit eine Übermüdung zur Auslösung des Schlafwandelns führen kann, ist die Verbesserung des Schlafes eine zentrale psychologische Maßnahme zur Reduktion des Schlafwandelns. Im Sinne einer Verbesserung der Schlafhygiene bietet sich eine Vielzahl von Maßnahmen an. Von besonderer Relevanz sind hier die Kontrolle über die Schlafumgebung (Ruhe, Verdunkelung, Vermeidung aktivierender Tätigkeiten im Bett) und der den Schlaf vorausgehenden Faktoren sowie kognitive Maßnahmen wie Gedankenstopp und kognitive Umstrukturierung, die paradoxe Intention und eine Schlafrestriktion. Bei der Schlafrestriktion, die ein sehr hilfreiches Verfahren bei der Insomnie darstellt, ist allerdings zu beachten, dass durch die Schlafrestriktion eine milde Schlafdeprivation entsteht, die wiederum einen Risikofaktor für das Schlafwandeln darstellen kann. Daher sollte diese Methode mit Bedacht angewandt werden.

Im Sinne einer Verbesserung der Schlafhygiene ist bei Patienten mit Schlafwandeln auf jeden Fall darauf zu achten, dass sie ausreichend Schlaf bekommen. Dies kann dadurch erreicht werden, dass Ein- und Durchschlafstörungen durch entsprechende Verfahren (Stimuluskontrolle, kognitive Verfahren, paradoxe Intention) vermindert werden. Auch können regelmäßige Schlafzeiten und überhaupt ein regelmäßiger Schlaf-Wach-Rhythmus zur Verbesserung der Schlafqualität beitragen. In diesem Sinne sind auch außergewöhnliche körperliche und geistige Aktivitäten vor dem Schlafengehen zu vermeiden. Durch den ausreichenden Schlaf wird das kompensatorische Auftreten von Tiefschlaf vermieden, wodurch sich die im Tiefschlaf auftretenden Arousals reduzieren.

Stressreduktion: In dieselbe Richtung wirken auch Methoden der Stressreduktion, die helfen sollen, den Patienten, die schlafwandeln, einen möglichst ungestörten Nachtschlaf und damit einen möglichst normalen Tiefschlaf zu erlangen. Zur Stressreduktion eignen sich verschiedene Verfahren, wie etwa Entspannungsverfahren (Progressive Muskelentspannung, Autogenes Training), Hypnose, Biofeedback, kognitive Verfahren wie das Stressimpfungstraining oder achtsamkeitsbasierte Ansätze. Bei Kindern (und vermutlich auch bei Erwachsenen) kann es hilfreich sein, potenziell traumatisierende Erfahrungen zu minimieren, wie den Konsum von bestimmten Filmen und Fernsehprogrammen oder gruseligen Bettgeschichten. In jedem Fall sollten individuelle Stress- und Belastungsfaktoren eruiert werden. Im Einzelfall ist dann zu entscheiden, ob über die oben genannten Maßnahmen eine Reduktion der Stressbelastung erreicht werden kann, oder ob weitere psychotherapeutische Maßnahmen angeraten sind, um chronische Belastungsfaktoren, die sich aus einem ungünstigen Umgang mit Stress oder einem belastenden Persönlichkeitsstil ergeben, zu beheben.

Antizipatorisches Wecken: Das antizipatorische Wecken ist eine Methode, um Anfälle von Schlafwandeln zu verhindern. Da im Allgemeinen das Schlafwandeln am Ende der ersten Tiefschlafepisode auftritt, was etwa 90–100 Minuten nach dem Einschlafen der Fall ist, lässt sich der Zeitpunkt des Auftretens des Schlafwandelns recht gut vorhersagen. Daher ist es möglich, durch rechtzeitiges Wecken des Schläfers (antizipatorisches Wecken, etwa 15 bis 20 Minuten vor dem erwarteten Schlafwandeln) das Schlafwandeln zu verhindern. Durch diese kurzen Weckungen kommt der Schläfer vorzeitig aus dem Tiefschlaf und es wird die für das Schlafwan-deln kritische Phase des Endes der ersten Tiefschlafepoche vermieden. Nach dem Wiedereinschlafen kommt der Schläfer im Allgemeinen wieder über die Non-REM-Schlafstadien 1 und 2 in den Tiefschlaf oder verharrt im Schlafstadium 2. Dieses Verfahren birgt jedoch die Gefahr in sich, dass es zu einer Fragmentierung des Tiefschlafs kommt, was auch mit einer erhöhten Wahrscheinlichkeit von Arousals im Tiefschlaf und einem steigenden Tiefschlafdruck verbunden sein kann. Auch kann nicht ganz ausgeschlossen werden, dass durch das Wecken das Schlafwandeln ausgelöst wird. Daher empfiehlt es sich, diese Methode ebenfalls mit Bedacht anzuwenden und die Erfolge und Effekte genau zu kontrollieren. Jedoch sind die empirischen Befunde zum Erfolg des antizipatorischen Weckens trotz dieser Einschränkungen insgesamt erfolgversprechend.

Beseitigung von atmungsgebundenen Schlafstörungen: Da atmungsgebundene Schlafstörungen, also vor allem das Auftreten von Schlaf-Apnoen, häufig bei Personen auftreten, die schlafwandeln, besteht eine weitere präventive Maßnahme darin, diese Schlafstörungen zu verhindern oder zu minimieren. Hintergrund dieser Therapiemaßnahme ist die Vermutung, dass es durch die Schlaf-Apnoen zu häufigen Arousalsteigerungen während des Schlafs kommt, die bei entsprechend disponierten Personen zum Schlafwan-deln führen können. Die entsprechenden Maßnahmen sind im Allgemeinen nicht psychologischer Art (operative Maßnahmen, C-PAP). Psychologische Hilfe kann allerdings für eine mögliche Gewichtsreduktion oder einen verminderten Alkoholkonsum angezeigt sein, da beide Maßnahmen in gewissem Umfang mit einer Reduktion atmungsgebundener Schlafstörungen einhergehen können.

Pharmakologische Behandlung: Als eine vermutlich kausale Therapie – neben der Verbesserung der Schlafhygiene und der Reduktion der Stressbelastung – kommt eine pharmakologische Beeinflussung des Schlafmusters in Betracht. So reduzieren Medikamente, die den Tiefschlafanteil reduzieren, damit auch die Wahrscheinlichkeit von Schlafwandeln. In erster Linie kommen hier Benzodiazepine in Betracht, die zu einer Reduktion des Tiefschlafs und einer Abnahme der Arousals zwischen den Schlafstadien führen. Allerdings ist bei Benzodiazepinen eine relativ hohe Suchtgefahr gegeben, sodass die subchronische oder gar chronische Anwendung problematisch ist. Wenn ein hohes Gefährdungspotenzial durch das Schlafwandeln gegeben ist, welches anderweitig nicht kontrolliert werden kann, dürfte die Gabe von Benzodiazepinen aber unumgänglich sein. Des Weiteren können auch tricyclische Antidepressiva zu einem Rückgang des Tiefschlafanteils führen und damit die Wahrscheinlichkeit für das Auftreten von Schlafwandeln verringern.

Die Behandlung des Pavor nocturnus

Der Pavor nocturnus ist bei Kindern keine behandlungsbedürftige Störung, sofern er nicht häufig (mehr als zwei Mal pro Monat) auftritt oder keine Spontanremission zeigt. Bei Erwachsenen stellt das Auftreten von Pavor nocturnus in der Regel eine Störung mit Krankheitswert dar, die der Behandlung bedarf.

Für die Behandlung des Pavor nocturnus eignen sich mehrere Methoden. Wie bei der Behandlung des Schlafwandelns ist auch hier das vorrangige Ziel der Therapie, präventiv das Auftreten von Pavor nocturnus Attacken zu reduzieren. Da der Pavor nocturnus wie auch das Schlafwandeln mit hoher Wahrscheinlichkeit durch ein Zusammenwirken genetischer und neurophysiologische Abnormalitäten mit psychischen Stressoren entsteht, ist das Ziel der (psychologischen) Therapie, diese Stressoren zu mindern bzw. den Einfluss der neurophysiologischen Faktoren (hirnelektrische Aktivität) zu reduzieren. Mithilfe pharmakologischer Behandlung ist es möglich, auf die neurophysiologischen Faktoren Einfluss zu nehmen. Für die Behandlung des Pavor nocturnus kommen vor allem folgende Verfahren in Betracht:

- Verbesserung der Schlafhygiene
- Stressreduktion
- Psychotherapie
- Pharmakologische Behandlung

Verbesserung der Schlafhygiene: Da angenommen werden kann, dass Pavor nocturnus und Schlafwandeln dieselbe Ätiologie im Sinne neurophysiologischer Auffälligkeiten des Tiefschlafs aufweisen, gilt auch für den Pavor nocturnus, dass ein Schlafdefizit zur Auslösung eines Pavor nocturnus führen kann. Daher ist die Verbesserung des Schlafes eine zentrale psychologische Maßnahme zur Vorbeugung des Pavor nocturnus. Die Maßnahmen zur Verbesserung der Schlafhygiene finden sich oben im entsprechenden Abschnitt zum Schlafwandeln. Das dort Beschriebene gilt im selben Maße für die Behandlung des Pavor nocturnus.

Stressreduktion: Vermutlich noch wichtiger als beim Schlafwandeln ist beim Pavor nocturnus die Stressreduktion, da bei (erwachsenen) Patienten mit Pavor nocturnus eine markante subjektive Stressbelastung fast durchgängig zu beobachten ist. Neben der Reduktion der erlebten Stressbelastung bewirkt diese Therapiemaßnahme auch eine Verbesserung des Nachtschlafs, insbesondere des Tiefschlafs, im Sinne einer reduzierten Anzahl von Arousals. Die Stressreduktion kann mit den oben genannten Methoden erreicht werden. Da Patienten mit Pavor nocturnus wahrscheinlich unter ungünstigen Verarbeitungs- und Persönlichkeitsstilen leiden, ist diesem Aspekt in der Behandlung ein besonderes Augenmerk zu schenken. Daher sollte, wenn es Hinweise für chronische Belastungen gibt, die aus ungünstigen Persönlichkeitsstilen resultieren, eine Psychotherapie in Betracht gezogen werden.

Psychotherapie: Da die häufig berichtete psychische Belastung der Patienten mit Pavor nocturnus nicht nur auf unzureichende Bewältigungsmechanismen zurückgeführt, sondern auch in ungünstigen (dysfunktionalen) Persönlichkeitsstilen oder dem Bestehen weiterer psychischer Störungen begründet sein kann, ist eine Psychotherapie häufig angeraten. Diese sollte zum Ziel haben, entweder die dysfunktionalen Persönlichkeitsstile, die entsprechende chronische Belastungen provozieren (vor allem ängstlich-vermeidende oder dependente, aber auch schizoide oder paranoide Persönlichkeitszüge), oder direkt weitere vorliegende psychische Störungen (häufig Angststörungen oder Depressionen) zu behandeln. Durch die Psychotherapie soll die permanente Belastung der Betroffenen durch die dysfunktionalen Persönlichkeitsstile in Form von Ängsten und fantasierten oder tatsächlichen Bedrohungen des eigenen Selbstwerts reduziert werden. Ebenso muss die Belastung durch affektive Störungen oder Angststörungen – sofern diese vorliegen – behoben werden. Da nach gängiger Meinung das Auftreten von Pavor nocturnus bei Erwachsenen mit psychischen Störungen assoziiert ist, ist es angeraten, für die durchzuführende Psychotherapie neben der Problembewältigung und Problemaktualisierung (also der Lösung der bestehenden Symptome der Störung) vor allem auch die Klärungsperspektive (ein Verständnis der Störungsursachen) zu berücksichtigen.

Pharmakologische Behandlung: Wie bei der Behandlung des Schlafwandelns stellt eine pharmakologische Beeinflussung des Schlafmusters eine vermutlich kausale Therapie dar. Infrage kommen Medikamente, die den Tiefschlafanteil reduzieren und damit die Wahrscheinlichkeit des Auftretens von Pavor nocturnus mindern, in erster Linie Benzodiazepine. Allerdings spricht die hohe Suchtgefahr dieser Substanzgruppe gegen eine subchronische oder gar chronische Anwendung.

11.5 REM-Schlaf-Verhaltensstörung

Symptombild

Unter der REM-Schlaf-Verhaltensstörung wird ein Störungsbild verstanden, das durch wiederholte Vokalisationen, also Schreien, Sprechen, Grunzen oder Bewegungen im REM-Schlaf, gekennzeichnet ist. Diese treten üblicherweise auch in der zweiten Nachthälfte auf. Die Vokalisationen oder Bewegungen sind oft Ausdruck eines Traums (aber nicht unbedingt eines Albtraums), so werden etwa Gespräche, die der Träumende im Traum führt, laut verbalisiert, oder er ruft nach jemandem, von dem er träumt oder er ruft um Hilfe. Die Bewegungen sind entsprechend Bewegungen während des Traums, etwa das Greifen nach einem Gegenstand, aber auch das Schlagen nach einer Person (falls sich der Träumende im Traum angegriffen fühlt), bis hin zum Würgen des Bettpartners, falls der Träumende im Traum auch eine Person würgt. Da die Verhaltensweisen der REM-Schlaf-Verhaltensstörung in der Regel mit einem Traum einhergehen, wird diese Störung oft fälschlicherweise als Ausdruck eines Albtraums angesehen. Ein wesentlicher Unterschied zum Albtraum besteht aber darin, dass bei der REM-Schlaf-Verhaltensstörung die Hemmung der Muskulatur nicht oder nicht vollständig ausgebildet ist, sodass es zu den Bewegungen kommt, die einen Albtraum aufgrund der normalerweise im REM-Schlaf stattfindenden Hemmung der Muskulatur (Atonie) nicht begleiten. Nach der Weckung oder dem spontanen Erwachen aus der REM-Schlaf-Verhaltensstörung ist die Person vollständig orientiert und geistesgegenwärtig. Die REM-Schlaf-Verhaltensstörung kann mit einer nicht unerheblichen Gefahr für die eigene Person oder anderen Personen (den Bettpartner) verbunden sein, insofern sich selbst oder dem Bettpartner Verletzungen zugefügt werden. Wenn auch diese Störung relativ selten ist, so sind Fälle, in denen Bettnachbarn von Menschen mit einer REM-Schlaf-Verhaltensstörung verletzt wurden, nicht ungewöhnlich.

Fallbeispiel REM-Schlaf-Verhaltensstörung: Eine 23-jährige Studentin, so berichtete ihr Freund, zeigt im Schlaf, meist gegen Morgen, immer wieder auftretende ungewöhnliche Verhaltensweisen. Sie fängt an zu sprechen, das sich dann oft in ein Schreien und Schluchzen steigert. Dann fange sie an, sich im Bett hin und her zu wälzen. Dabei werden ihre Schreie immer lauter und mehr. Dieses Hin- und Herwälzen gehe oft dahin über, dass sie sich im Bett mit dem Oberkörper aufrichtet und so im Bett sitzen bleibt und mit den Armen um sich schlägt. Dazu schreit sie und murmelt unverständliche Worte und Laute. Es ist auch schon vorgekommen, dass sie dabei nach dem Freund geschlagen habe. Meist sind das wohl zufällige, unbeabsichtigte Schläge aufgrund ihrer heftigen und ausladenden Armbewegungen gewesen. Einmal aber habe sie ihn ganz bewusst angegriffen und geschlagen, habe mit einer Hand seinen Arm festgehalten und mit der anderen Hand auf ihn eingeschlagen. Dazu habe sie geschrien. Als ihr Freund sie geweckt hat, konnte sie sich an einen Traum erinnern, in dem sie sich mit jemandem gestritten hat, sie hatte aber nichts davon mitbekommen, dass sie ihren Freund, der neben ihr war, körperlich angegriffen hatte.

Klassifikation und Diagnose

Das ICD-10 kennt die REM-Schlaf-Verhaltensstörung nicht. Im DSM-5 sind die Kriterien für dieses Störungsbild:

1. Wiederholte Episoden der Erregung während des Schlafs, die mit Vokalisationen und/oder komplexen motorischen Bewegungen einhergehen.
2. Diese Verhaltensweisen treten während des REM-Schlafs auf und daher nicht früher als 90 Minuten nach dem Einschlafen, sie sind häufiger in den späteren Anteilen der Schlafperiode und treten gewöhnlich nicht während des Tagschlafs auf.
3. Nach dem Erwachen aus diesen Episoden besteht eine vollständige Wachheit und Orientiertheit.
4. Entweder findet sich der REM-Schlaf mit fehlender Atonie der Muskulatur in polysomnographischen Aufzeichnungen oder eine Krankengeschichte, die auf eine REM-Schlaf-Verhaltensstörung hinweist und eine diagnostizierte Synucleinopathie (z. B. Parkinsonkrankheit, Multisystematrophie).
5. Die Störung verursacht klinisch bedeutsames Leiden oder Beeinträchtigungen in sozialen, beruflichen oder anderen wichtigen Funktionsbereichen (inklusive der Selbst- oder Fremdverletzung).
6. Die Störung kann nicht auf die Wirkung von Drogen oder Medikamenten oder andere medizinische Bedingungen zurückgeführt werden.
7. Komorbide psychische oder körperliche Krankheiten sind nicht in der Lage, die Episoden zu erklären.

Im DSM-5 findet sich die REM-Schlaf-Verhaltensstörung unter dem Kapitel „Störungen der Schlaf-Wach-Regulation", Unterkapitel „Parasomnien". Die ICSD-2 klassifiziert die REM-Schlafverhaltensstörung ebenfalls unter den Parasomnien, Untergruppe „Parasomnien während des REM-Schlafs".

Die Diagnose der REM-Schlaf-Verhaltensstörung kann auf der Basis der Schilderung von Bettpartner erfolgen, wenn diese also von den nächtlichen, vor allem frühmorgendlichen, Bewegungen Vokalisationen des Patienten berichten. Sie sollte aber um die Diagnostik in einem Schlaflabor ergänzt werden. Ebenso kann die Diagnose (allein) im Schlaflabor gestellt werden, wenn die Verhaltensstörung eindeutig dem REM-Schlaf zugeordnet werden kann. Als Hilfsmittel kann auch die Aktometrie zur Diagnosestellung verwendet werden. Eine alleinige und ausschließliche Diagnose aufgrund der mit der Aktometrie aufgezeichneten Bewegungen im Schlaf ist jedoch nicht hinreichend und zu ungenau, um die REM-Schlaf-Verhaltensstörung sicher zu diagnostizieren.

11.6 Das Oneiroid

Symptombild

Der Begriff „Oneiroid" leitet sich aus dem Griechischen Wort „oneiros" für Traum ab und bedeutet so viel wie ein traumähnlicher Zustand. Unter einem Oneiroid, auch „oneiroide Erlebnisform" oder „oneiroider Bewusstseinszustand" genannt, wird ein komplexer Traum verstanden, bei dem der Träumende meint, wach zu sein[12]. Das Oneiroid wird auch im Nachhinein nicht als Traum, sondern als Realität verkannt, weil sein Inhalt oft sehr realitätsnah ist und eine sehr gute und genaue Erinnerung an das Traumgeschehen des Oneiroids besteht. Daher entspricht die oneiroide Erlebnisform einer „traumartigen Halluzination", wie von manchen Autoren bezeichnet. Schmidt-Degenhard (1992) spricht von der Erfahrung „einer als wirklich erlebten fantastischen Welt." Oneiroide kommen vor allem bei Personen mit schweren körperlichen oder psychischen Erkrankungen vor oder bei Menschen, die sich im Koma befinden. Daher werden Oneiroide hauptsächlich von Patienten auf Intensivstationen berichtet. Während des oneiroiden Zustands nimmt die Person oft nur Teile der Außenwelt wahr, diese werden dann aber in der Regel in das Oneiroid integriert. Die

[12] In der psychiatrischen und psychologischen Fachliteratur gibt es noch weitere Definitionen des Oneiroids, wie etwa ein psychoseähnlicher Zustand oder ein hirnorganisches Durchgangssyndrom im Sinne eines Delirs.

Person ist während eines Oneiroids nicht ansprechbar. Oneiroide können aber auch unter der Wirkung von Drogen (z. B. LSD, Opium) auftreten.

Das Traumgeschehen des Oneiroids hat den Charakter einer realen, aber anderen Welt. Der Betroffene nimmt darin die eigene Person als normal wahr. Das Traumgeschehen ist in der Regel sehr angstbesetzt und spiegelt das – auch in der Wirklichkeit des Komas oder der Intensivstation tatsächliche – Ausgeliefertsein wider, meist mit Ängsten vor dem nahen Tod. Dominierende Themen sind das Gefühl gefangen zu sein und der Tod. Oft werden auch Teile der eigenen Biografie in das Oneiroid eingearbeitet. Die Wahrscheinlichkeit für die Entstehung eines Oneiroids scheint mit der Bedrohlichkeit der Erkrankung zuzunehmen, was dafür spricht, dass es nicht nur die Extremsituation des Komas und/oder der Beatmung ist, die das Oneiroid bedingt, sondern möglicherweise auch die Angst aufgrund der Gefährlichkeit der Grunderkrankung. Wenn Oneiroide erlebt werden, sind sie meist die beeindruckendsten und beeinträchtigsten Erfahrungen des Klinikaufenthaltes.

Fallbeispiel Oneiroid: Ein typisches Oneiroid stammt von einem 52-jährigen Frührentner. Der Patient lag aufgrund von Operationskomplikationen mehrere Wochen auf der Intensivstation im Koma, wo er zeitweise mit seinen Armen an das Bett fixiert war. Unter anderem hatte er folgenden Traum: „Ich bin mit meinem Segelboot unterwegs und unten in der Kajüte. Es ist starker Seegang und irgendwie muss das Boot gekentert sein. Ich merke, wie ich mit meinen Armen irgendwo eingeklemmt bin. Wasser dringt ein, das Wasser steigt und ich kann mich nicht befreien, ich bekomme die Arme nicht los. Das Wasser steigt immer weiter und ich merke, wie ich gleich ertrinke. Ich versuche mit aller Kraft meine Hände zu befreien, um aus der Kajüte entfliehen zu können, aber es geht nicht. Das Wasser fließt mir bereits in den Mund und ich ertrinke. Ich merke, wie ich sterbe. Dann beginnt der Traum wieder von vorne."

Dieses Oneiroid, obwohl es relativ kurz ist, enthält alle die Merkmale, die für ein Oneiroid typisch sind. Da sind zum einen die Themen Tod und Gefangensein, aber auch der Bezug zur eigenen Biografie (der Patient ist leidenschaftlicher Segler), die Integration von Elementen der Außenwelt in das Oneiroid (die ans Bett fixierten Arme). Zusätzlich ist hier eine weitere Eigenschaft genannt, die vermutlich das Oneiroid so besonders schrecklich macht: Im Gegensatz zu einem Albtraum gibt es kein Erwachen, der Träumende kann nicht einmal durch das Aufwachen den Traum beenden. Er beginnt immer wieder von Neuem, wiederholt sich immer wieder.

Ein weiteres Beispiel[13] für ein Oneiroid stammt von einem 53-jährigen Patienten, der ebenfalls aufgrund von Komplikationen nach einer Operation auf der Intensivstation behandelt werden musste. Dort musste er künstlich beatmet werden und war insgesamt mehr als vier Wochen auf der Intensivstation. In dieser Zeit hatte er geträumt: „Ich bin gefangen, habe das Gefühl, in einer Art Glaskugel zu sitzen. Der Ort, an dem ich bin, ist unwirklich und nicht klar zu beschreiben, ich erlebe ihn als düster, kalt und bedrohlich. Zu meiner Linken ist eine fantastisch anmutende Welt mit hellem Sternenhimmel. Dort sind auch Wesen, die zum einen bedrohlich wirken, zum anderen aber eine große Faszination auf mich ausüben. Ich spüre den Impuls, diesen Wesen zu folgen, um der Dunkelheit und dem Schmerz zu entkommen. Mir ist allerdings auch klar, dass diese Wesen mich in das Reich der Toten locken wollen. Es ist sehr schwer, diesem Licht und diesem Locken der unheimlichen Wesen zu widerstehen. Ich denke, ich bleibe ewig in der Hölle, ich werde ewig sterben und ob es nicht leichter sei, den hellen Wesen zu folgen und zu sterben."

Auch dieser Fallbericht eines Oneiroids hat, auch wenn er etwas abstrakter ist als der zuerst berichtete, eine Vielzahl der für Oneiroide typischen Merkmale. So das Gefühl des Gefangenseins, die starke Auseinandersetzung mit dem Tod, hier sogar die Verlockung des „süßen Todes". Auch Außenreize wurden in den oneiroiden Traum eingearbeitet, so das helle Licht, das später als eine Lampe am Bett des Patienten identifiziert werden konnte. Und auch das Motiv des ewigen wiederkehrenden Sterbens, weil vermutlich eine Beendigung der Traumsequenz durch Erwachen (wie beim Albtraum) nicht möglich ist.

Eine große Anzahl von Fallbeispielen von Oneiroiden schildert Schmidt-Degenhard (1992) von Patienten mit dem Guillain-Barré-Syndrom, einer neurologischen Erkrankung, bei der die Betroffenen eine meist vorübergehende, aber bis zu Monaten anhaltenden Lähmung der Beine, des Rumpfes und der Arme haben. Diese Patienten sind bewegungsunfähig und müssen sogar, wenn die Atemmuskulatur betroffen ist, beatmet werden. In den Oneiroiden, die bei diesen Patienten relativ häufig auftreten, erleben sie oft die für das Oneiroid genannten typischen Gefühle des Gefangenseins und der Todesangst.

Klassifikation und Diagnose

Da das Oneiroid kein anerkanntes klinisches Störungsbild darstellt, findet man es auch nicht in den Klassifikationssystemen ICD-10 oder DSM-5. Im ICD-10

[13] Aus Thünker & Pietrowsky, Verhaltenstherapie 2013; 23: 100–106.

findet sich der Begriff der „Oneirophrenie“ als ein Synonym bzw. eine Sonderform der vorübergehenden akuten psychotischen Störung. Ferner wird es von manchen Autoren als ein Delir angesehen und würde entsprechend als Delir, nicht durch Alkohol oder psychotrope Substanzen bedingt, klassifiziert. Im DSM-5 findet sich auch der Begriff der „Oneirophrenie“ nicht und das Störungsbild würde auch hier unter einer akuten psychotischen Störung oder einem Delir klassifiziert. Da das Störungsbild keine klaren Klassifikationskriterien hat, ist auch eine entsprechende Diagnose schwierig bzw. nicht möglich. Aufgrund der bisherigen Literatur zum Oneiroid ist aber davon auszugehen, dass es sich um ein eigenständiges Syndrom, einen eigenständigen Bewusstseinszustand an der Grenze zwischen Albtraum, Halluzination und Delirium handelt, der am besten nach den von Schmidt-Degenhard (1992) genannten Kriterien diagnostiziert werden kann.

Epidemiologie

Das Oneiroid stellt keine Krankheit dar, sondern es ist ein Syndrom, das als solches in der Medizin nicht unumstritten ist. Viele Ärzte oder Psychologen, sofern sie es denn überhaupt kennen, halten das Oneiroid für eine Form eines Deliriums oder eine sonstige Form der geistigen Verwirrtheit aufgrund der Extremsituation des Patienten. Es gibt Hinweise dafür, dass etwa ein Drittel der Patienten, die aufgrund eines schweren Traumas tagelang bewusstlos bzw. im Koma waren, Oneiroide entwickeln. Aufgrund eigener Studien an Patienten auf neurologischen, onkologischen und kardiologischen Intensivstationen konnten wir diese Zahl in etwa bestätigen. Wobei zu beachten ist, dass das Oneiroid vermutlich sogar noch häufiger ist, es aber vermutlich von den Betroffenen häufig als Halluzination verkannt und möglicherweise aus Scham nicht berichtet oder aufgrund der sehr starken psychischen Belastung die Erinnerung daran vermieden und daher nicht darüber berichtet wird.

Behandlung des Oneiroids

Es gibt momentan keine adäquate Behandlung des Oneiroids, was auch in der Natur des Störungsbildes liegt, da dieses ja ein Erleben während eines Komas oder schwerer Krankheiten darstellt, bei denen eine Verhaltensäußerung kaum möglich ist (z. B. Guillain-Barré-Syndrom). Therapeutische Ansätze können daher nach dem gegenwärtigen Stand nur retrospektiv ansetzen zur Linderung der Belastung durch das erlebte Oneiroid. Es sind hierzu mehrere (einander nicht ausschließende) Therapieansätze möglich:

- Psychoedukation über das Oneiroid
- Umgang mit der akuten Belastungsreaktion

- Behandlung der Posttraumatischen Belastungsstörung
- Imagery-Rehearsal-Therapie des Oneiroids

Psychoedukation über das Oneiroid: Ein erlebtes Oneiroid stellt für die meisten Betroffenen eine extreme Erfahrung dar, die von vielen als viel schlimmer erlebt wurde als die eigentliche Erkrankung, wegen der sie in Behandlung waren. Zudem lässt die nachträgliche Verkennung des Oneiroids als Realität oft Zweifel an der eigenen Person, aber auch an dem medizinischen Personal auf der Intensivstation aufkommen. Daher ist es von großer Wichtigkeit und für die meisten Patienten schon sehr entlastend, wenn sie über das Oneiroid informiert werden (Psychoedukation). Im Rahmen dieser Information wird ihnen das Störungsbild erklärt und vermittelt, dass es sich hierbei um einen traumähnlichen Zustand gehandelt hat, dessen Inhalte nicht real waren (auch wenn darin z. B. Ärzte und Pflegepersonal der Station vorgekommen sind) und es wird über die möglichen Folgen eines Oneiroids informiert. Da das Oneiroid wie ein traumatisierendes Ereignis wirken kann, kann es eine akute Belastungsreaktion oder gar eine Posttraumatische Belastungsstörung auslösen, sodass das Oneiroid später in Form von Intrusionen oder in Albträumen wieder auftreten kann. Die Aufklärung über das Oneiroid und die damit in den meisten Fällen erfolgende Entlastung von dem Erlebten ist eine unumgängliche Notwendigkeit im Umgang mit Patienten mit einem Oneiroid und der Behandlung der durch das Oneiroid ausgelösten Folgestörungen.

Umgang mit der akuten Belastungsreaktion: Eine akute Belastungsreaktion kann eine mögliche Folgestörung eines erlebten Oneiroids sein. In diesem Fall wirkt das erlebte Oneiroid wie ein traumatisierendes Ereignis, das zu einer akuten Belastungsreaktion führen kann mit den für diese Störung typischen Symptomen der Intrusionen, Dissoziationen, Vermeidungsverhalten, negativer Befindlichkeit und vegetativen Erregung, die bis zu einem Monat nach dem Trauma anhalten können. Eine akute Belastungsreaktion hat keinen Krankheitswert, sondern stellt eine normale menschliche Reaktion auf eine Belastung dar. Sie kann aber, wenn sie nicht von selbst verschwindet, in eine Posttraumatische Belastungsstörung übergehen, die behandlungsbedürftig ist. Sollten sich allerdings Symptome einer akuten Belastungsreaktion nach einem Oneiroid zeigen, kann es durchaus hilfreich sein, mit unterstützenden Maßnahmen die Verarbeitung dieses Ereignisses zu befördern, um das Auftreten einer PTBS zu verhindern.

Behandlung der Posttraumatischen Belastungsstörung: Wenn das Erleben des Oneiroids als tatsächliches Geschehen verkannt wird und somit die geträumte Lebensbedrohung während des Oneiroids auf tatsächliche Ereignisse während des Klinikaufenthalts fehlattribuiert wird, kann das Oneiroid zu Intrusionen führen, also zu immer wieder einschießenden Erinnerungen an das während des Oneiroids Geträumten. Ebenfalls können diese Erinnerungen in Albträumen wiederkehren. Zudem kann es zu einer erhöhten vegetativen Erregung und Reizbarkeit als Symptom der Posttraumatischen Belastungsstörung kommen. In diesen Fällen ist eine Behandlung der Posttraumatischen Belastungsstörung angezeigt, in der Form, wie dieses Störungsbild auch erfolgreich bei anderen Traumatisierungen, z. B. nach sexuellem Missbrauch, Kriegs- oder Gewalterfahrungen, schweren Unfällen oder Naturkatastrophen, eingesetzt wird.

Imagery-Rehearsal-Therapie des Oneiroids: Das Oneiroid kann sich – als Folge einer Posttraumatischen Belastungsstörung – oder aber auch als eigenständiges Symptom, in immer wiederkehrenden Albträumen von diesem Oneiroid äußern. In diesem Fall ist eine Therapie der Albträume mithilfe der Imagery-Rehearsal-Therapie angezeigt, wie dies in Kapitel 9.7 ausführlich dargestellt ist. Im Rahmen dieser Therapie werden die Bilder und Abläufe des in Albträumen auftretenden Oneiroids so modifiziert und imaginiert, dass die besonders angsterregenden Bilder des Albtraums durch weniger oder keine Angst erzeugenden Bilder und Sequenzen ersetzt werden. Ein neuer Ablauf des geträumten Oneiroids wird konstruiert. Dieser neu konstruierte Traumablauf löst keine oder deutlich weniger Angst aus und führt schließlich zum Verschwinden der Albträume. Es gibt erste Berichte über die erfolgreiche Anwendung dieses Verfahrens bei Patienten mit durch Oneiroide ausgelösten Albträume (Thünker & Pietrowsky, 2013).

11.7 Rechtliche Aspekte

Aufgrund der insbesondere durch das Schlafwandeln und der REM-Schlaf-Verhaltensstörung gegebenen Eigen- und Fremdgefährdung stellt sich bei diesen Störungsbildern auch die Frage nach der rechtlichen Verantwortung für in diesen Zuständen begangene Taten. Diese juristische Frage betrifft sowohl die Patienten im Sinne einer möglichen Schuldunfähigkeit oder verminderten Schuldfähigkeit als auch deren Angehörige, Erziehungsberechtigte oder Aufsichtspersonen unter dem Aspekt der Verletzung der Aufsichtspflicht. Auch wenn Gewalttaten beim Schlafwandeln sehr selten sind und diese sich in der

Regel auf Schläge oder Rempeleien gegenüber anderen Personen beschränken, sind in der Literatur auch Fälle beschrieben, in denen Schlafwandler andere Personen, meist die Bettpartner gewürgt oder gedrosselt haben. Insgesamt sind sogar einige Dutzend Fälle von Mord beschrieben, die im Zustand des Schlafwandelns begangen wurden (Cartwright, 2004). Aber auch andere sehr ungewöhnliche Formen der Fremd- und Selbstgefährdung mit dramatischen Konsequenzen können während des Schlafwandelns auftreten, wie das nachfolgende Fallbeispiel von Hartmann (1983) illustriert.

Fallbeispiel: Selbst- und Fremdgefährdung beim Schlafwandeln

Herr H., ein 50-jähriger Mann, der als städtischer Angestellter arbeitet, war eines Abends nach einer längeren Autofahrt sehr übermüdet. Er fuhr deshalb mit seinem Wagen auf einen Rastplatz der Autobahn, um im Auto etwas zu schlafen. Nach circa einer Stunde startete er seinen Wagen und fuhr auf die Autobahn, allerdings in falscher Richtung. Er kollidierte fast mit drei ihm entgegenkommenden Autos, deren Fahrer ihn durch Hupen warnten. Trotzdem setzte Herr H. seine Fahrt fort, bis er schließlich mit einem entgegenkommenden Wagen frontal zusammenstieß. Bei diesem Unfall wurden die Insassen des anderen Fahrzeugs getötet und er selbst schwer verletzt. Herr H. litt unter keiner medizinischen oder psychischen Erkrankung (außer Schlafwandeln) und nahm keine Medikamente oder Drogen ein. Das Schlafwandeln wurde aber von seiner Frau bestätigt.

Wie das sehr drastische Beispiel zeigt, ist es möglich, während des Schlafwandelns sich und andere zu verletzen oder gar zu töten. Nicht ungewöhnlich sind auch Fälle, in denen Personen während des Schlafwandelns andere Menschen, die sie aufzuwecken oder aufzuhalten versuchten, körperlich angegriffen oder bei einer REM-Schlaf-Verhaltensstörung ihre Bettpartner geschlagen oder gewürgt haben. Extreme Fälle betreffen den Mord an Ehepartnern oder den Eltern während eines somnambulen Zustands oder der REM-Schlaf-Verhaltensstörung.

Es ist unstrittig, dass diese Delikte – sofern sie während des Schlafwandelns oder der REM-Schlaf-Verhaltensstörung begangen werden – nicht bei vollem Bewusstsein begangen wurden. Im Fall des Schlafwandelns ist die betreffende Person in einem Übergang zwischen Tiefschlaf und leichtem Non-REM-Schlaf oder in selbigem. Bei der REM-Schlaf-Verhaltensstörung befindet sie sich im REM-Schlaf. Elektrophysiologisch ist somit kein Wachzustand gegebenen und die Person scheint daher für ihre Handlungen schuldlos zu sein, da sie diese – aufgrund der fehlenden Wachheit und Bewusstheit – auch nicht hätte unterlassen können. Das deutsche Strafgesetz setzt für das Begehen einer Straftat eine Schuld und damit auch eine Einsicht in das Unrecht der Tat voraus. Diese ist nach § 20 StGB (Schuldunfähigkeit wegen seelischer Störungen) nicht gegeben, wenn der Täter „bei Begehung der Tat wegen einer krankhaften seelischen Störung, wegen einer tief greifenden Bewusstseinsstörung oder wegen Schwachsinns oder einer schweren anderen seelischen Abartigkeit unfähig ist, das Unrecht der Tat einzusehen oder nach dieser Einsicht zu handeln.» Eine verminderte Schuldfähigkeit liegt nach § 21 StGB vor, wenn „die Fähigkeit des Täters, das Unrecht der Tat einzusehen oder nach dieser Einsicht zu handeln, aus einem der in § 20 bezeichneten Gründe bei Begehung der Tat erheblich vermindert (ist)." Nach häufig angewandter Rechtsprechung liegt bei Begehung einer Straftat während des Schlafwandelns ein Fall einer schweren Bewusstseinsstörung vor, sodass der Täter während der Tatzeit unfähig war, das Unrecht seiner Tat einzusehen oder nach dieser Einsicht zu handeln. Daher werden Täter, die Straftaten während des Schlafwandelns begehen, in den meisten Fällen freigesprochen. Diese Art der Rechtsprechung findet sich auch in England und den USA.

Selbstverständlich setzt die Feststellung einer Schuldunfähigkeit die genaue Diagnose des Schlafwandelns voraus und es sind nicht wenige Fälle bekannt, in denen Straftäter versucht haben, durch die Vortäuschung eines Somnambulismus einen Freispruch zu erreichen. Die gründliche und exakte Diagnostik bei der forensischen Begutachtung muss daher mindestens die folgenden Punkte umfassen (Cartwright, 2004):

- Fremdanamnese über ein vorbekanntes Schlafwandeln
- Familienanamnese von Parasomnien (Schlafwandeln oder Pavor nocturnus)
- Ausschluss anderer Störungen wie Fugue, Epilepsie, Medikamenten- oder Drogenkonsum, REM-Schlaf-Verhaltensstörung
- Polysomnographische Langzeit-Aufzeichnungen (mindestens 3 Nächte)
- Polysomnographische Aufzeichnung nach einer Schlafdeprivation von mindestens 36 Stunden
- Videoaufzeichnungen der Nächte im Schlaflabor

Die polysomnographische Aufzeichnung nach längerer Schlafdeprivation ist deshalb besonders wichtig, weil durch Schlafdeprivation die Wahrscheinlichkeit für das Auftreten von Schlafwandeln und Pavor nocturnus deutlich ansteigt, was mit der vermehrten Kompensation von Tiefschlaf nach Schlafdeprivation zu tun hat (siehe Kapitel 11.3). Damit stellt die Schlafdeprivation einen Belastungstest für die Provokation des Schlafwandelns dar. Strittig ist die in der deutschen Forensik vertretene Meinung, dass Straftaten, die eine gezielte Planung voraussetzen, nicht während schlafwandlerischer Phasen durchgeführt werden können, da das Schlafwandeln kein hochgradig differenziertes Handeln gestatte. Das oben geschilderte Fallbeispiel des Auto fahrenden Schlafwandlers, wie auch die dokumentierten Fälle, in denen Schlafwandler unfallfrei Motorrad über eine größere Strecke gefahren sind, stellen allerdings diese Meinung infrage, da durchaus sehr differenzierte und komplexe Verhaltensabläufe während des Schlafwandelns ausgeübt werden können. Unklar ist aber nach heutigem Wissensstand, ob in bewusster Absicht geplante Straftaten während des Schlafwandelns (also unbewusst) ausgeführt werden können. Am Rande sei noch erwähnt, dass Parasomnien keine Schwerbehinderung oder Minderung der Erwerbsfähigkeit rechtfertigen, weil sie, falls notwendig, adäquat behandelt werden können.

Wenig Eindeutigkeit herrscht bei der Frage, was die Fürsorge- oder Aufsichtspflicht oder die Haftung von Familienmitgliedern oder Erziehungsberechtigten oder Aufsichtspersonen betrifft, die von der Störung wissen. Wie etwa im obigen Fallbeispiel die Ehefrau von Herrn B., die wusste, dass ihr Mann unter Schlafwandeln litt. Haben Eltern ihre Fürsorgepflicht verletzt, wenn ein Kind während des Schlafwandelns sich selbst Schaden zufügt? Oder ist der Ehepartner eines Schlafwandlers dafür haftbar zu machen, wenn der Schlafwandler einen materiellen Schaden anrichtet, z. B. auf die Straße geht und einen anderen Autofahrer zum Ausweichen zwingt, der daraufhin mit seinem Wagen gegen einen Laternenmasten fährt?

Für den Psychotherapeuten, der einen Patienten mit Schlafwandeln oder Pavor nocturnus behandelt, kann dies mehrere Implikationen haben. Zuerst sollte er unbedingt dafür sorgen, dass Maßnahmen zum Schutz des Patienten und anderer Personen ergriffen werden. Des Weiteren kann es angezeigt sein, vor allem wenn aus der Vorgeschichte des Patienten bereits gewalttätige Akte (auch milderer Form) im Zustand der Parasomnie bekannt sind, sich juristischen Rat einzuholen. Wenn mit einer hohen Wahrscheinlichkeit von stark gewalttätigen fremd- und eigengefährdenden Akten (z. B. Teilnahme am Straßenverkehr während des Schlafwandelns) in begründeter Weise auszugehen ist, dürfte es unerlässlich sein, die Polizei zu informieren, um die Gefahren zu verhindern und der eigenen Pflicht zur Verhinderung von Straftaten zu genügen. Diese Empfehlung leitet sich aus der allgemeinen Verantwortlichkeit des Psychotherapeuten ab, wie sie etwa im Strafgesetzbuch (StGB, § 13 Begehen durch Unterlassen) und der Berufsordnung für Psychotherapeuten festgeschrieben ist. Da die Information von Polizei oder Justizbehörden über die mögliche (und wahrscheinliche) Ausübung von Gewalttaten die Schweigepflicht des Therapeuten verletzt, ist die Einwilligung des Patienten einzuholen. Ist dies nicht möglich, ist der Bruch der

Schweigepflicht nur durch einen rechtfertigenden Notstand nach § 34 StGB straffrei, wenn der Therapeut keine andere Möglichkeit mehr sieht, als z. B. eine Anzeige zu erstatten, wenn ein Patient sein eigenes Leben oder das Leben anderer gefährdet. Zum Glück sind jedoch die Fälle von gewalttätigen Akten während des Schlafwandelns oder des Pavor nocturnus sehr selten und die meisten Betroffenen und ihre Angehörigen dürften glücklicherweise nicht mit diesem Problem konfrontiert sein.

12. Können Albträume nützlich sein?

Nachdem wir nun gehört haben, wie Albträume uns den Schlaf rauben und zu welchen Belastungen sie zusätzlich noch führen können, stellt sich zum Schluss die Frage, ob Albträume auch etwas Gutes haben, ob sie auch für etwas nützlich sein können?

Auch wenn es auf den ersten Blick nicht so scheinen mag, so kann man diese Frage doch mit Ja beantworten. Tatsächlich können Albträume auch zu etwas nützlich und gut sein. Das ist in mindestens zweierlei Arten möglich. Zum einen können Albträume unser Denken erweitern, sie können eine Art Probehandlung dafür sein, wie wir in sehr belastenden und schlimmen Situationen reagieren, um damit Bewältigungsmechanismen für diese Situationen zu entwickeln. Zum anderen können Albträume uns für unsere Ängste, Probleme und Sorgen sensibilisieren und so finden wir neue Wege, wie wir mit diesen Ängsten und Sorgen umgehen können. Die Albträume motivieren, uns mit diesen Problemen zu beschäftigen. Zunächst zur ersten Art, dass Albträume eine Art Problemlösung im Schlaf darstellen. Wie wir in Kapitel 8 schon gesehen haben, können Träume, und damit auch Albträume, eine wichtige evolutionäre Funktion bei der Anpassung an Gefahrensituationen haben. Die Kontextualisierungstheorie von Hartmann und die Theorie der Bedrohungssimulation von Revonsuo machen deutlich, dass Albträume die Funktion haben, einen Kontext, also einen Rahmen für ein belastendes Gefühl (z. B. Angst) zu schaffen bzw. eine bedrohliche Situation simulieren. Dadurch ist der Betroffene gewappnet, mit tatsächlich bedrohlichen Ereignissen besser umzugehen. Durch das Einbinden des belastenden Gefühls in diesen neuen Kontext wird es möglich, die Angst besser zu bewältigen oder sinnvolle und hilfreiche Maßnahmen zu ergreifen, um mit diesem Gefühl besser umzugehen, es abzuschwächen oder gar zu beseitigen. Das belastende Gefühl (etwa die Angst) wird durch den neuen Kontext konkreter und kann damit besser bewältigt werden. Auch können Albträume eine Art „virtuelle Realität" sein, in der die eigene Person in der Auseinandersetzung mit bedrohlichen Ereignissen erlebt wird. Durch die wiederholte Auseinandersetzung mit solchen simulierten Bedrohungen kann die Fähigkeit verbessert werden, im tatsächlichen Leben mit diesen oder ähnlichen Gefahren und Belastungen umzugehen. Ein Albtraum kann somit helfen, eine diffuse Angst konkreter werden zu lassen, um Maßnahmen zu ergreifen, um mit dieser Angst umzugehen. Ein solches Umgehen mit der Angst wird dann schon im Albtraum in gewisser Weise durchgespielt und vorweggenommen. Auch wenn diese Angst im Albtraum noch sehr stark erlebt wird, so stellt dieses „Durchspielen" der Angstsituation im Albtraum doch schon eine Lösung und eine Bewältigungsmöglichkeit für diese Angst dar. Nach Hartmann sind die Albträume sogar die wichtigsten Träume, weil sie uns helfen, mit unseren Ängsten und Problemen zurechtzukommen.

Beispielsweise kann ein Mensch, der eine starke Prüfungsangst hat und immer wieder mündliche Prüfungen, die besonders belastend für ihn sind, verschiebt, absagt und sich krank meldet, einen Albtraum haben, wie er in einer mündlichen Prüfung ist und versagt, ein Blackout hat, keine Antworten weiß und vom Prüfer vielleicht in beschämender und herablassender Art behandelt wird. Wie kann ein solcher Albtraum eine Hilfe sein, indem er einen neuen Kontext schafft? Möglicherweise hat dieser Mensch bislang noch gar keine so konkreten schlechten Erfahrungen in mündlichen Prüfungen gemacht, aufgrund seiner Prüfungsangst diese weitestgehend vermieden oder die Prüfungen doch irgendwie mit Ach und Krach bestanden. Der Albtraum mit dem Blackout und dem unverschämten Prüfer stellt somit die schlimmste Situation dar, die der Prüfungsängstliche sich vorstellen kann und die er manchmal fantasiert, aber dann oft vor lauter Grauen und Schrecken nicht weiter denkt. Der Albtraum aber macht etwas, was dieser Mensch im Wachleben vermieden hat und was man auch in der Psychotherapie bei Angstpatienten macht, nämlich das Schlimmste konkret weiterzudenken. Das führt dazu, dass man die Einsicht bekommt, dass das Befürchtete zwar sehr schlimm ist, aber es ist nicht die ganz große Katastrophe und vor allem – man stellt fest, dass man in jeder Situation doch noch einen Ausweg oder eine Lösung finden kann. Zwar hat der Träumer geträumt, dass er in der Prüfung versagt und sich vor dem Prüfer geschämt hat. Aber durch den Albtraum ist diese Situation konkret geworden und der Träumer wird vielleicht feststellen, dass sich in Wirklichkeit ein Prüfer gar nicht so benehmen wird, wie der schreckliche Prüfer im Albtraum. Das heißt, er wird Gegenargumente suchen und finden, dass die Situation im Albtraum doch übertrieben ist, dass die Prüfungssituation in Wirklichkeit gar nicht so schlimm sein wird oder sich Dinge überlegen, die er in einer tatsächlichen Prüfungssituation machen kann, um diese Situation einigermaßen gut zu überstehen. Und somit trägt der Albtraum dazu bei, die tatsächliche Angst besser bewältigen zu können.

Man mag sich fragen, ob eine solche Erklärung auch für den sehr häufigen Verfolgungstraum gilt, also einen Albtraum, in dem der Träumer von einer anderen Person oder von Tieren oder Monstern verfolgt und mit dem Leben bedroht wird. Aber auch für einen solchen Verfolgungstraum gilt, dass die Situation der Verfolgung im Traum extrem durchgespielt wird, somit eine Situation entsteht, die, zum Glück, im alltäglichen Leben sehr selten vorkommt. Dieses

„Durchspielen" der Verfolgung schafft wieder einen konkreten Rahmen für die Angst vor Verfolgung und es werden Verhaltensweisen im Umgang mit dieser Verfolgung durchgespielt. Ähnlich wie das auch beim mentalen Training der Fall ist, das ja häufig und sehr erfolgreich im Sport oder beim Coaching von Managern eingesetzt wird, wo es um die gedankliche Vorbereitung und Verbesserung von Leistungssituationen geht. Möglicherweise lernt der Träumer damit im Verfolgungstraum auch neue Verhaltensweisen im Umgang mit dem Gefühl des Verfolgtwerdens kennen und seine Gefühle werden in einer neuen und funktionaleren Art angepasst. Nehmen wir als Beispiel den Verfolgungstraum aus Kapitel 9.7, in dem die Frau davon geträumt hat, im Parkhaus verfolgt zu werden. In ihrem Albtraum war das eine schlimme Geschichte und der Traum war für sie sehr belastend und bot eigentlich gar keine Lösung für ihre Angst und ihre Verfolgung. Dennoch gibt dieser Albtraum einer diffusen Angst vor Verfolgung, die wahrscheinlich uns Menschen biologisch mitgegeben ist, eine konkrete Geschichte und die Träumerin wird sich mit der Verfolgungssituation aus dem Traum auseinandersetzen. Dadurch kann es möglich werden, die Angst vor Verfolgung anhand dieser konkreten Situation anzugehen und letztlich zu bewältigen. Hierbei spielt das emotionale Gedächtnis eine wichtige Rolle.

Aus der Emotionsforschung wissen wir, dass den Gefühlen ein assoziatives Netz zugrunde liegt (das wiederum auf der Verbindung von bestimmten Neuronenverbänden basiert). Wenn ein Gefühl aktiviert wird, wird nicht nur das Gefühl wachgerufen, sondern auch Erinnerungen und Situationen, die mit diesem Gefühl verbunden sind. Wenn ein depressiver Mensch beispielsweise etwas Trauriges erlebt (zum Beispiel einen traurigen Film sieht oder vom Tod eines Freundes hört), wird nicht nur das Gefühl der Trauer aktiviert, sondern es werden auch die Erinnerungen wachgerufen, in denen dieser Mensch traurig war, z. B. beim Tod seiner Eltern. Und es werden auch viele Situationen wachgerufen, die mit diesem Gefühl der Trauer in einem engen (assoziativen) Zusammenhang stehen, z. B. wenn er in der Schule eine schlechte Note erhielt oder als er Liebeskummer hatte und so weiter. Das heißt, das Gefühl der Trauer löst auch viele Erinnerungen an Situationen früherer Trauer aus, weil diese über das emotionale Gefühlsnetzwerk (das Emotionsgedächtnis) mit diesem Gefühl verbunden sind. Umgekehrt kann auch ein Ereignis, das früher schon einmal zu dem Gefühl der Trauer geführt hat, wenn es wieder eintritt (z. B. ein Versagen in einer Prüfung oder das Verlassenwerden durch die Partnerin) sehr schnell und sehr leicht wieder das emotionale Netzwerk auslösen (weil es ja so eng verknüpft ist) und den subjektiven Eindruck entstehen lassen, dieser Person passieren immer nur Missgeschicke und Schicksalsschläge und ihr ganzes Leben sei nur von Trauer und Versagen bestimmt.

Was hat das nun mit dem Verfolgungsalbtraum zu tun? Wir können davon ausgehen, dass auch im Albtraum ein Gefühlsnetzwerk aktiviert ist, das beispielsweise die eigene Angst und die damit verbundenen Situationen repräsentiert, das heißt, miteinander verknüpft sind. Durch das Erleben dieser Angst im Albtraum wird zwar einerseits diese Angst neu aktiviert und erlebt, es werden aber auch, im Sinne der Theorie der Bedrohungssimulation, Situation erlebt, in denen diese Angst möglicherweise nicht so stark ist oder in denen der Träumer mit der Angst oder der Verfolgung etwas besser umgehen kann. Dies führt zu neuen und besseren Bewältigungsmöglichkeiten, die im Albtraum auftreten, und die sonst nicht stattfinden würden, weil der Betroffene im Wachzustand die Auseinandersetzung mit seinen Ängsten vermeidet, werden in das Angstnetzwerk aufgenommen und können dieses abschwächen. Mit anderen Worten: Durch den Albtraum werden Verhaltensweisen im Umgang mit den Ängsten aktiviert, die innerhalb des Angstnetzwerkes an die Angst oder die angstauslösende Situation geknüpft werden und damit zu einer Linderung der Angst führen können. Unterstützt wird eine solche Annahme auch durch die Beobachtung, dass Menschen, die Albträume haben, bestimmte Belastungssituationen besser bewältigen können. So zeigen etwa Geschiedene, die nach der Scheidung von ihrem Ex-Partner in belastender Weise träumen, langfristig eine bessere Bewältigung der Trennung und Scheidung.

Ein weiterer interessanter Hinweis, wie die Albträume durch die Kontextualisierung des ängstigenden Trauminhalts zu einer „Heilung“ führen können, stammt von Hartmann (1998). Er hat beobachtet, dass die posttraumatischen Albträume bei Patienten mit einer Posttraumatischen Belastungsstörung, wenn die Störung abklingt oder behandelt wird, sich in andere Albträume wandeln, die von Naturkatastrophen handeln (wie etwa Tornados, Erdbeben oder mitreißende Brandungswellen). Hartmann sieht diese Verschiebung von den ursprünglich sehr angstbesetzten posttraumatischen Albträumen zu den allgemeinen Gefahren des menschlichen Lebens (wie etwa Naturkatastrophen) als Ausdruck der Selbstheilungskräfte des Traums. Die Ängste, die durch das Trauma ausgelöst wurden und die in den posttraumatischen Albträumen wiedergekehrt sind, haben– wenn sicherlich nicht nur ausschließlich – eine Wandlung und Abschwächung hin zu der Angst vor den allgemeinen Lebensrisiken erfahren. Diese sind besser zu ertragen und zu bewältigen als die tatsächlich erlebten traumatischen Erfahrungen, weshalb die Einbindung der ursprünglichen Albtraumängste in Naturkatastrophen ein Beispiel für die heilende Wirkung der Albträume sein kann.

Die zweite wichtige Möglichkeit, wie Albträume nützlich sein können, ist, dass sie uns für unsere Ängste, Probleme und Sorgen sensibilisieren. Somit können wir im Leben besser damit umgehen. Auch ist es möglich, dass Albträume dazu führen, dass wir uns mit bestimmten Sorgen oder Problemen beschäftigen. Es ist aber wichtig, zu berücksichtigen, dass nicht hinter jedem Albtraum ein Problem steht und dass man sich nicht, weil man Albträume hat, Probleme einredet, wo keine sind. Aus den Untersuchungen zu den Folgen und Verhaltenseffekten von Albträumen wissen wir, dass neben den emotionalen und psychischen Belastungen durch die Albträume und den eher passiven Verhaltensweisen wie Vergessen, Verdrängen oder Bagatellisieren auch aktive Verhaltensweisen die Folge von Albträumen sein können. Sie beinhalten vor allem die bewusste und aktive Auseinandersetzung mit dem Albtraum und seinem Inhalt. Das kann zum Beispiel dadurch geschehen, dass man mit Partnern, Verwandten oder Freunden über den Albtraum redet, dass man sein Leben und seine Lebenssituation überdenkt und prüft, ob irgendwelche Belastungen bestehen, die reduziert werden können, bis hin zu dem Fall, dass man psychotherapeutische Hilfe aufsucht. In den Untersuchungen hat sich gezeigt, dass etwa die Hälfte der Personen mit häufigen Albträumen mit anderen Menschen über ihre Albträume reden oder sich überlegen, ob es in ihrem Leben eine Belastung oder ein Problem gibt, das sie bislang noch nicht erkannt oder nicht ernst genommen haben.

Wenn Menschen aufgrund ihrer Albträume eine therapeutische Hilfe aufsuchen, so kann in diesem Rahmen ein bestimmtes Problem, das einen schon lange beschäftigt hat, angegangen und vielleicht gelöst werden. Es ist auch möglich, dass eine bestehende Störung oder Erkrankung, z. B. eine Angststörung erkannt und behandelt wird. Es ist aber auch möglich, dass ausschließlich die Albträume behandelt werden, ähnlich wie wir das hier in diesem Buch kennengelernt haben. Und es ist schließlich möglich, dass die Albträume dazu genutzt werden, um in gewisser Weise „gedeutet" zu werden, einen Bezug herzustellen zwischen dem Inhalt der Albträume und dem sonstigen Leben des Träumers. Das kann z. B. nach der DRAW-Methode nach Clara Hill geschehen. Diese DRAW-Methode (DRAW steht für Describe image, Re-experience feelings, Associate to image, Waking life triggers) ermöglicht es, die ängstigenden Albtraumbilder mit Erlebnissen oder Erfahrungen aus dem eigenen Leben in Zusammenhang zu bringen. Dies erfolgt in den Schritten, dass zunächst der Albtraum sehr detailliert beschrieben wird, dann werden die Gefühle nochmals aktiviert, die der Traum ausgelöst hat, denn wird erarbeitet, an welche (tatsächlichen) Ereignisse der Traum erinnert und schließlich werden solche Situationen gesammelt, die im Alltag Gedanken an diese Ereignisse oder den Trauminhalt auslösen. Dabei wird für die Betroffenen klar, dass es auch in ihrem Leben so ähnliche Situationen oder Ängste gibt wie im Albtraum. Das kann sehr hilfreich sein, um die realen Angstsituationen besser zu verstehen oder bewusster mit ihnen umzugehen.

Man kann aber auch die Traumbilder anders sehen, in ihnen vielleicht einen Spiegel für eigene Ängste oder Erlebnisse entdecken. Insofern können die Albträume kleine Helfer sein, auch wenn sie eigentlich nicht schön sind.

Insgesamt bewirken Albträume somit, dass man fürsorglicher oder ernsthafter mit sich und seinem Leben umgeht. Albträume können also auch helfen, sich mit bestimmten Belastungen oder Problemen besser auseinanderzusetzen, auch wenn diese Probleme gar nicht unbedingt etwas mit den Albträumen zu tun haben müssen. Man kann also sagen, dass Albträume die Betroffenen sensibler machen für mögliche Belastungen und damit erfüllen sie eine hilfreiche Funktion für die eigene Psychohygiene.

Schlussbemerkung

Wir haben jetzt unsere Reise durch die Welt der Albträume beendet. Wir haben gesehen, wie sich erst allmählich die Auffassung herausgebildet hat, dass böse Träume ein Produkt unseres Seelenlebens sind und sie weder eine Botschaft der Götter noch eine Ausgeburt des Teufels oder anderer Dämonen sind. Wir haben auch gesehen, wie Albträume seit jeher die Fantasie der Künstler angeregt haben, denen wir wenige, aber sehr ausdrucksstarke Werke über Albträume verdanken. Und wir haben gelernt, wie die Psychologie Albträume definiert, diagnostiziert und zu behandeln vermag. Und schließlich haben wir weitere, den Albträumen verwandte, Parasomnien kennengelernt, die uns ebenfalls den Schlaf rauben können. Zuletzt haben wir entdeckt, dass trotz allen Schreckens Albträume auch durchaus etwas Gutes haben können. Ich hoffe, dass ich Ihnen mit meinen Ausführungen nicht den Schlaf geraubt habe.

Teile dieses Buches wären nicht zustande gekommen ohne die Forschungsarbeiten meiner fleißigen Mitarbeiter, allen voran Dr. Johanna Thünker. Ihr sowie Dr. Martina Köthe, Dr. Annika Gieselmann, Max Böckermann und Nicolas Zink sei hiermit herzlich gedankt. Ganz besonderer Dank gilt meiner Frau Ulrike und ihrer Rücksicht und Nachsicht für die Zeiten, in denen sie mich entbehren musste und wenn ich mal wieder am Buch geschrieben habe, anstatt mit unserem Hund Antony rauszugehen.

… und falls Sie jetzt im Bett liegen und das Buch zur Seite legen: Schlafen Sie gut!

Literatur

American Psychiatric Association (2013). Diagnostic and Statistical Manual of Mental Disorder (DSM-5). Arlington: American Psychiatric Association.

Amanullah, M. (2009). Islamic dreaming: Analysis of its truthfulness and influence. In: Bulkeley, K., Adams, K. & Davis, P. M. (Hrsg.): Dreaming in Christianity and Islam: Culture, Conflict, and Creativity. (S. 98–110). Rutgers University Press.

Artemidor von Daldis: Das Traumbuch. München: Deutscher Taschenbuch Verlag.

Belicki, K. (1992). The relationship of nightmare frequency to nightmare suffering with implications for treatment and research. Dreaming, 2, 143–148.

Berquier, A. & Ashton, R. (1992). Characteristics of the frequent nightmare sufferer. Journal of Abnormal Psychology, 101, 246–250.

Brackertz, K. (1979). Nachwort. In: Artemidor von Daldis: Das Traumbuch. (S. 349–391). München: Deutscher Taschenbuch Verlag.

Bruni, O., Ferri, R., Novelli, L., Finotti, E., Miano, S. & Guilleminault, C. (2008). NREM sleep instability in children with sleep terrors: The role of slow wave activity interruptions. Clinical Neurophysiology, 119, 985–992.

Carlson, C. R., White, D. K. & Turkat, I. R. (1987). Night terrors: A clinical and empirical review. Clinical Psychology Review, 2, 455–468.

Cartwright, R. (2004). Sleepwalking violence: A sleep disorder, a legal dilemma, and a psychological challenge. American Journal of Psychiatry, 161, 1149–1158.

Cartwright, R., Lloyd, S., Knight, S. & Trenholme, I. (1984). Broken dreams: A study of the effects of divorce and depression on dream content. Psychiatry, 47, 251–259.

Cubasch, W. (1877). Der Alp. Berlin: Habel.

Davis, J.L. & Wright, D.C. (2006). Exposure, relaxation, and rescripting treatment for trauma-related nightmares. Journal of Behaviour Therapy and Experimental Psychiatry, 9, 109–114.

Dement, W. C. & Kleitman, N. (1957). Cyclic variations during sleep and their relations to eye movements, body motility, and dreaming. Electroencephalography and Clinical Neurophysiology, 9, 673–690.

Diekelmann, S. & Born, J. (2010). The memory function of sleep. Nature Review Neuroscience, 11, 114–126.

Dilling, H., Mombour, W. & Schmidt, M. H. (1991). Internationale Klassifikation psychischer Störungen. ICD–10 Kapitel V (F), Klinisch diagnostische Leitlinien. Bern: Huber.

Forbes, D., Phelps, A. J., & McHugh, A. F. (2003). Imagery rehearsal in the treatment of posttraumatic nightmares in Australian veterans with chronic combat-related PTSD: 12-month-follow-up data. Journal of Traumatic Stress, 16, 509–513.

Freud, S. (1900). Die Traumdeutung. (13. Auflage, 2007). Frankfurt am Main: Fischer.

Friese, H. -G. (2011). Die Ästhetik der Nacht. Reinbek: Rowohlt.

Grandi, S, Fabri, S, Panattoni, N., Gonnella, E. & Marks, I. (2006). Self-exposure treatment of recurrent nightmares: Waitling-list controlled trial and 4-year follow-up. Psychotherapy and Psychosomatics, 76, 384–388.

Guilleminault, C., Poyares, D., Abat, F. & Lalombini, L. (2001). Sleep and wakefulness in somnambulism: A spectral analysis study. Journal of Psychosomatic Research, 51, 1411–1416.

Hansen, K., Höfling, V., Kröner-Borowik, T., Stangier, U. & Steil, R. (2013). Efficacy of psychological interventions aiming to reduce chronic nightmares: A meta-analysis. Clinical Psychology Review, *33*, 146–55.

Hartmann, E. (1983). Dreams and nightmares. Two case reports: Night terrors with sleepwalking – a potentially lethal disorder. The Journal of Nervous and Mental Disease, 171, 503–505.

Hartmann, E. (1989). Boundaries of dreams, boundaries of dreamers. Thin and thick boundaries as a new personality measure. Psychiatric Journal of the University of Ottawa, 14, 557–560.

Hartmann, E. (1996). Outline for a theory on the nature and functions of dreaming. Dreaming, 6, 147–170.

Hartmann, E. (1998). Dreams and Nightmares. Cambridge: Perseus Books.

Hobson, J. A. & McCarley, R. (1977). The brain as a dream state generator: An activation-synthesis hypothesis of the dream process. American Journal of Psychiatry, 134, 1335–1348.

Jacobson, A., Kales, A., Lehmann, D. & Zweizig, J. (1965). Somnambulism: All night electroencephalographic studies. Science, 146, 975–977.

Jouvet, M. (1967). Neurophysiology of the states of sleep. Physiological Reviews, 47, 117–177.

Kales, A., Soldatos, C.R., Caldwell, A.B., Charney, D.S., Kales, J.D., Markel, D. & Cadieux, R. (1980).Nightmares: Clinical characteristics and personality patterns. The American Journal of Psychiatry, 137, 1197–1201.

Kennedy, G. A. (2002). A review of hypnosis in the treatment of parasomnias: Nightmare, sleepwalking, and sleep terror disorders. Australian Journal of Clinical and Experimental Hypnosis, 30, 99–155.

Knapp, S. (1987). Night terrors in children and adults: Emotional and biological factors. In: Kellerman, H. (Hrsg.). The Nightmare. Psychological and Biological Foundations (S. 180–197). New York: Columbia University Press.

Köthe, M., Lahl, O. & Pietrowsky, R. (2006). Habituelle Stressverarbeitung, Befindlichkeit und Verhalten nach Alpträumen. Zeitschrift für Klinische Psychologie und Psychotherapie, 35, 306–313.

Köthe, M. & Pietrowsky, R. (2001). Behavioral effects of nightmares and their correlations to personality pattern. Dreaming, 11, 43–52.

Kotagel, S. (2009). Parasomnias in childhood. Sleep Medicine Reviews, 13, 157-168.

Krakow, B., Hollifield, M., Johnston, L., Koss, M., Schrader, R., Warner, T., Tandberg, D., Lauriello, J., McBride, I., Cutchen, I. & Cheng, D. (2001). Imagery rehearsal therapy for chronic nightmares in sexual assault survivors with posttraumatic stress disorder: A randomized controlled trial. Journal of the American Medical Association, 286, 537–545.

Krakow, B., Kellner, R. Neidhardt, J., Pathak, D. & Lambert, L. (1993). Imagery rehearsal treatment of chronic nightmares: With a thirty month follow-up. Journal of Behavior Therapy and Experimental Psychiatry, 24, 325–330.

Kramer, M. (1991). The nightmare: A failure of dream function. Dreaming, 1, 277–285.

Lancee, J., Spoormaker, V.I., Krakow, B. & van den Bout, J. (2008). A systematic review of cognitive-behavioral treatment for nightmares: Toward a well-established treatment. Journal of Clinical Sleep Medicine, 4, 475–480.

Lecouteux, C. (2001). Das Reich der Nachtdämonen. Düsseldorf: Artemis & Winkler.

Lutz, B. & Jeßling, B. (2004). Metzler Autorenlexikon. Darmstadt: Wissenschaftliche Buchgesellschaft.

Müller, T. & Paterok, B. (2010). Schlaftraining. Göttingen: Hogrefe.

Näf, B. (2004). Traum und Traumdeutung im Altertum. Darmstadt: Wissenschaftliche Buchgesellschaft.

Nasser, L. (2009). The Jinn: Companion in the realm of dreams and imagination. In: Bulkeley, K, Adams, K. & Davis, P.M. (Hrsg.): Dreaming in Christianity and Islam: Culture, Conflict, and Creativity. (S. 1143–155). Rutgers University Press.

Nielsen, T. (2010). Nightmares associated with the eveningness chronotype. Journal of Biological Rhythms, 25, 53–62.

Nielsen, T. & Levin, R. (2007). Nightmares: A new neurocognitive model. Sleep Medicine Reviews, 11, 295–310.

Ossa, F.C., Bering R. & Pietrowsky, R. (2013). Häufigkeit und Intensität von Albträumen bei traumatisierten im Vergleich zu nicht traumatisierten Kindern

und Jugendlichen. Zeitschrift für Kinder- und Jugendpsychiatrie und Psychotherapie, 41, 309–317.
Perlis, M. L. & Nielsen, T. A. (1993). Mood regulation, dreaming and nightmares: Evaluation of a desensitization function of REM sleep. Dreaming, 3, 243–257.
Petit, D., Touchette, E., Tremblay, R. E., Boivin, M.& Montplaisir, J. (2009). Dysomnias and parasomnias in early childhood. Pediatrics, 119, e1016–e1025.
Pietrowsky, R. (2011). Alpträume. Göttingen: Hogrefe.
Pietrowsky, R. & Köthe, M. (2003). Personal boundaries and nightmare consequences in frequent nightmare sufferers. Dreaming, 13, 245–254.
Pietrowsky, R., Meyrer, R., Kern, W., Fehm, H. L. & Born, J. (1994). Effects of diurnal sleep on secretion of cortisol, luteinizing hormone (LH), and growth hormone (GH) in man. Journal of Clinical Endocrinoloy and Metabolism, 78, 683–687.
Pietrowsky, R. & Thünker, J. (2014). Albträume – ein Ratgeber für Patienten. Göttingen: Hogrefe.
Raskind, M. A., Peskind, E. R., Hoff, D. J., Hart, K. L., Holmes, H. A., Warren, D., Shofer, J., O'Connel, J., Taylor, F., Gross, C., Rohde, K. & McFall, M. E. (2007). A parallel group placebo controlled study of prazosin for trauma nightmares and sleep disturbances in combat veterans with post-traumatic stress disorder. Biological Psychiatry, 61, 928–934.
Rassoul, M. A. (1988). Die ungefähre Bedeutung des Al-Qur'an Al-Karim in deutscher Sprache. Köln: IB Verlag Islamische Bibliothek.
Revonsuo, A. (2000). The reinterpretation of dreams: An evolutionary hypothesis of the function of dreaming. Behavioral and Brain Sciences, 23, 877–901.
Rothbaum, B. O. & Mellman, T.A. (2001). Dreams and exposure therapy in PTSD. Journal of Traumatic Stress, 14, 481–490.
Safranski, R. (2007). Romantik. Eine deutsche Affäre. München: Hanser.
Sartory, G. (2007). Schizophrenie. München: Spektrum.
Schmidt-Degenhard, M. (1992). Die oneiroide Erlebnisform. Berlin: Springer.
Schönhammer, R. (2012). Fallen, Fliegen und Flüchten – „Typische Träume" und ihre Wahrnehmung. Verhaltenstherapie und Verhaltensmedizin, 33, 249–268.
Schredl, M. (2003). Effects of state and trait factors on nightmare frequency. European Archives of Psychiatry and Clinical Neuroscience, 253, 241–247.
Schredl, M. (2006). Behandlung von Alpträumen. Praxis der Kinderpsychologie und Kinderpsychotherapie, 55, 132–140.
Schredl, M. (2007). Träume. Berlin: Ullstein.
Schredl, M. (2008). Traum. München: Reinhardt.

Schredl, M. & Erlacher, D. (2011). Frequency of lucid dreaming in a representative German sample. Perceptual and Motor Skills, 112, 104–108.

Schredl, M. & Reinhard, I. (2011). Gender differences in nightmare frequency: A meta-analysis. Sleep Medicine Reviews, 15, 115–121.

Solms, M. & Turnbull, O. (2010). Das Gehirn und die innere Welt. (4. Auflage). Mannheim: Walter.

Spiegelhalder, K., Backhaus, J. & Riemann, D. (2011). Schlafstörungen. Göttingen: Hogrefe.

Spoormaker, V. I. & Lancee, J. (2012). Kognitive Verhaltenstherapie bei Albträumen. Verhaltenstherapie und Verhaltensmedizin, 33, 269–282.

Spoormaker, V. I., Schredl, M. & van den Bout, J. (2006). Nightmares: From anxiety symptom to sleep disorder. Sleep Medicine Reviews, 10, 19–31.

Spoormaker, V. I., van den Bout, J. & Meijer, E. J. G. (2003). Lucid dreaming treatment for nightmares: A series of cases. Dreaming, 13, 181–186.

Spoormaker, V. I. & van den Bout, J. (2006). Lucid dreaming treatment for nightmares: A pilot study. Psychotherapy and Psychosomatics, 75, 389–398.

Strunz, F. (1986). Ätiologie und Therapie der Alpträume. Fortschritte der Neurologie und Psychiatrie, 55, 306–321.

Terr, L. C. (1981). Psychic trauma in children: Observations following the Chowchilla school bus kidnapping. American Journal of Psychiatry, 138, 14–19.

Thorpy, M. J. & Glovinsky, P. B. (1987). Parasomnias. Psychiatric Clinics of North America, 10, 623–639.

Thünker, J. & Pietrowsky, R. (2011). Alpträume – Ein Therapiemanual. Göttingen: Hogrefe.

Thünker, J. & Pietrowsky, R. (2012). Effectiveness of a manualized imagery rehearsal therapy for patients suffering from nightmare disorders with and without a comorbidity of depression or PTSD. Behaviour Research and Therapy, 50, 558–564.

Thünker, J. & Pietrowsky, R. (2013). Behandlung eines Oneiroids in Alpträumen mit einer standardisierten Alptraumtherapie. Verhaltenstherapie, 23, 100–106.

Vgontzas, A. N. & Kales, A. (1999). Sleep and its disorders. Annual Review of Medicine, 50, 387–400.

Wagner, U. Gais, S., Haider, H., Verleger, R. & Born, J. (2004). Sleep inspires insight. Nature, 427, 352–355.

Warnke, M. (1999). Traumbilder. In: Michel, K. M., Karsunke, I. & Spengler, T. (Hrsg.): Kursbuch 138, Träume. (S. 117 –127). Berlin: Rowohlt.

Wright, J. & Koulack, D. (1987). Dreams and contemporary stress: A disruption-avoidance-adaptation model. Sleep, 10, 172–179.

Yamani, A. (2009). Healing and dreams in Islam. In: Bulkeley, K, Adams, K. & Davis, P.M. (Hrsg.): Dreaming in Christianity and Islam: Culture, Conflict, and Creativity. (S. 281–296). Rutgers University Press.

Zink, N. & Pietrowsky, R. (2013). Relationship between lucid dreaming, creativity, and dream characteristics. International Journal of Dream Research, 6, 28–33.

Abbildungsverzeichnis

Register